新薬誕生

100万分の1に挑む科学者たち

Miracle Medicines
Seven Lifesaving Drugs and the People Who Created Them

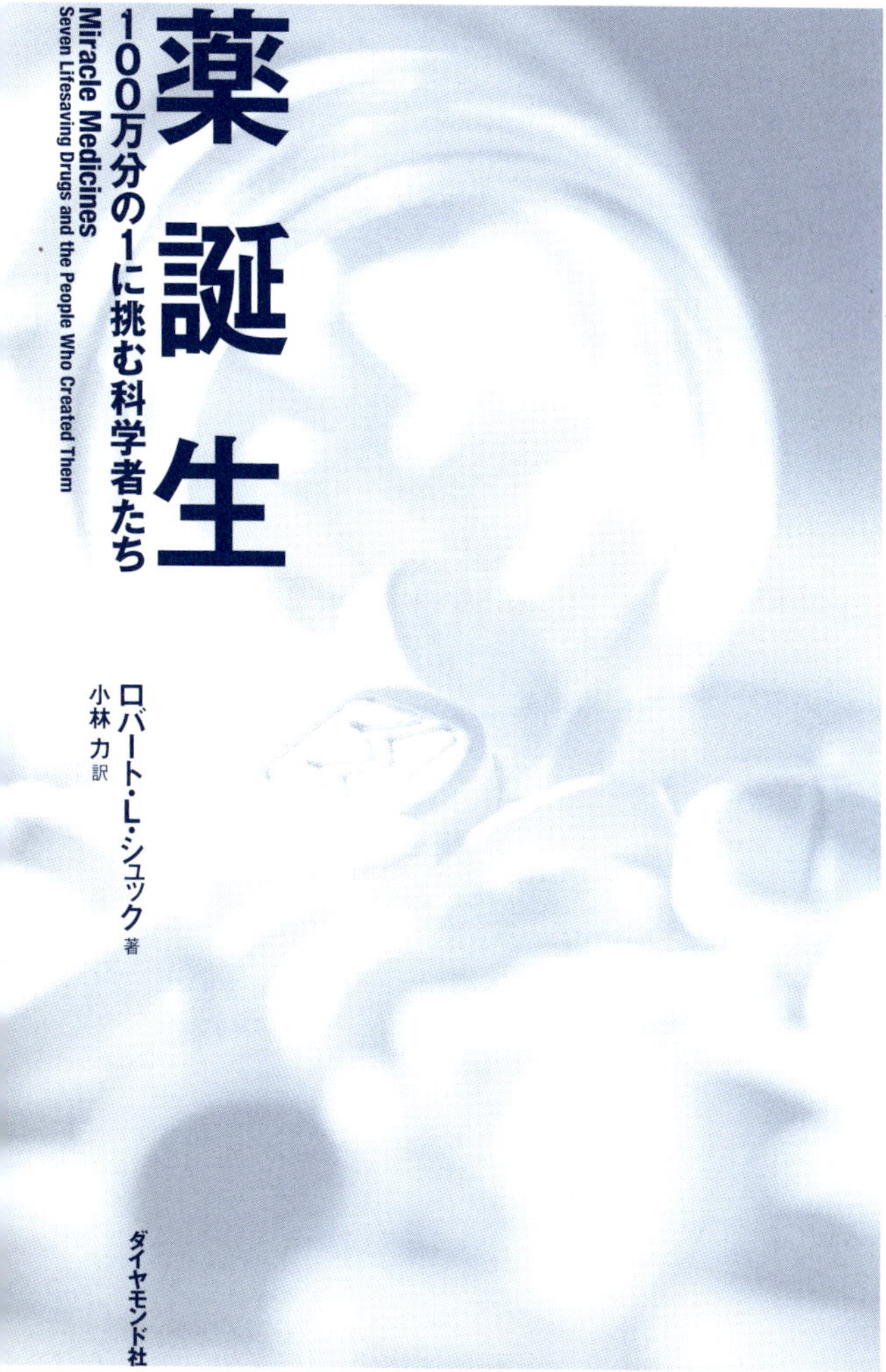

ロバート・L・シュック 著
小林 力 訳

ダイヤモンド社

Miracle Medicines :
Seven Lifesaving Drugs and the People who Created themg
by Robert L. Shook

Original English language edition published by Portfolio, a member of
Penguin Group (USA) Inc.
Japanese translation rights arranged with
Writers House LLC through Owls Agency Inc.

はじめに

この本では、聖書にあるような奇跡の話は出てこない。しかし〝奇跡の薬（ミラクルメディスン）〟を飲んでいる非常に多くの人々は、本当に人の命を救い、痛みや苦しみを和らげる薬があることを身をもって知っている。人類が作った貴重な医薬品は、大きな製薬企業の研究所、工場で働く数万人の献身的な人々によって研究され開発された。そして、これら多くの注目すべき医薬品が出てきたのは、わずかここ五〇年のことである。

サイエンスの分野に人生を捧げ、どれだけ他人のために貢献したかで自分の仕事の価値を測る人々がいる。このことに私は感動せずにはいられない。お金が仕事のモチベーションになっていることはめったにない。彼らの対価は人類のためになした貢献を考えると、芸能人やプロスポーツ選手、重役などに比べて、わずかなものである。全米トップの医学部をすばらしい成績で卒業し、これらの製薬企業で働いている医師などは、個人の医院等に勤めていたらはるかに多くのお金を稼ぐことができたはずだ。

製薬会社に勤める、ある頭脳明晰な化学者がこう言った。「私は会社の採用試験のとき、面接官に『君の成績なら石油会社に行けばもっといい給料がもらえるよ』と言われました。それで、自分の関心は人の役に立つことだと言ったのですが、彼はちょっと疑っているようでした。でも、その後、この会社に就職できたので本気だと思ってくれたのでしょう」

私は二五年の作家人生の中で、さまざまな分野でトップにいる成功者、数百人にインタビューしてきた。この本を書くにあたってもたくさんのインタビューを行ったが、これほど多くのすばらしく献身的なプロフェッショナルたちに会ったことはなかった。私は常に深い尊敬と賞賛をもって彼らと別れた。

ビッグファーマ（巨大製薬企業）は、大きなビジネスである。多くの人にとって数百億ドル級の法人は、顔が見えず、がっしりした構造で、冷徹で合理的な経営者が牛耳る企業に見える。しかし、この本ではすばらしい、そして不屈の闘志を持った人々に出会うだろう。彼らは一連の科学理論を新しい医薬品に変えるべく何年も苦闘しているのだ。アボット、ジョンソン・エンド・ジョンソン、アストラゼネカなどの献身的な科学者が日々の労働、あるいは勝利と敗北の場面で生き生きと文中に登場してくる。すぐわかることだが、失敗は成功よりはるかに多い。化学者が研究室で一生働いても製品になる発見が一つもないということはざらである。

これら製薬会社の冒険者たちは、実験室の中で、あるいは微生物の世界で非常に小さな場所を目指して未知の領域に入り込んでいく。それはあたかも暗黒のアフリカ大陸、南極大陸を目指した有名な探検家や、最近では地球外を目指した宇宙飛行士と同じである。彼らの発見は同じように我々を元気づけ、また大いに恩恵を与えてくれるものだ。

二〇〇三年一一月、ワシントンDCのナショナルプレスクラブでイーライリリーのCEO、シドニー・トーレルが新薬のできるまでの曲がりくねった開発過程についてスピーチした。

「製薬会社の研究員にとって普通、発明の時点は、ある新しい化学物質の合成のときです。このとき分子は、ターゲットに対して何らかの望ましい活性を持っているんですが、我々はこれを『リード』と呼びます。リードと薬の関係は、どんぐりと樫の木の関係に似ています。実際それは化学的な『種』のようなもので、育て上げて枝を刈り込み形を整えていく。そして長く、金がかかる過程を通じて、市販できる医薬品に育て上げなくてはなりません。成長のそれぞれのステージは何年もかかり、途方もない投資を必要とするのです。

リードを手にしたといっても、試験管の中で活性のある化合物を得たということにすぎません。実際のヒトの体の中でどう働くかについてはまったくわからない。その分子は体に入れたときに溶けるだろうか？　血流に乗ったあとターゲットに届くだろうか？　代謝されると何が起きるだろうか？　体内の他の物質とどう相互作用するだろうか？　安全面でのプロフィールはどうだろうか？　そういった解決しなければならない問題はたくさんあります。そしてその解決策に基づいてオリジナルの分子に手を加え変化させて、初めてそれが現実に患者を助けられるかどうかかかってくる。薬の開発のこの部分でカギとなるのは、高度な技術に伴うリスクに対して大きな投資をすることとです」

トーレルは続ける。「ある化合物がこれら開発初期のステージを通過するには六年から七年かかります。そこでは多くの人間が関わり、いろいろな分野で数千時間もかけて作業する。ヒトでの試験の最初の段階であるフェーズⅠの終わりまでに、すべての失敗や資本のコストを含めたら、一億ドル以上を投資しているでしょう。しかしここまで成功してきた化合物でさえ七〇％は、市場には行けない。しかも、ここまでの研究では、その化合物が患者に効くのかどうかという最も知りたいことについては、まったく情報を残してくれません。

その問いに答えるには、その医薬品候補を六年から七年に及び非常に金のかかる、そして勝率も低い臨床試験まで進めなくてはならない。最終、すなわちフェーズⅢの臨床試験に入った医薬品候補でも、四〇～五〇％は市場に行けないでしょう。

また、こうした試験業務をしているあいだに、それとは別に製造工程や製剤の施設に大きな投資をしなくてはなりません。これは薬の生産に備えてのことですが、その化合物が成功する保証が得られる前です。しかし最終的に承認されたときに備えて、すぐ出荷できるよう準備するのです」

二〇〇五年六月のフォーチュン誌の記事はビッグファーマの研究者の仕事を、蛇でお手玉するくらい難しいものだとしている。彼らは経口医薬品を上手く製剤化し、保存時の品質が安定していて、胃酸でも分解せず、患者の血流によく移行し、代謝でも毒性物質に変わらないようなものを確実に作らなければならないからだ。

新しい薬が食品医薬品局（ＦＤＡ）の承認を取ったとしても、激しい競争のあるマーケットで成功する保証はない。また、臨床試験で数百人の患者でテストされたとしても、承認薬は数万人、いや数百万人に処方される。多数の人に長い間使われれば、今までわからなかった副作用や、マーケットから薬を回収しなければならないような副作用が出るかもしれない。これは、メルクのバイオックス、ファイザーのベクストラで実際に起きた。両方ともブロックバスター、数十億ドルクラスのCOX－2阻害薬であった。

ビッグファーマの人々にインタビューしているあいだ、私は彼らが正しいと信ずることに対して断固とした熱意を持っていることに気がついた。たとえば、ノバルティスがグリベックを開発していたときのことだ。この薬は、生存率が低い慢性骨髄性白血病（CML）という珍しい癌に対するブレークスルー的な特効薬である。ただし、アメリカにはCML患者は多くない。二〇歳以上では毎年六六五〇人程度が診断されるだけであり、約二〇万人の前立腺癌、一九万五〇〇〇人の乳癌と比べるとほんのわずかだ。この数字は二〇〇一年のものだが、この年ノバルティスは、患者の命を救う劇的な効果を示した薬物の開発を進めるかどうか決断しなければならなかった。ノバルティスCEOのダニエル・バセラは、説明する。

「最終的には我々はビジネスです。ビジネスの決断は統計数字の解析と利益を生み出すチャンスに基づくものです。

もしそれが純粋に個人的な決断なら、ビジネスの専門家がする質問など無視できます。CML患者が何人いるのかということは問題にしない。高い値段をつけずに供給できるかなどという質問もしない。大量の資本と人的資源を薬の開発と製造に投入したとき、他の部分の犠牲はどうなるかなどということも気にしない。こうした問題はすべてスキップできたでしょう。しかしそうはできない。なぜならば、我々はビジネスをしているからです」

しかし、バセラ博士はフェーズI試験でよい結果が得られたとき、すぐに会社全体にこの薬の開発を進めるよう命令した。「市場に出たとき製品が医療を変えるという可能性がいくらかでもあるなら、経営者として、それを推し進める義務があります。たとえ患者がほんのわずかであっても。この意味では確かに我々は他の多くの会社と違うかもしれない。私は何をするべきかわかっていました。お金を数えず、コストを無視したのです。お金はどうにかなるもの。『コストは気にしなくてよい。金の問題じゃない。進めよう』と私は技術推進の責任者に言いました」

フィナンシャル・タイムズ誌は、二〇〇四年の読者アンケートで、バセラを過去四半世紀で最も影響力のあったヨーロッパのビジネスマンに選んだ。

バセラは、製薬企業は他のビジネス同様、株主に対して責任がある、と機会あるごとに主張する。このことを踏まえて、私は各章の終わりに本書で取り上げた七つのビッグファーマのそれぞれについて簡単な歴史を入れた。これら各社の歴史背景を述べたのには二つの目的がある。第一に、これらの物語で各社がいかに慎ましやかな、小さな会社から始まったかがよくわかる。そしてこれらの会社が最終的に成功したのは、革新的発明や、高品質な製品の供給、そして大きなリスクを取り、大きな障害を克服したからだ。自由な冒険心に富んだシステムが働いたともいえる。優れているものが勝つのだ。本書に登場する会社が数百億ドルクラスの国際企業になったという事実は、それらが長年にわたって業績を上げ、人類に意味のある貢献をしてきたという証しである。

第二に、研究者、合成化学者、医師、科学者などに焦点をあてた研究、開発、製造などの面とは対照的に、これら簡単な歴史は、各社のビジネス面をよく表している。そこには時系列で歴史が書かれているが、それがないと本書の薬の物語を理解するのは難しいだろう。なぜならある分子の発見から実際に薬がマーケットに出るまでのできごとは、一〇年、二〇年の期間にわたって起こるからだ。その長い間には合併、吸収あるいは社名変更などがしばしば起こる。たとえば、アストラゼネカのある研究者は最初、アトラス化学工業という会社で働いていた。この会社はこのあとＩＣＩ（Imperial Chemical Industries）に買収され、さらにＩＣＩの一部門が名前をゼネカに変え、そのあと一九九九年にゼネカとアストラが合併、アストラゼネカになった。こうした動きのビジネス〝年代記〟を読むことは、セロクエルという薬の物語を読む上で役に立つ。あとでわかると思うが、この薬を作る上でカギとなった人たちは今日のアストラゼネカができる前、それぞれ違う会社で働いていたのである。

競争の激しいのが特徴でもある製薬産業においては、一九九〇年代から二〇〇〇年代初めにかけて多くの会社が合併を繰り返した。この理由で私は皆さんに各章のメインの部分と共に会社の歴史を読むことを勧めている。それを読むことにより、ある決断に影響を与えたビジネス環境を、よりはっきり理解できるようになるだろう。

私は本書を執筆するにあたって、奇跡の薬の物語を技術的背景のない読者にも理解できるよう書くことに挑戦した。実験室の研究員や化学者は、技術的・科学的発見を素人がわかる言葉で説明してくれるだろうか。こんなことを考えながら私はインタビューではこう切り出した。「もし私の本が大学の化学の教科書みたいになったら、だれも読んではくれません」。また読者の興味を維持させる必要性を考え、こうも説明した。「人が飽きるような本を書いては成功しません」。それで私は大きな「賭け金」のリスクや、他社の競合品よりも早くFDA承認を取ろうとするレースを紹介することにした。そして、もちろん一番重要なレースは、命を救う薬をできるだけ早く作り、終末期の病、体の自由を奪いつつある病と競争して、苦しむ患者に一刻も早く届けることである。

また本書は、これらの薬を飲んでいる人にも読んでもらいたい。自分の血液の中でどういう戦いが起きているのかを知ることで得られるものは、大きい。人間が作った分子が体に入ることで、病気からどのように人体を守っているかを学べるだろう。積極的な患者は消極的な患者より優れていると私は信じる。消極的な患者は医師に「さあ、治るよう何でもしてください」と言うが、目に見えて回復に向かう状態でないとき、何も知らなければ無力感を得やすいし、しばしば絶望しやすい。一方、情報を持っている患者は最適な選択肢を採り、積極的に治療に参加することから、健康を回復する確率を高めることができる。彼らはまた、医師の処方する薬の必要性を理解し、服薬を守る傾向にある。

不幸なことに、一九九〇年代にアメリカで最も賞賛される会社にランクされていた製薬企業は、その後一般大衆の人気を失った。メディアがこれらの会社をタバコ会社などと同等に悪役企業として描いたからだ。たとえば私は最近、ある医薬品の原料費がわずか数ペニーなのに処方箋の値段が数ドルから数百ドルするということを問題にした記事を読んだ。記事はいくつかの人気医薬品の値段が非常に高いため、多くの老人がカナダまで行って低価格品を買わざるを得なくなったと強く主張していた。確かに原料費は数ペニーかもしれないが、記事は莫大な研究開発費や、臨床試験にかける数億ドル、新薬製造のための巨額先行投資のことなどを述べていない。それは不公正な評価であり、まるで油彩の名画に使われた材料（カンバスと絵の具）の値段を一〇〇万ドルの値札と比較するのと同じである。

確かにすべての製薬会社が完全というわけではない。しかし、それではどんな会社が完全だというのだろうか。製薬会社が人類に与える大きな貢献を考えると、他のどの産業もこれほどの貢献はしてこなかった。研究者は、苦痛を和らげ命を延ばすという気高い使命を義務づけられて、自分の仕事を真面目にこなし、大きな進歩を生み出している。しかし公衆の評価は常に低い。もしこの傾向が続けば、世間の騒ぎにより製薬産業の進歩を抑えるような法律が制定されかねない。もし製薬会社が悪条件での操業を強いられ、生産性が制限されるようになったら、我々は新しい医薬品をどこに求めたらいいのか。アカデミアか、政府か。どこもダメである。製薬産業が健全でいることは非常に重要だ。我々の健康はこの産業にかかっている。

わずか二〇～三〇年前、医師は胃潰瘍を牛乳とクリームで治療した。もしこれらが効かなければ手術だった。それから胃酸分泌抑制剤H_2ブロッカーが乳製品に取って代わり、やがてプロトンポンプ阻害薬というクラスの薬が出てくると手術は劇的に減った。こうした医学の進歩はあらゆる方面でなされており、心臓病による死亡率は過去半世紀で五〇％以上減っている。一九八〇年代という最近でも、ＨＩＶ／エイズは自動的に死を意味した。しかし科学者たちの創意と製薬会社の投資のおかげで、アメリカでのエイズ死亡率は八〇%も減少した。

一九四〇年代から九〇年代にかけての期間は、奇跡の薬の黄金時代とされてきた。しかし専門家は、こうした進歩さえこの先の二五年間で起こる大きな成果に比べると小さなものに見えてしまうだろうと予測する。この予測は製薬産業が障害なく繁栄することを前提としている。片手が後ろで縛られるような敵対的な環境では、製薬企業は上手く機能しない。

私はあなたを誘って、世界をリードする七つの製薬会社のいろいろな場面に行ってみようと思う。奇跡の薬を作った男たち、女たちに会ってみよう。会ってみれば、きっとあなたは彼らの仕事がどんなに我々の人生を豊かにしたか評価できるはずだ。もし、あなたやあなたの愛する人が今、本書に挙げた七つの薬のどれかを使っているなら、この本はあなたの生活に意味のある変化を与えるだろう。

新薬誕生

目次

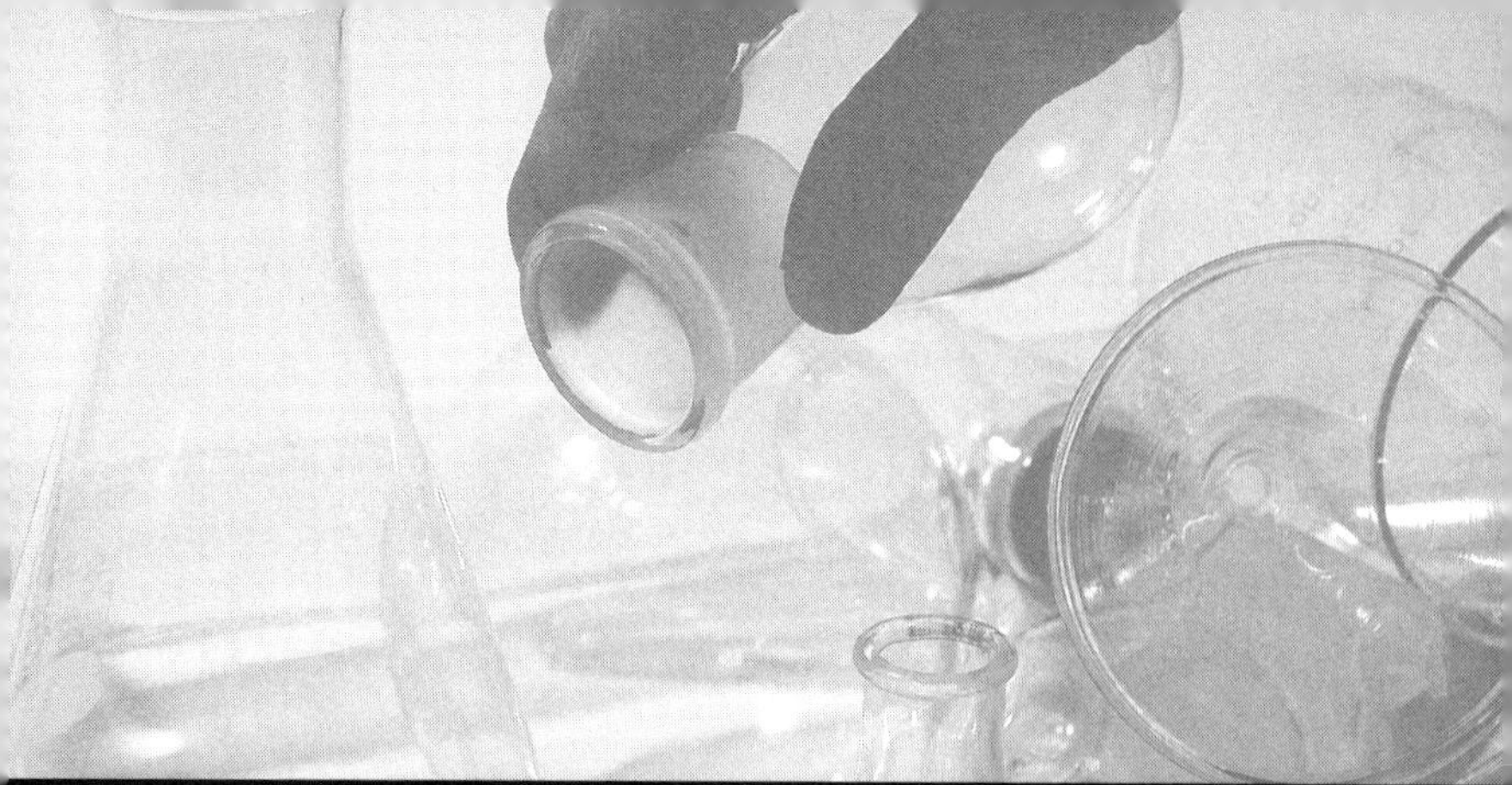

第1章

エイズと闘う

――ノービアとカレトラ

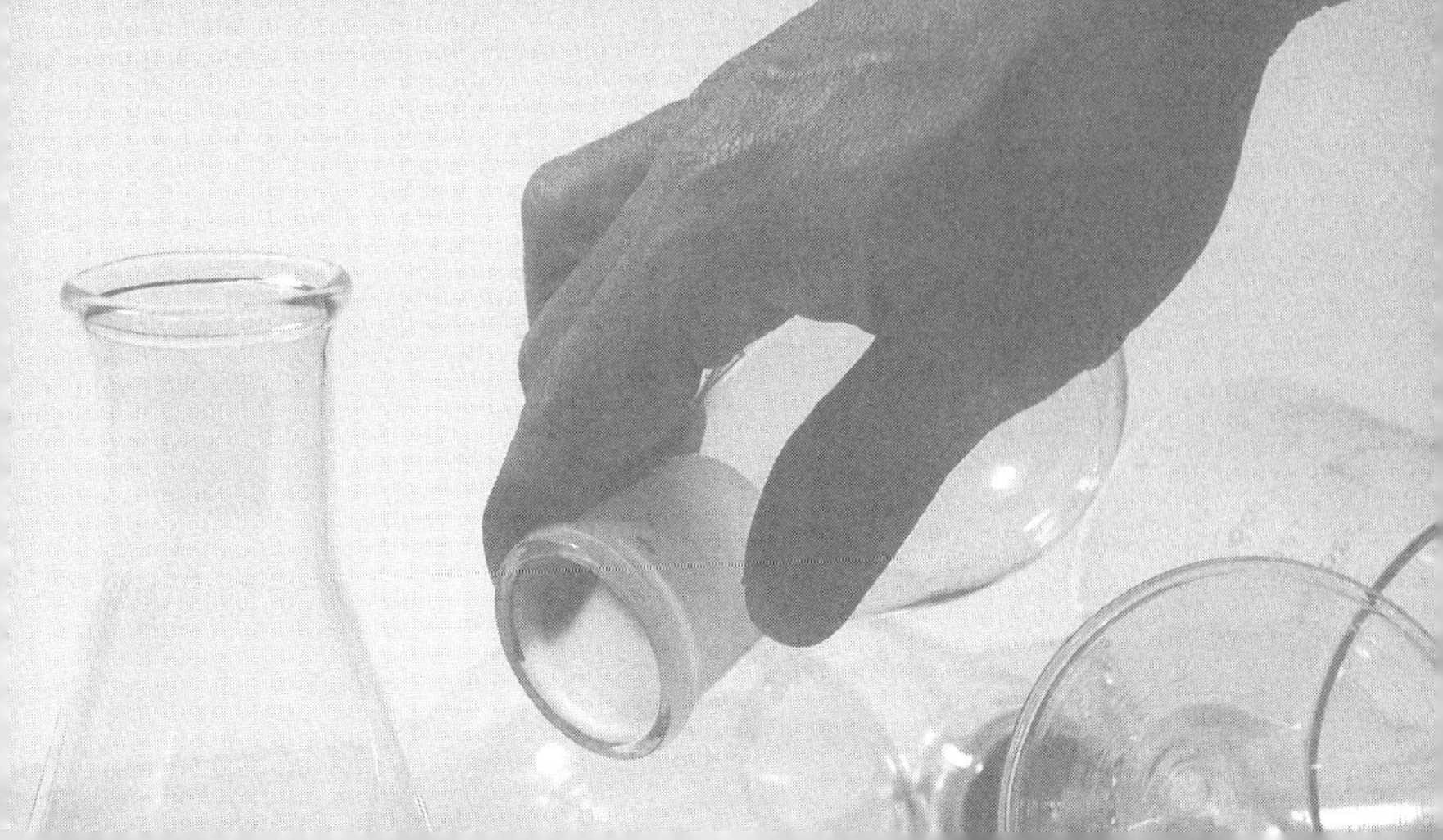

2

〝患者０（ゼロ）〟はカナダの若い飛行機搭乗員の男性だった。彼は北米で初めてエイズに感染して死んだ人間ではない。しかし初期の例であり、アメリカの同性愛者グループの感染源にあたる人物だと考えられている。

　患者０がどこでヒト免疫不全ウィルス（ＨＩＶ）をもらったかはだれにもわからない。しかし現在研究者たちは、西アフリカのカメルーンという国でウィルスが初めて人間に入ったと推定している。ＨＩＶ－１は、類人猿の免疫不全ウィルス（ＳＩＶ）に似ているが、特にカメルーンのある地域にいるチンパンジーから見つかったものに酷似していたからだ。ＳＩＶはもっと下等な霊長類からチンパンジーにうつったのだろう。感染した最初の人間はチンパンジーの肉を食べていた現地の狩人かもしれない。正確な時期は謎のままだが、最近の研究では最初のヒトへの感染は二〇世紀初めか中頃ではないかといわれている。

　しかしこの、今やヒトのものとなったウィルスは、一九八一年にニューヨークで奇妙な疾患がたてつづけに現れるまで、ほとんど知られていなかった。初めに八人の若い同性愛の男たちがカポジ肉腫（ＫＳ）にかかった。当時ＫＳはアメリカではとても珍しく、かかるとしたらたいてい地中海沿岸国出身あるいはユダヤ系の年配の男性か、もしくは臓器移植を受けて免疫系が弱くなっている人であった。それにこの肉腫は普通、命を脅かすほどのものではなかったため、医師たちは若い男たちがもっとずっと悪性のＫＳにかかっているのを見て仰天した。どういうわけかこれらの男たちの免疫系はすっかり弱っていて、腫瘍細胞に勝つことができなかったのだ。

　その同じ年、米国疾病管理予防センター（ＣＤＣ）は、細菌が肺に感染して起こるカリニ肺炎（Ｐ

CP）という珍しい、しかし深刻な肺炎の症例を異常に多く見出した。健常な免疫系ならほとんどどこの菌をやっつけられるはずなので、ロサンゼルスでPCPによって五人の同性愛の男たちが死亡したとき、医師たちは彼らもまた免疫系をやられていることを知る。

医学界は新しい――そして破壊的な――免疫を弱める病気が同性愛者の集団に広がっていると結論づけた。かつては活気にあふれた健康な若者が、普通なら何の害も与えないようなあらゆる細菌や突然変異の生じた細胞の餌食になっているという。原因となっているこの免疫障害にはまだ名前がなかった。病原菌や他の要因が防御系を打ち破ったときに表れる症状によって、CDCは患者を分類した。たとえばリンパ節腫症、PCP、KS、などである。これらはいわゆる日和見感染であった。

CDCは特別対策本部を立ち上げ、一九八一年七月、センターの国際的にも有名な疫学の研究者ジェームズ・キュランが非同性愛者に伝染する恐れは今のところないと断言した。「感染に関して今現在一番はっきりしていることは、同性愛者のグループ以外や女性には患者が報告されていないということだ」

何人かのKSやPCPの患者の経歴をたどっていくとカリフォルニアの同性愛者たちの入浴施設に行き着いたので、正常性愛者たちはこの致死の病は同性愛的な行為でしかうつらないと安心した。信心深い過激論者たちは、この病気を罪深い行いに対する神の罰だと表現した。人々は同性愛に対して「死に至る趣味」という烙印を押し、病気を「ゲイの癌」とか「ゲイのペスト」と呼んだ。しばらくのあいだ、CDCはこの病気を「ゲイの免疫不全症」（gay-related immune deficiency syndrome＝ＧＲＩＤＳ）と呼んでいた。

しかし、一九八二年八月、正式名称は後天性免疫不全症候群（acquired immune deficiency syndrome：ＡＩＤＳ＝エイズ）となる。おおもとの問題が免疫不全であり、これがさまざまな病気、すなわち症状を引き起こしているからだ。この名前は、問題が先天的な欠陥ではなく、後天的に獲得あるいは伝染したものであるということも印象づけた。ただし、かかった病気が何なのかはだれにもわからなかった。

当局はちょうどいいタイミングでＧＲＩＤＳの呼び名をやめたことになる。その年のもう少しあとで、ウィルスが子供や輸血を受けた人からも見つかったのだ。一九八三年には、病気が男性から女性へと異性間にも感染することがわかった。突然、エイズはゲイの病気ではなくなり、一般の人たちは恐れ始める。エイズ患者が最も多かったサンフランシスコではパニックになった。警察署の巡査は、エイズの疑いのある人と接触するとき特別なマスクと手袋を装備し、自分の家庭に「虫」を持ち帰るのを心配した。大家はエイズの患者を立ち退かせた。社会保障管理局はエイズ患者の依頼者とのやりとりを、対面から電話で行うようになった。

パリのパスツール研究所のリュック・モンタニエ博士らは、パイオニア的実験によりついにエイズ患者からこの災厄の明確な原因となるものを単離し、一九八三年、サイエンス誌に発表した。それはウィルスで、ヒト白血病ウィルスの仲間であった。まもなく、国立癌研究所のロバート・ギャロ博士らもまたウィルスを単離し、実験室で育てる方法も見つけた。彼らの研究により、まもなくＨＩＶと呼ばれることになるエイズウィルスの感染に対する診断法の開発が可能になった。

ウィルスを研究室で培養することで、それに対する抗体が作れるようになったからだ。抗体とは、免疫系がＨＩＶのような外からの侵入物を認識して作るタンパク質である。抗体の構造は外来異物の構造を反映するので、体が異物に対して作り出した抗体を検出できれば、その異物の存在を特定、すなわち診断することができる。

一九八四年の終わりには、アメリカ全体で前年の三〇六四件の二倍以上、七六九九件のエイズ症例が報告された。同様に、エイズによる死者も一九八三年の一二九二人から一九八四年の終わりには三六六五人へと急増する。疾病の専門家は大災害の前兆と見た。エイズは治療法がないまま、人々を待ち受けていた。まさに野放しの状態であり、壊滅的な規模になるのではないかという恐怖を皆に与えた。

悪魔を検出する

一九八五年、現在アボット社感染症診断研究開発部門の部長であるジェラルド・ショケットマン博士はジョージア州アトランタの米国疾病管理予防センターにいた。「血液供給の安全性を確保するために何かしなくてはならないのは明らかでした。輸血によるＨＩＶの感染を防ぐために、感染者を発見するテストが必要でした」と彼は説明する。以前から血液のスクリーニングと検査をする装置を先駆けて製作していたアボット社は、ＨＩＶ検出テストを開発し、これがＦＤＡ（食品医薬品局）の承認第一号となる。

これで、感染した血液が輸血用血液に混じる前に発見されるだけでなく、人々が症状を発する前の早い段階で医師にＨＩＶに感染しているかどうかを診てもらえるようになった。地元の医師が患者の血液を採り、アボットの診断装置を持つ独立した研究所へ送る。数日で、研究所からその医師あてに結果が送られ、患者に知らされた。今日では、わずか一五分以内で結果を出すことができる。

敵を知る

同じ頃、研究を行っているいくつかの製薬会社は、この病気の治療法を見つける競争を始めた。そのためには敵であるＨＩＶをその分子の詳細まですべて知る必要がある。ウィルスが生存するために必要な分子構造を解明して初めて、研究者たちはその構造を壊す薬をデザインできる。

ついに、一九八五年、ある研究グループが大きく前進し、サイエンス誌にエイズウィルスの全遺伝子情報、すなわちゲノムを解明した記事を載せた。彼らはウィルスの遺伝物質の長い分子鎖のすべての化学構造を同定した。遺伝物質がＤＮＡからなるヒトのゲノムとは異なり、ＨＩＶのゲノムはＤＮＡに似たＲＮＡからできている。彼らはゲノムの中にタンパク分子の鋳型となるために重要な、遺伝物質の一部分である遺伝子を見出した。これらのタンパク質はウィルスの生存に不可欠の働きをする。そして薬はこの働きを断つことを目指すのだ。このようにＨＩＶ研究は、遺伝物質に関する知識から引き出される先端技術を駆使したもので、ゲノムサイエンスを最初に応用した一例である。

製薬企業の研究者たちはとりわけプロテアーゼというＨＩＶタンパク質に関心があった。これは、大きなタンパク分子をペプチドと呼ばれるもっと小さな断片に切る、小さな鋏のようなものだ。ＨＩＶは多くのタンパク質を作るが、最初はいくつかつながった一本の長い分子になっている。ＨＩＶプロテアーゼはこの大きなタンパク分子を個々のタンパク分子に切断する。この仕事はウィルスがヒトの細胞の中で成熟し、次のヒト細胞に感染するのに必要である。もしこのプロテアーゼの働きを阻害することができれば、ウィルスが感染できるまでに成熟するのを妨げて殺すことができる。

しかし、ＨＩＶゲノムから見つかった医薬のためのターゲットは、プロテアーゼだけではない。ＨＩＶをやっつけるために初めて作られた薬は、逆転写酵素（ＲＴ）と呼ばれる別のＨＩＶタンパクを狙ったものだった。ＨＩＶはヒトの細胞に感染すると、自身のゲノムのコピーをヒトの細胞のゲノムに挿入する（このためにＨＩＶはレトロウィルスと定義されている）。しかし、挿入のためには複雑な化学的ステップが必要だ。ウィルスのＲＮＡゲノムは、そのままではヒト細胞のＤＮＡとマッチしない。二つのゲノムが合体するためには、まずＲＮＡがＤＮＡに変換されなければならない。そして、それこそがＲＴの仕事なのだ。ＲＴが働いて初めて、ウィルスは自身の遺伝物質をヒト細胞のゲノムに組み込ませ、細胞にＨＩＶのコピーをたくさん作るよう指示することができるのだ。

初めてのエイズ薬

一九八七年、（現在はグラクソ・スミスクラインの一部となっている）ウエルカム社は最初のHIV薬の承認をFDAから得た。一般名ジドブジンあるいはAZTとも呼ばれるレトロビルは、RTの働きを阻害しウィルスを止める。

AZTはもともと一九六〇年代に白血病の治療のために開発された。この薬はRTだけでなくDNA合成に必要な別のタンパク質の働きも抑える。当時、科学者たちは、DNA合成は細胞分裂に必要なので、AZTが癌化した増殖分裂の速い血液細胞の複製を防いでくれるのではないかと期待した。ところが動物実験で毒性があり効果もあまりなかったことから、実用化されなかった。

しかしAZTは社会から切望されて、エイズのために舞い戻る。製薬会社は恐れおののくアメリカの一般大衆から早く抗エイズ薬を市場に出すよう多大な重圧を受けていた。その要求は政治問題になり、怒れるデモのグループが「今すぐ薬をよこせ」と集会で騒いだ。NIH（国立衛生研究所）の強力な支援のもと、この薬は試験管から患者まで一九カ月という記録的短期間で当局の手続きをパスした。

レトロビルはエイズの症状をいくらか和らげることができた。免疫系がそれなりに改善することもあり、エイズ患者を襲う日和見感染がいくらか減少することもあった。またAZTが重症エイズ患者の延命に役立ったという研究も報告された。しかし不運なことに、その効果は短く、ウィルスを長いあいだ抑えつけておく力はなかった。AZTは一時の効果を発揮してエイズ患者に希望の光を与えたが、避けられない死の宣告を覆すことはできなかった。ブリストル・マイヤーズ社とホフマン・ラ・ロシュ社もまもなく似たような化合物を見出したが、毒性がある上に、病気の進行を止める効果はなかった。

標的はプロテアーゼ

一九八七年、イギリスの研究者、ローレンス・パールとウィリアム・テイラーはHIVゲノムにコードされているプロテアーゼにまつわる重大な謎が解決したとネイチャー誌に発表した。それ以前、研究者たちはこの酵素が一部分のみ存在すると考えていた。しかし、パールとテイラーはHIVゲノムにコードされるプロテアーゼ断片のアミノ酸配列を調べ、どのように酵素を形成するかを明らかにした。彼らが突き止めたのは、この断片の二つのコピーが作られ、その二つが一緒になって完全なプロテアーゼとして働くということだった。つまり、プロテアーゼは二つのサブユニットが連結してできた二量体であった。この重要な成果は、その後の研究の基礎となる。

その頃、デイル・ケンフという若い有機化学者がアボットに入った。ケンフはイリノイ大学で博士号を取得し、ニューヨークのコロンビア大学で二年間のポスドク（博士号を取得した後、大学や企業の常勤職についていない者）として研究を終えたところだった。「分子を作ることに関して鍛えられてきたので、ここアボットでの最初の仕事は血圧の薬を合成することでした」と長身でスリムな男は言う。その抗高血圧薬はレニンという酵素の働きを阻害するため、レニン阻害薬と呼ばれている。レニンもまたプロテアーゼの一種だ。ケンフの仕事は、レニンを阻害する新しい手段を見つけることによって、新しいタイプの抗高血圧薬、すなわち血圧を下げる薬を作ることだった。

ある日、ケンフがラボで仕事をしていると、彼の当時のボスであり感染症研究グループの責任者であったジェイク・プラットナーが来て言った。「デイル、我々はＨＩＶがプロテアーゼを作っていると考えている。君の合成した化合物がそのプロテアーゼを阻害するかどうか見てみたい。それでいくつか貸してほしいんだ」

人のいいケンフは「もちろんいいですよ」と協力する。「でも、今ある化合物ではなくて、新しいものを作ってもいいですよ」。ここからケンフは〝もぐり〟始めた。つまり、通常どおり血圧に関連するプロテアーゼの仕事を続ける一方で、夜や休日にはいくらかＨＩＶの研究をするようになった。

まもなくケンフは感染症部門への異動を申し出た。「ＨＩＶの流行が新聞のトップ記事になっていました。そしてもし自分が流行を抑えることに何か貢献できるのなら、ぜひそれをやりたかったのです」

ケンフは、この恐ろしい死の病を抑える分子の探究に深くのめり込んでいく。ネブラスカの農場の家に生まれたこの若い化学者にとって、きつい長時間労働は大したことではなかった。彼を知る人によれば、ケンフは絶えず情熱を持ってあらゆる努力をする人間だという。大学で音楽を専攻し、ボーカルとギターの両方の才能を持っていたが、一度化学のコースを取った彼は、専攻を変えた。白衣を着た彼からは、この穏やかな化学者が元は歌も歌えるギタリストであったとは想像しがたい。

ケンフは二人の化学者を使って研究を開始した。彼らは初めの一八カ月間、精密なコンピュータグラフィックスのプログラムをいじくり回した。そして、どのような分子ならＨＩＶの機能を阻害できるかの手がかりを得るために、ＨＩＶプロテアーゼの詳細な模式図を作成した。これら分子の像を得るためには、プロテアーゼからなる小さな結晶にＸ線を照射して、散乱する様子を数学的に解析することが必要である。その結果、原子が三次元的にどのように配置されているかがわかり、タンパク質構造のモデルが得られるのだ。

「この技術によって我々は、ＨＩＶが持つ分子の鋏が独特の構造を持つことを概念化することができました」とケンフが説明する。「そのカギとなる特徴は、酵素が二つのパートからなり、二つの右手で握手しているように振る舞うということです。自分の右手と左手で合わせているのではなく、右手を二つ持っていて一方を一八〇度、もう一方を握れるように回転させたと想像してみてください」

プロテアーゼがどんな風なものかがわかったので、ケンフはそれを阻害する物質を作り始めた。その阻害薬はまず、多くの原子が厳密な順序と位置関係に配列された化合物として思い描かれる。彼はそれをラボにある化合物や簡単に手に入る材料から作ろうと戦略を立てた。

作戦を頭に、彼はラボにあるさまざまな物質をフラスコに入れて加熱したり冷却したりして、それらが反応し、大きな分子になって、思い描く化合物になることを期待した。分子構築のチームである彼らは、それらしきものを作ったら、どのような物質を実際に合成したか、精製して原子の詳細を決定しなければならない。

分子は顕微鏡では見えない。電子顕微鏡であっても見えないほど小さいので、研究者はたいてい一九六〇年代に開発された核磁気共鳴（NMR）という技術を使って分子構造を決定する。NMRの機械から出力されるのはピークの連なりであり、そこから化学者たちはそれぞれの原子の存在や結合様式まで推定し、分子の幾何学的構造を完全に知ることができるのだ。永遠の楽観主義者であるケンフは、数百もの化合物を合成して調べた。一化合物につき数日あるいは数週間もかかる仕事である。でもそのほとんどは、試験管内でHIVを阻害することはなかった。

しかしそこまでしてもまだ初めの一歩にすぎない。多くの化合物は、試験管内では効いても動物においては思うようにいかない。そして動物では上手くいったとしてもヒトでは失敗ということがよくある。薬の開発者というものは、一つのプロジェクトに長い間取り組んだものの、市場に出せたものは何一つないということがよくある。

アボットの医薬探索担当の副社長であるダン・ノーベック博士はカリフォルニア工科大学で有機化学の博士号を取得した後、一九八四年に若い研究員として入社した。もともとホイートン大学の学部時代は文学専攻であり、彼もまた有機化学のコースを取ってから専攻を変えている。「この新しい病気についての記事を見始めたとき、私はカリフォルニアの大学院にいた」とノーベックは当時を振り返る。「メディアは大々的に報じたため、みんなが注目した。人々は、〝原因は何だ〟〝治す方法があるのか〟〝流行はどこまで広がるのか〟と口々に言っていた。ここに来てこれほど重大な研究ができることに、わくわくしたものだった」。ノーベックは後にHIVプロテアーゼ阻害薬を作っていたケンフたちの小さなグループに入ることになる。

「我々がしたことは、標準的なものではなかったかもしれません」とケンフは言う。「というのは、研究を管理する者はたいてい、〝よし、これは研究として妥当な分野だ。リソースを一気に投入して何ができるか見極めよう〟という風に進めます。我々はそのようなアプローチとはまったく逆であり、小さなプロジェクトを年数かけて育てていきました」

プロジェクトが行われているあいだ、水面下では競争が徐々に激しくなっていった。ケンフは学会に参加した際、別の会社が発表するのをはらはらして聞いていたことを思い出す。彼らの化合物がケンフたちアボットの研究員が発見したものと異なることを願いながら聞いたものだった。

それを見つける

長時間かけていろいろな化合物を作っていたケンフの小さなグループは、そのうちの一つがHIVプロテアーゼを阻害することを発見する。少なくとも試験管内においてはウィルスの増殖を抑えた。その化合物が薬として価値があるかどうかを証明するにはまだ大きなハードルがいくつもあったが、その初期の成功は、彼と二人の化学者が何か意味のある仕事をしているのだということを上層部に思わせるのに十分だった。そして彼のグループに合成化学者や助手が追加され、科学者一一人を含む大きなグループになる。

しかし、合成したものを実験動物で試すと大きな問題が現れた。ラットが物質を飲み込むと、腸で消化され、血流にはあまり吸収されなかったのだ。そして血流に入ったものは、たちまち肝臓によって分解されてしまった。

ケンフのチームはそれから二、三年、血流に吸収されやすく肝臓によって壊されることのない分子をデザインしようとした。分子の一部分を変え、試験をし、その変更がどんな影響を与えたかを調べる。一九九一年に大きなブレークスルーを得るまで、彼らはこの過程を何百回と繰り返した。

それまで彼らは上手くいきそうな化合物を別々に二つデザインしていたが、どちらも大いに有力というわけではなかった。ケンフはさらに新しい化合物を求めてある分子に二カ所の同時修飾を試した。「初めてラットに入れてみてすぐに、何か特別なものが得られたと感じました」とケンフは思い出す。「というのは、それまでのようにさっさと消えてしまわずに、血液の中に八時間以上も残っていたからです。みんな俄然元気になりました」。その物質はABT－538と名づけられ、後にリトナビルと呼ばれるようになる。

一方、一九九二年三月、ジョンズホプキンス大学とスタンフォード大学で業績を上げた分子ウィルス学者ジョン・レオナルド博士がHIVチームを主導するべく入社する。彼は一九八〇年代サンフランシスコで流行の最中にエイズ患者を診察し、HIV／エイズによる悲劇をじかに見ていた。レオナルドは現在アボットの医薬品研究開発部門全体の責任者である。身長は一九〇センチ、濃いブロンドの髪が豊かでハンサム。テレビ番組で主演する医師役の俳優みたいだ。「バイオテク産業が始まった頃でちょうどわくわくする時期だった」と彼は言う。「私は自分が新薬を開発すれば人々に最も奉仕できると考えた」

レオナルドがアボットに入ってまもない頃、彼は自分のオフィスで会社の同僚である看護師と話をしていた。ふとその看護師が冗談でこう言った。「私が前いた職場では、みんなの励みになるように、前もって何かお祝いすることを見つけていたの。ここでもそうしましょうよ」

「どういう意味だい？」

「何でもいいいんだけど、何か上手くいったときにお祝いするものを決めるの」

「じゃあ、いいことがある。フットボールの選手がタッチダウンを喜んでボールをスパイクするだろう？　それを僕らもやろう！」

数日後、その看護師はレオナルドにプレゼントの包みを渡した。ナーフの子供用フットボールだった。「よし、窓のところに置いておいて、特別な日にみんなで使おう」

彼は今でも思い出して笑う。

信じるための根拠

次なる大きなステップは、この特殊なウィルスが唯一感染する種、ヒトにおいて新薬の効果を試すことであった。これはまったく未知数である。何といっても、だれも予期しなかった重大な副作用を起こすかもしれない。一つ明らかに心配なのは、その新薬がＨＩＶのように、それ自身が免疫細胞を殺してしまう恐れがあるということである。もう一つの心配は、薬が効果を発揮する前にヒトの体内で噛み砕かれてしまい、薬が血中で高い濃度になっても急に下がるかもしれないことだった。もしくは何らかの理由で薬がＨＩＶに感染した細胞の中に入らない心配もあった。

以上のようなことをノーベック、ケンフと彼らの同僚たちは悩んでいた。「ときどき〝我々は本当にこの分野で競争するほどの技術を持っているのだろうか？〟と自身に問うことがあったし、社内には『長年抗ウィルス薬に取り組んでいる会社とどうして競争していけるのか』と批判する人もいた」。しかしそのプレッシャーのおかげでＨＩＶチームの決意はより強くなったようだ。「杭が高くなるほど、私たちのチームは強くなった」とノーベックは言う。

開発の初期の段階では、合成化学者は微量の薬しか作らないが、臨床試験にはもっと多くの量が必要である。またその薬はエイズ患者が購入できる値段でなければならないが、アボットがリトナビルを一キログラム作るとすると五〇万ドル以上かかる計算だった。一人の患者が一年間に必要とするのは〇・四キログラムであり、その値段は薬の原料だけで二〇万ドルだ。「そんな値段では、薬を買えるのはエイズにかかってもいないウォーレン・バフェットとビル・ゲイツの二人だけだ」とレオナルドが言う。会社は薬の製造コストを一〇〇分の一かそれ以下に抑えなければならなかった。

このコスト削減は、急増する開発費用のことを考えても、何としても達成しなくてはならなかった。ノーベックによれば、一つの新薬候補化合物だけでも探索段階で一〇〇〇万～七〇〇〇万ドルの費用がかかるという。これに加えて途中の段階で中止になった候補化合物のコストがある。もちろんその数は成功する化合物よりはるかに多い。約一万の化合物をスクリーニングしてたった一つだけが段階を踏んで承認され患者に処方される。そして化合物が臨床試験に入ると費用はうなぎのぼりだ。試験で薬を投与する医師や看護師にもお金を払わねばならない。そうやってFDAの規則に従った大量のデータを取らなければならないのだ。

エイズプロジェクトは、アボットにとって診断装置や栄養製品を開発するよりはるかにリスクのあるものだった。「ノービア（リトナビルの最終的な商品名）の開発を進めるかどうか決める委員会でデータを発表したときは、まだ多くの専門家がエイズは治らないと言っている時期だった」とレオナルドは言う。「ビジネスを考える人々に向かって『エイズを治したい』と言っているところを想像してみてくれ。それはクリストファー・コロンブスがイサベル女王に向かって『海の向こうに陸地があると信じております』と言っているようなものだ。女王がおそらく彼に言った言葉は想像できると思う。『わかりました。幸運と素敵な航海を祈ります。しかし食料を十分用意し長い旅に備えなさい。なぜなら私はあなたの確信までは共有できませんから』」

レオナルドは会社が新薬を開発するときのリスクについて話すとき、映画産業にたとえる。「映画会社は大ヒット作を作りたい。それで大衆が欲すると信じる映画を、それまでの評判などから考えて作ろうとする。ある映画が成功すれば多くの会社は、同じ趣向の似たような映画を作ろうとするかもしれない。でも、彼らの賭けが上手くいくとは限らない。大衆は決まったストーリーに飽き、映画業界は失敗を等しく共有するだろう。しかし注意深いアプローチでいくつかのタイプの作品に投資すれば、いくつかは大した利益が出ないかもしれないが、中にはブロックバスターも出る。長年にわたって成功するには、そういう風にいろんな映画を混ぜて作ることだ」

ある日レオナルドは、HIV研究の進捗について話すためトム・ホッジソンと会った。彼は当時アボットの会長、最高経営責任者（CEO）であった。ホッジソンはじっと聞いていた。どう考えたらいいかわからなかったとレオナルドは言う。彼にとってはホッジソンは何でもできるということが恐ろしかった。最終的にホッジソンは言った。「これは成功してほしい。ただ我々はどう進めたらいいかわからない。だから毎月会って進捗を説明してくれないか。どう進めたらいいか一緒に決めていこう」。ようやくレオナルドはすっかり安心してため息をついた。

毎月の会話は真剣なものだった。「このプロジェクトが非常に細い糸でぶら下がっていると感じることが何回もあった」とレオナルドは言う。「ホッジソンとの会談を思い出すと、彼はいつも信じるための根拠を求めていたようだ。人々は、新聞で画期的新薬の記事を読むとき、ブレークスルーは自然と起き、新薬は必ずできるものだと考えている。しかし内部にいる者として、新薬の運命は、まあ、少人数二人くらいの会話の成り行きにかかっているのではないかと今思う」

ゴールに向けてのスパート

リトナビルの最初のヒト試験は、HIVを持たない健康なボランティアで行われた。試験の主な目的は実際のヒト血液中の薬物濃度を測り、それに基づいて投与量を決定することである。レオナルドたちは深刻な副作用を起こさずにウィルスに十分勝てる投与量を探そうと努めた。錠剤は飲んだ後、小腸で成分が吸収され薬効が出る十分な血中濃度にならねばならない。この過程で障害となるのは、多くの薬が肝臓を通過するときに受ける急速な代謝反応である。チームはすでにリトナビルと構造的に似ていた先行品を試験していたが、肝臓はその化学構造を変え、無効なものに代謝してしまった。その結果ケンフのチームは、分子のどの部分が代謝されやすいかを決定しなければならなかった。この問題が解決されるとケンフは分子の二つの部分を化学的に修飾し——その結果は先に述べたとおりである。肝臓はもはや拒否しなくなっていた。そしていよいよ本当のチャレンジ、リトナビルをエイズ患者に試すときがきた。

一九九四年、アボット研究者は試験を開始する。彼らはそれまでの実験室での七年間の研究が正しかったことを証明しようとしていた。エイズ患者は何種類かの投与量の一つを割り当てられて数カ月リトナビルを投薬され、ウィルスに対する薬効と全体的な健康状況についていつもどおりに検査された。「そこで見たものは予測もしていなかったものだった」とレオナルドは言う。「血液中のウィルスは投与前の一％以下まで減っていたのだ」。研究者たちはこの結果を著明なエイズ学者たちに見せた。だれもこのような結果を見たことがなかった。彼らもアボットの経営陣たちも大いに元気づいた。次のステップはより多くの患者で検査すること、すなわちフェーズⅢ試験である。それを行ってようやく研究者たちは薬がちゃんと効いて中止となるような重い副作用がないことが確認できるだろう。

一九九五年、ノービアの開発は全力で進められた。アボットのＨＩＶチームはすでにロシュ、メルクなどとの競争に追いついている。彼らはＨＩＶプロテアーゼ阻害薬の開発レースに、アボットより早く参加していた。アボット研究開発部門を率いるアンドレ・パーネットは、会社のカフェテリアに立ち、ＨＩＶ研究に関係ない者も多く含まれている大勢の研究員たちにスピーチした。「さあ、みんな、我々はすばらしい薬を手にした。これから重要なフェーズⅢ試験に入る。ゴールに向かって全力で走るが、多くの手が必要だ。この仕事の優先順位は、第一であり、第二であり、第三である。ほかのことはすべて後回しにしてもよい」

パーネットが「人手が必要だ」と言ったのは、多くの者にＨＩＶチームへ加わってもらうことを意味した。その中にアジア系アメリカ人のユージン・サンがいた。彼はハーバード大学を卒業し、ニューヨーク大学で医学の学位を取った。アボットに入社する前、サンはカリフォルニア大学サンフランシスコ校のメディカルセンターで感染症専門の医局員だった。ニューヨークとサンフランシスコというエイズ流行の二つの地域で生活して、このゴマ塩頭、中肉中背の男はＨＩＶ、エイズ患者にどっぷり漬かってきていた。「まるで私はＨＩＶのいるところ、どこへでもついて回っているようだった」とサンは言う。おそらくこの理由で、彼はパーネットから声をかけられるまでアボットではウィルスの仕事は避けていた。

春の終わり頃、大きな試験が始まろうとしていた。普通このような試験は二年かかる。しかしパーネットはその年までに終わらせなければならないと宣言した。八カ月しかない。これを実行するためアボットは近くにオフィスビルを借り、コピー機やファクス機を一〇〇台リースで入れて、臨床試験のサイトと送信、コピー、データの受け取りを行った。その業務のために数百人の採用、配置転換が必要だった。「でも基本的に我々はその間、転勤しなくてすんだ」とサンは回想する。

エイズプロジェクトに大きなリソースを投入したものの、最初は混乱状態にあった。サンによれば、お互いに知らない者が集められて突然一緒に仕事をするよう、それもバックグラウンドに合わない仕事をするように要求されたからだ。彼は主に監督業務で、患者と薬物効果の状況を書いた書類に目を通していた。しかし自分の能力が疲労で磨り減っていくのを感じたという。

そこでサンは臨床試験を統括するジョン・レオナルドのスタッフのところに行って、自分のできそうな、もう少し科学的な仕事がないか尋ねた。スタッフは新薬申請書（ＮＤＡ）の主要な部分を書く仕事を彼に割り当てた。ＮＤＡは、会社が新薬を全米で売ることを承認してもらうためにＦＤＡに提出する書類である。動物実験からヒトの試験まで集められた大量のデータを含む。サンは総合安全性概容（ＩＳＳ）を書くよう指示された。ＩＳＳは薬の安全性と薬効についてすべて述べるセクションで、普通数百ページにもわたる。サンはかつてこのような仕事をしたことはなかった。

勝ち目のないイヌ

アボットの結果は、ロシュ、メルクを含めたレースを過熱させ、メディアが大きく報道するところとなった。アボットは三社の中で一番小さく、レースに参加したのも一番遅かった。「我々は勝ち目が薄かった」とサンははっきり言う。「でも大男とも渡り合えることを見せてやりたかった」

ロシュのプロテアーゼ阻害薬はインビレース（一般名：サキナビル）といった。これは非常にいいスタートを切っており、一九九五年一一月、ＦＤＡはサキナビルを承認する。患者は他のＨＩＶの薬に加えて毎日大きなカプセルを一八錠も飲まなければならなかった。まもなくチトクロームＰ４５０という肝臓の酵素系が体内のサキナビルを急速に代謝することが明らかにされた。そうすると血中薬物濃度が低下し、結果として効力を減弱してしまう。

一方、アボットのノービアに関する画期的な研究は順調に進んでいた。この試験では、終末期にある患者、あるいは通常なら臨床試験から除外されるような患者が集められ、ノービアあるいはプラシーボ（偽薬）をそれまでに飲んでいた薬に上乗せする形で与えられた。患者はランダムにどちらかの薬を割り当てられ、試験はブラインド（盲検）で行われた。すなわち、研究者さえもどちらのグループがノービアを飲んでいるか、どちらのグループがそれまでの薬だけを続けているかわからないということだ。

数カ月後、結果が明らかになる。ノービアを飲んだ患者にはエイズの兆候を示す割合がかなり少なく、死亡率も低かった。ＨＩＶプロテアーゼ阻害薬が死亡率を下げたというのはこれが初めてである。これより八年前、最初の薬ＡＺＴも初めは死亡率を下げるというデータを出したが、その効果は最終的には消えてしまった。ノービアはかなりの長期間にわたって血中からＨＩＶを消してしまう。エイズを治すのではないが、ウィルスを抑えつけ、処置しなければ死んでしまうエイズ患者たちの命を延ばした。この薬はそれまでのどの薬よりよく効いて、そしてだれもが予想していたよりよく効いた。

ノービアの成功の大きな理由の一つは、サンによれば、二つの薬理作用によるという。一方ではスイスのアーミーナイフのような切れ味の鋭い作用、もう一方では鋏のような作用である。ノービアは、HIVプロテアーゼを阻害する「ナイフ」とチトクロームP450を阻害する「鋏」とを持っている。P450はロシュのサキナビルを代謝させた肝臓の酵素システムである。チトクロームP450に対する作用のおかげでノービアは競合品よりはるかに長い時間、血中に高濃度で留まることができる。

一九九五年一二月の終わり、書類をいっぱいに積んだ一台のトラックが、イリノイ州アボットパークから首都まで夜を徹して走りつづけた。その使命はアボット社が長く待ちわびたHIV医薬品の新薬申請書（NDA）をFDAまで運ぶことだった。FDAの諮問委員会は年が明けて一九九六年二月二九日に開かれた。委員会は非常に重要でまた注目されていたので、当時の長官デビッド・ケスラーも一二時間にわたる全セッションに同席した。この会議では、承認に関して諾否を助言することになる諮問委員たちに対し、アボットのチームがノービアのデータをプレゼンする。チームは想定質問に対して準備し、用意したスライドは三〇〇〇枚以上に上った。翌日、一九九六年三月一日、ノービアは記録的早さで承認され、プロテアーゼ阻害薬の時代が始まった。

同じ日、デイル・ケンフはジョン・レオナルドのオフィスに行き、窓際で埃をかぶっていたナーフのフットボールをつかんだ。「この瞬間を長いこと待っていたよ」と彼は友人に言ってフットボールをたたきつけた。

「我々がHIVの薬を始めてから九年経っていました」とケンフは言う。「ノービアが承認されたのは祝う価値がある。しかし私はまだ仕事が終わっていないのがわかっていました」

控えめで献身的な研究者、ケンフは自分のラボの仕事が人類に貢献したことを知って満足している。この自分自身の満足と同僚に認められることは、彼にとっては多くの賞をもらうよりずっと意味あることだ。ケンフのこうした一面を知ると、ノービア承認一年前に起きたあるできごとでの彼の反応を理解しやすい。それはアボット社新製品開発部門のある女性が彼に「デイル、あなたのミドルネームは何？」と聞いたときだ。

「何でそんなことを知りたいんだい？」

「あなたの名前とダン・ノーベックの名前をくっつけて今度の薬のブランドネームを作ろうと思ってるの」

ケンフは、名前は響きがよいものをつけるべきだと思う、と丁重に断った。その結果、名前はノーベック一人だけからとったノービア（Norvir）になった。

後にニューヨークのアーロン・ダイアモンド・エイズ研究センターのトップになる有名なエイズウィルス学者デビッド・ホーは、一九八〇年代半ば、エイズ治療の重心を病態が進んだ後期から感染初期に移すという、生産的な変革の先導役となる。それまで研究者は、ウィルスは数年間休眠状態にあり、何か（だれも知らないが）がこのミクロの侵入者を刺激して目覚めさせると考えていた。しかしホーたちは、感染に休眠期などなく、体とウィルスは実際には最初から激しい戦いを繰り広げていることを示した。

エイズ患者を検査した後、ホーは感染して最初の数週間は数百万のウィルス粒子が血液中を流れていて、これは十分進展したエイズ患者のウィルス数と同じだと結論したのだ。数週間でＨＩＶがリンパ節に避難すると、ウィルス量は落ち込み、時に検出不能レベルになる。患者は回復し健康に見える。しかしＨＩＶは依然として活発で、リンパ節では毎日何千何万もの自分自身のコピーを作りつづけている。一方、免疫系はこれら感染粒子を作られるや否や排除しようとする。「ちょうどランニングマシンで走っている人と同じだ」とホーは説明する。「どのくらい速く走るかは関係ない。見ている人にとって彼はいつも同じペースで走っているように見える」

どんな偉大なマラソンランナーでさえ、そのペースを永遠に続けることはできない。ウィルスは最終的に防御系を疲弊させ、ＨＩＶの血中レベルは上昇する。それではどうやってランニングマシンを止めたらいいか。

ホーは一つのプロテアーゼ阻害薬だけでは不十分だと感じていた。彼の理論によれば、必要なことは感染した最初の二、三週間に、すなわちウィルス粒子が数十億になる前、ウィルスが免疫系から逃れるために変異する前、そして数十億の免疫細胞が防衛戦で死滅してしまう前に、いくつか薬を組み合わせて飲むことだという。「薬を使うことはできるが、ウィルスは必ず勝つだろう。なぜなら非常に変化、変異しやすいからだ。それはＨＩＶとの数の戦いになる」

ホーとレオナルドはこの考えに関してデータを持ち寄って調べていた。二人は、プロテアーゼ阻害薬をいくつか組み合わせて使ったときだけ、ウィルスレベルが急激に下がることを見出した。レオナルドが説明するには「ＨＩＶを上手く治療するには、この量的な効果を使わなければならない。我々はこう結論した」。ホーが付け加える。「そのデータはまた、どのくらいの期間エイズ患者を治療しなくてはならないか――それは永久だったが――を教えてくれた」。彼らの結果は一九九五年にネイチャー誌に発表され、単年度での引用回数がこの雑誌の歴史上、最も多い論文となった。ホーは一九九六年度、タイム誌の「マン・オブ・ザ・イヤー」に選ばれた。

ホーの仕事を念頭において、アボットのチームはノービアをサキナビルと併せて使うというアイデアをテストした。アボットの化学者は、組み合わせることにより、プロテアーゼが二種類になるだけでなく、サキナビルの効果が五〇倍から一〇〇倍になると予測した。サキナビルが一九九五年の秋に使えるようになると、ユージン・サンはドラッグストアのウォルグリーンに助手を送って、処方薬をもらってこさせた。それから彼はＨＩＶ患者にサキナビルとノービアの組み合わせを試す。結果は、アボットの化学者が予想したとおり、血中の薬物濃度を増やし、薬効を著しく高めた。

「それは核爆発みたいなものだった」とサンは言う。この結果を見てロシュは、アボットと複合療法について共同研究をすることに同意した。この方法は今までのエイズ治療で最高の結果を示した。現在、二重、三重のプロテアーゼ阻害薬の組み合わせ投与が、薬効を増強する方法としてエイズ治療で普通に行われるようになっている。これは薬物動態学的増強と呼ばれる。

プロテアーゼ阻害薬は、各種薬物を合わせて一日四〇〜五〇錠も飲む「カクテル」療法の中心となった。エイズ患者はこんなにも多くの薬を残りの人生の間ずっと飲みつづけるのだ。ノービアはそれら毎日の薬の中で一二錠を占めた。他の薬の多くは、エイズ患者がかかりやすくなっている日和見感染に備えるものだ。さらにノービアや他の抗ウィルス薬によるひどい副作用、すなわち吐き気、下痢、体重減少などの対処用に飲む薬もある。投薬プログラムは過酷であるが、エイズ患者がもしそれらをやめたらＨＩＶがすごい勢いで復活することになる。

ひらめきと成功

しかしこうした徹底的な研究で得られた治療法でも、永遠に上手くいくわけではない。ウィルスは常に変異し変わっていく。長い時間をかけ薬にやられないように変化し、生き長らえていく。これら強力な変異体がそのうち支配的になり、以前は成功していた薬が効かなくなってしまう。これを薬剤耐性と呼ぶ。アボット研究陣は不気味に迫りつつあるこの危険に気がついていた。

ある医学関係の学会でケンフとサンは、効かなくなってしまったプロテアーゼ阻害薬を飲んでいるエイズ患者の暗い写真を見ながら、研究者たちがそれを説明するのを聞いた。ＨＩＶが薬剤に抵抗性になったのだ。問題は薬剤耐性だけではなかった。他の疾患と違い、エイズ治療は薬物療法を常に高いレベルで行う必要がある。ＨＩＶは結局ウィルスを一日に数百万も生み出す感染性の器械である。二人はこの問題を話し合った。「ＨＩＶに勝つには、体内で二四時間、十分な薬の濃度を維持する方法を見つけなくてはならない。現在の薬はどれも弱すぎてダメだ」とサンは言った。すぐに二人は紙ナプキンにメモし、ウィルスに対して今のものよりずっと強く働くであろう新しい薬のアイデアを具体化した。

避けては通れない薬剤耐性問題と副作用の問題、両方を解決するため、ノービアの開発中もケンフらは新しい化合物を求めてあくせく働きつづけていた。「我々は皆、ノービアの次世代版と言うべき薬を見つけることが使命だと思っていました」とケンフは言う。成功する確率は低かったが、彼は楽天的で最後は上手くいくと思っていた。

三次元画像化技術を使ってアボット研究陣は、ＨＩＶプロテアーゼのマップを作ることができた。このマップを見ればウィルスがノービア耐性になった原因、すなわちプロテアーゼの変異箇所を特定できる。この画像のおかげでチームは決定的な情報を得ることができ、次世代化合物の合成に役立った。

一九九五年、ラボの同僚だったヒン・シャム博士は、チームがＡＢＴ－３７８（後にロピナビルと呼ばれる）と名づけた化合物を合成した。これはＨＩＶプロテアーゼにリトナビルとは少し違う場所で結合し、変異の起きる場所は避けていたので、リトナビルに耐性が出たときの代わりの薬として期待できそうだった。実際、試験管内でＡＢＴ－３７８は、リトナビルに耐性となったＨＩＶ株を効果的に死滅させた。

耐性と戦うことに加えて、理想のＨＩＶ薬となるためには高濃度で体内に留まることが必要だった。それはリトナビルが成功した理由でもある。アボット研究陣が明らかにしたことだが、リトナビルは肝臓での代謝的消失を抑えるので、体内で高い血中濃度を維持できる。ちょうど流しの排出口に靴下を詰めて水の減少を抑えるようなものである。しかしこれは一般的にはよいことではない。特に多くの薬を必要とするエイズ患者にとっては危険でもある。しかし研究者は、ごく少量のリトナビルで排出口に栓をしてＡＢＴ－３７８の体内濃度を高く保つということを理論化した。

実際、健常人にＡＢＴ－３７８をノービアと一緒に与えると、血中レベルはＡＢＴ－３７８が単独投与された場合より七七倍高かった。この実験結果は、他の結果と合わせてカレトラ、すなわちリトナビルとロピナビルの合剤、のアイデアにつながっていく。

ユージン・サンは一九九六年一一月に始まったカレトラの臨床試験を統括した。試験は二つの患者グループを比較する。一方はカレトラ、もう一方は既存のエイズ薬を服用する。「プラシーボはない」とサンは指摘する。「エイズ患者に乳糖の錠剤を出すわけにはいかない。薬を飲まなければ死んでしまうのだから」。他の大規模試験のように、これらはブラインド試験である。

ある試験では、六五三人の成人ＨＩＶ感染者が参加し、カレトラはファイザーのプロテアーゼ阻害薬ビラセプト（ネルフィナビル）と比較されたが、カレトラが優れていた。たとえば一一カ月の治療でカレトラ群では七五％の患者でウィルスレベルが臨界点以下に下がったが、ビラセプト群では六三％に留まった。

別の試験では今まで一度も薬を飲んでいないＨＩＶ患者が一〇〇人ほどカレトラを飲んだ。こういう患者は特によく薬に反応する。感染したＨＩＶが薬への耐性を獲得する前だからだ。七年間の試験――ＦＤＡに承認された後、何年間も続けた――を終えたほとんどすべての患者で、血中にウィルスは検出されなかった。

サンはこの臨床試験の最初の頃に起きたあるできごとを鮮やかに思い出す。それは近くのノースウェスタン大学病院の医師ロバート・マーフィが行った試験だった。「当時我々は適切な投与量についてはっきりわからず、いくつかの投与量でテストした」とサンは説明する。マーフィは一〇人あまりの患者を集めてスタートしたが、二、三週間経ってサンに電話をかけてきたという。

「面白い知らせがある。患者たちが電話をかけてくるんだ。プラシーボを飲まされていると思って気にしている」とマーフィ。「プラシーボなんか使ってないよ、ロブ。何種類か投与量の違うカレトラを出しているだけで、みんなカレトラを飲んでいる。だれもプラシーボなんて飲んでない。わかっているよね」「ああ、でもある患者たちが副作用が何もないからプラシーボを飲まされていると信じきっているんだ」

「当時ＨＩＶの薬は毒みたいなもので、化学療法剤のように患者は皆、気分が悪くなった。下痢や吐き気、体重減少、不快感。ＨＩＶの薬は吸収が悪いので血中濃度を確保するために患者は大量の薬を飲み、その結果こういう副作用が出た。しかしＨＩＶ患者は命がかかっているので、このひどい副作用を我慢して、慣れようとしたものだった。そして患者たちはこのとき、〝何か違うぞ、よくないことに違いない。死ぬような病気なのに、薬じゃなくてプラシーボを飲まされている〟と騒ぎ始めたのだ。もちろん我々にとってこれはすばらしいニュースだった。なぜなら副作用を起こさない薬を手にしたことを意味したからだ。しかも効いた。その頃から数えるともう七年も効いている。

この試験に入るとき一番知りたかったことは、患者は吐くだろうか？　吐き気を含めた気分はどうか？　発疹は現れるだろうか？　といったものだった。だからこのニュースを聞いて、薬が上手くいくことを確信した。もうあとは試験が終わることを願うだけだった。心配事がなくなるポイントまで到達したのだ。これは大きな進歩で、この分野では異例のことだった。一般的に薬の開発では、そのあたりの過程でどんどん脱落していく。業界平均では、フェーズⅠからＦＤＡ承認まで到達するのは一〇個のうち一つである。フェーズⅠのあとに薬が中止になるのは、耐容性がない場合が多い。フェーズⅡでは予想したほど効かなくて中止になる。効いても副作用があったりする。また、効くように見えても比較的少数の患者である。フェーズⅢでは多数の患者と多数の医師が参加し、相手がプラシーボであろうと他の薬であろうと、また標準治療が何であろうと、とにかく薬を他のものと比較する。ＦＤＡが要求する特別な薬と比較することもある」

ＦＤＡはカレトラを二〇〇〇年九月一五日に承認する。ユージン・サンにとって間違いなく〝スパイク〟する瞬間だった。ジョン・レオナルドの部屋でのミーティングの最中、他の研究員たちの前でサンはナーフのフットボールを窓棚から取り、思い切り床にたたきつけ、ハイタッチを皆と何回も交わしたのだった。

HIV／エイズと共に生きる

一九九〇年、アラン・ジョーンズは結婚許可証の申請にあたり、フィアンセと一緒に血液検査を受けた。しばらくして彼が医師のところへ結果を聞きに行くと、医師はアランがT細胞数四〇〇のHIV陽性であることを告げた。

「当時はT細胞数が血液中のヘルパーT型白血球の数で一立方ミリメートルあたりの細胞数を表していることなど知らなかった」とアランは言う。正常値は一〇〇〇以上である。CDCによれば、これが二〇〇以下に下がればエイズとされる。「最初に頭に浮かんだのはロック・ハドソンの写真と、彼が死ぬ前にどんな外見だったかということだった。私は自分がやつれて死んでいく姿を思い浮かべた。二九歳。人生は終わったと思った。完全に打ちのめされた」

アランは一九八四年と八五年、ある病院の洗濯場で働いていた様子を思い出した。彼は手術室からベルトコンベアで運ばれてくる洗濯物の袋をつかんだ。「私は鋭い痛みを感じて大きな声を上げてしまった。袋を開けると汚い血のついた針が見えた。正しく捨てられていなかったのだ。私は救急室に送られて破傷風の注射を受け、仕事に戻った」

「私が感染したのはこのときの注射針に間違いないと思う」とアランは続ける。「このとき私はフィアンセについても悩んだ。すぐわかったが、彼女は感染していなかった。彼女は『あなたはこのことを知らなかったんだし、すべては私たちが知り合う前のこと。あなたを愛しているの。

結婚して一緒に人生を見ていきましょう』と言ってくれた。そして我々は結婚する。彼女がHIV陽性でなかったのは、神のおかげだ」

それから一一年、彼らの生活は順調だった。アランの妻は何回か仕事を変えたが、生命保険会社のマネジャーのような仕事もした。アランは電話会社と顧客サービスの分野で働いた。彼は一六歳で社会への奉仕を始め二四歳で司祭に任命されている。彼はまたプロのゴスペル歌手でもあり、一九九五年にピッツバーグで結成されたグループ、ザ・ゴスペルファミリーの設立メンバーの一人だ。アランは何回もヨーロッパ公演を行ってきており、これは将来も計画されていた。二人はアトランタの郊外、ダルースに三寝室あるかわいい家を借りた。もうHIV診断のことなど、めったにアランの頭には浮かばなかった。二人は順調に年月を過ごし、健康を楽しんだ。アランは健康状態に注意していたが、HIVの薬は飲まなかった。症状はまったくなかった。

「私が生き長らえて健康でいられたのは、ホリスティック健康法にこだわったのと神の御加護による。私は免疫系によいといわれるさまざまな薬草を飲み、さらに果物と野菜をたくさん食べた。さらにジムに通い、激しい運動を二時間、週に五回か六回こなした。体調を完璧に保つことは、免疫系によい。私はまったく病気にならなかった。そう、二〇〇一年に虫垂の手術を受けるまでは。手術室に運び込まれるとき医師が言った。『ジョーンズさん、T細胞が三〇しかないことをご存じですか？』。私はそれが何を意味するかわからず、気軽に答えた。『いいや。でも教えてくれてありがとう』。私はT細胞三〇の深刻さについて知識がなかった。HIVの進展増殖の中で自分がどのあたりにいるのか、医学的な関心をさらに深めることはしなかった。手術の後、私はまた普通の生活を続けることになる」

二〇〇二年九月の終わり、アランは軽いマイコプラズマ肺炎を起こしたが、このときはもう彼の免疫系は働かなかった。九日間の入院だったが、そのうち五日間は彼自身死を意識したほど重かった。彼は大量の抗生物質と抗炎症薬を投与されたがまったく効かない。「妹がナッシュビルから駆けつけてベッドの脇で祈ってくれていた。私は祈りの力というものを強く信じている。祈りは効き、四日後、私は歩いて退院できた。回復して二カ月後、私は二〇〇三年一月にできたばかりのコンピュータサービス会社のプロバイダー問い合わせ部門で職を得た。最初の研修期間で一人の研修生と知り合ったが、彼は悪性の気管支炎だった。私はこれに感染し、ウィルスは一年も体内にいた。免疫システムは破壊されており、ステロイド剤と抗炎症薬を投与されたが効かなかった」

アランの体は無理がきかなくなり、普段の運動もできなくなった。まもなく彼は衰弱し〝胸の中でビー玉の袋がガラガラ鳴っているような〟咳が続く。二〇〇四年一月、ある朝目が覚めるとベッドから起き上がれず、彼は職場に休暇を出す。二月の初め、救急医の命令でアランは感染症専門医を訪ねた。三週間後に結果をもらいにその医師を再び訪問すると、T細胞は一六、ウィルスは五三万六〇〇〇、エイズと診断された。「医師と私は治療法について話し合い、彼はカレトラとコンビビルを勧めた。二つとも強力なレトロウィルスの薬だ。副作用について説明されたが、飲まないことで起こることと比べたら些細なものだった」

三週間以内にアランのT細胞数は二五まで上がり、彼は喜んだ。さらに三週間後T細胞は五五に。次に診察を受けに行くと看護師は言った。「七五になったわよ」

「私は嬉しくて、彼女が部屋から出ていくと、気持ちを抑えきれずに泣いた。薬は効いてよくなっていった。数値はどんどん上がっていき、次の診察では一〇一だった。二〇〇五年の夏の終わりにはT細胞は五八五、一六まで下がったときから五六九も上がって私は喜んだ。

最初私は一日二回、ゲルタイプのカプセルを三錠ずつ飲んでいた。朝飲むのは簡単だが、夕方は少し不便だ。特に暑い夏の間、アトランタでは戸外の催し物で外に出る機会が多い。アラバマ州モンゴメリーに行ったときは薬を氷と一緒に保冷ランチバッグに入れて行ったのだが、華氏一〇〇度以上の暑さで薬が溶けてしまった。このときから外出するときは、薬の保存に格別の注意を払うようになった。そしてポケットに入れておいて必要なときはいつでも飲める錠剤タイプに切り替えた。今私は、朝カレトラ二錠とコンビビル一錠、夕方にも同じだけ飲むが、空腹時でも構わない。お菓子のようなものというか、歯磨きの習慣みたいなものだ」

アランの積極的な態度は回復するのに役立った。彼はつらかったときや苦闘の様子を控えめにしか言わないが、そういったことは無数にあった。もう働けないほど衰弱してしまったとき、彼と妻は家を出て六カ月、友人のところに転がり込まなければならなかった。一家の稼ぎ手というプライドを持つ仕事熱心だった男は、大いに自尊心を傷つけられた。病気によるストレスで二人は別居し、今も離れ離れである。

現在、アランはどうやってストレスを軽くしているのか。彼は他のＨＩＶ／エイズ患者の支援をすることで気分を紛らわせている。いつもＨＩＶ支援グループと連絡をとり、多くの患者たちの助言者となっている。彼らはかつてのアランがそうだったように病気について無知で、どこでアドバイスがもらえるかもわからない人々だ。車のエンストを助けた見ず知らずの人にでも、エイズだということを聞くと、アランは投薬スケジュールを守るように数カ月、毎日のように彼に電話した。「どうしてそんなに悪い生活をしたいのかい?」と忠告し、それから朝夕「今日は薬を飲んだかい?」「オーケー、それが君のやることだ」と確認する。結局その男は薬を飲むようになり、電話する必要もなくなった。

素人だが司祭として、アランは話すときにははっきり発音したし、またバリトン歌手でもある。つまり彼はすばらしい声を持っていた。彼はエイズとの戦いに貢献したいという熱意で、いつも自分から進んで高校生からHIV/エイズ患者までさまざまな人の前で話をした。あるとき、アボットがスポンサーとなった患者向けセミナーで、七分間のスピーチをした。このときは有名な元NBAバスケットボール選手、マジック・ジョンソンと一緒だった。彼もまたHIV患者だった。マジックは聴衆に紹介されたとき、こう言った。「このアラン・ジョーンズは非常に前向きで、エネルギーがあり余っているんだ。おかげで私はカーテンの後ろで待機していたときそのエネルギーを浴びて、早くステージに飛び出して彼と一緒にやりたくなって困ったよ」。アランは確信に満ちた話し方で聞く人すべてに感銘を与えた。

教会での仕事を通じてアランは、黒人系の教会の人々が偏見を持っていることに気がついた。「この病気になったのはゲイであるかホモセクシャルな行為をしたことがあるか、どちらかだと考えている。彼らは現在この病気になる原因がいかに多様であるかを理解していないようだ。H

IV／エイズ患者をワンパターンで見る傾向があり、一般信者らは病気についての話に不快感を持つようになっている。その結果、感染しても正しい治療を受けていない。私の講演によって、この点については啓蒙できたと考えている。そして多くの者が早期治療を受けるようになったと思う」

アランは以下のように結論した。「ある人が私に『神が悪の手を差し伸べたのだ』と言ったことがある。でも私はそうは考えない。神は私に他人のために奉仕する機会を与えてくれたのだと信じている。そう考えれば悪いこともよいことになる。もしこの旅の間に世の中の一人でも助けることができれば、つまり彼あるいは彼女が失っていた命への執着、熱意を復活させることができれば、私はこの場所に呼ばれた目的を達成したことになる」

かつてHIV／エイズ患者がまったく希望を持てない時期があった。今、彼らは希望を持っている。

希望を広げる

現在カレトラは、アメリカはもちろん全世界でプロテアーゼ阻害薬のナンバーワンである。HIV患者は一日にわずか四錠飲むだけでよい。患者は残りの人生で毎日この薬を飲まなければならないが、カレトラのおかげで死の恐怖を免れたのである。しかし多くの問題が残っている。アメリカではおよそ一〇〇万人、全世界では三七〇〇万人のエイズ患者がいるといわれる。二〇〇四年は、エイズで三一〇万人が死に、その一六％は一五歳以下の子供である。

アボットはこの病気に対して休みのない戦いを続けており、発展途上国での大流行に立ち向かう努力も開始した。会社はアフリカや貧困国で、ノービアとカレトラをアメリカの一〇分の一以下という破格の値段で供給している。薬だけでなく、ＨＩＶスピード診断キットも五〇〇〇万セット以上利益なしで供給している。

この診断キットはＨＩＶの母子感染を防ぐためにも役立っている。発展途上国での子供のＨＩＶ感染は、母子感染が一番の原因だ。検査することが予防の第一段階である。妊婦がＨＩＶ陽性と診断されたら、彼女はウィルスが子供にうつらないよう無料で手軽な治療が受けられる。ドイツのベーリンガーインゲルハイム社は自社のバイラミューンを、ＨＩＶ陽性の母親に分娩から出産七二時間後まで飲めるよう配給している。このおかげで母子感染率は約半分に減った（この処置がなければ陽性母から生まれる新生児の約四分の一は感染する）。

薬と診断薬の配布に加えて、アボットはエイズ患者の診断、治療、ケアサービスに慈善活動も連携させた。たとえばタンザニア、インド、マラウイ、ルーマニアなど、特に感染率の高い国々でＨＩＶ／エイズ感染の子供たちを援助するプログラムなどである。またＨＩＶ感染児童の治療法の改善や、エイズで親を亡くした孤児の救済などにも尽力している。アボットはまた、タンザニアで全国規模の大きな投資を行い、ＨＩＶ／エイズの二〇〇万人の患者だけでなく、他の重症疾患患者のケアのためのサービスやアクセスを改善するため、インフラなどの整備も行っている。たとえば最大都市ダルエスサラームのムヒンビリ国立病院では新しい外来患者用施設がオープンし、多くのＨＩＶ患者を含む一日数百人の患者が診療を受けている。以前ＨＩＶ患者は小さな診療所で処置され、これが他の患者からの偏見や差別につながった。アボットはさらに最新の研究施設をこの病院の構内に造り、タンザニア国内でＨＩＶ検査やカウンセリングをしている八四の地域病院を支援している。もう一つ力を入れているのは病院の経営と医療に従事している人々のトレーニングである。今後数年にわたりエイズに関する対応を続けていく。

一方、エイズとの科学的な戦いは続いている。一九八三年、ロバート・ギャロは楽観的に宣言した。「ＨＩＶのワクチンを二年以内に臨床試験に持っていきたい」。そして彼の演説はこう結論されていた。「また一つの恐ろしい病気が忍耐と継続、偉大な知恵の前に屈しようとしている」。約四半世紀が経ってもエイズワクチンはまだできないし、完治する方法もない。しかしアボットや世界中の研究所で働く人々のおかげで、ＨＩＶは科学的発見のもとに鳴りを潜めている。もし復活しても再び征圧されるだろうと考えるのは、それほど見当はずれなことではない。

アボットの歴史

一八五七年、バーモント州ブライドウォーターに近い岩だらけの農場でウォレス・カルビン・アボットは生まれた。彼は一四歳で学校をやめて父親の農園で一日中働くようになる。母親が彼に学校に戻るよう説得できたのは六年後のことだった。二三歳で高校の卒業証書をもらい、医学を学ぶ準備をするためセントジョンズベリー学院に入学する。二六歳でダートマス大学の前期医学課程を修了、ミシガン大学医学部に入学し、一八八五年に二八歳で彼は医師の学位を得た。

アボットはバーモントに戻りウェストラットランドで医院を開業しようとした。このとき家族の友人が彼に、自分の兄弟、ウィリアム・ドッジ医師がシカゴの北地区で医院と薬局を売りたがっていると教えてくれた。値段は一〇〇〇ドル。家族から汽車賃を借りてこの若い医師はシカゴに出発した。そして取引が成立、彼は再び借金して医院と薬局の両方とも買い取る。こうしてアボットと妻のクララは、新しいビジネスの場となる「ピープルズ・ドラッグ・ストア」の裏にある二部屋のアパートに引っ越した。

アボットは頑丈なベックリーラルストンの自転車に乗って、各家を往診し、通常一件あたり一ドルから二ドルの診療代を得た。薬局では一連の商品を作り上げる。たとえば、アボット歯痛ドロップ、棒飴咳シロップ、駆虫薬、スプリング血液清浄剤、フランス歯磨きクリームなどである。大当たりしたのは鎮痛塗り薬で体の内外両方の痛みを和らげるとされた。

アボットはアドルフ・ピエール・バーグリーブのことをよく知るようになっていた。バーグリーブはパリで開業している有名なベルギー人外科医で、以前はゲントの市民病院で主任外科医を務めた。彼はアルカロイド抽出物を最初に使い始めた草分け的存在で、アルカロイドのあるものが循環や栄養吸収を妨げることなく熱を下げることなどを発見していた。彼はまた自身が作ったさまざまなアルカロイドの錠剤を患者に与えている。治療の成功は注目を集め、彼の仕事を批判する者も多くいたが、バーグリーブは多くの信奉者を集めた。アボットもその一人である。

バーグリーブの新しい試みは、医師たちが「計量医学法」と呼んだ分野に道をつけた。彼の手法は、薬として丸ごとの植物や水、アルコールの未精製抽出物を利用するという当時普通に行われていた方法からの革新的な離別である。これらの医薬品としての液体抽出物は、大量の服用を要し、吐き気を催す味で、品質変化したりこぼれたりしやすく、治療効果も不確実であり、改善を求める理由がいくつもあった。バーグリーブは、その代わりに、医薬として働く薬草の一部分、すなわち活性部分、アルカロイドだけを使い、それを小さな顆粒あるいは錠剤に押し込める。その大きな利点は、液体抽出物が信頼性に欠けコントロールも難しかったのに対し、この形は飲みやすく、使いやすくなったことである。また、薬草、植物、根っこ、花などからアルカロイドを抽出し、純粋な、計量可能な形で顆粒を調製することで、薬の正確な量がわかる。計量医学法のおかげで医師たちは精製単離されたアルカロイドを、望ましい作用が得られるまで少量から繰り返し投与することができるようになった。単純にいえば、算術的な計測のおかげで、以前液体の形で与えていた医薬品の当てずっぽうさがなくなったのだ。

アボットはバーグリーブの理論をミシガン大学の講義で学んでいた。液体抽出タイプの医薬品の不確実性に怒りを覚えていた彼は、錠剤タイプ医薬品の熱心な信者になる。そして一年後、彼は自身でアルカロイド顆粒を作ろうと決心した。

その年は一八八八年で、アボットアルカロイド会社の設立された年でもある。アボットは薬局の裏の小さなアパートのキッチンで顆粒製品の製造を開始した。最初の年の総売上高は二〇〇〇ドル、ここには医院の収入も含まれている。一八八九年にはこれが四五〇〇ドルに跳ね上がった。アボットの品質管理の方法は、薬剤師としてのやり方と同じである。エリキシル液をフラスコからフラスコへ注ぐ代わりに、彼は硬いゴムでできたカップを使い、湿った材料から顆粒を作るときはスパーテルを使った。彼が手引書としたのは、古く傷んだ『計量医学総説』とバーグリーブ博士の『計量治療ハンドブック』であった。彼はまた自身の実験で発見した新しい工夫も盛り込んでいった。

アボットはこう言ったと伝えられている。「私はとうとう正確な顆粒を作った……。早く完全に溶け……、ゴムや他の材料は混ぜておらず、品質は保証されている。こういったものは年が経つと硬くなって顆粒をダメにしてしまうから」

一八九〇年、売上げは八〇〇〇ドル。彼は自身の診療地域を超えて医薬製造事業を拡大していこうと、当時医師に広く読まれていたメディカルワールド誌に製品広告を出した。初期の広告の見出しは、太字で「ドクター、我々はあなた方に金塊を用意しました!」というものである。これは当たった。注文ごとに彼は自身が発行した一〇〇ページほどのアルカロイド療法に関する無料の小冊子を配る。そして顆粒の注文五ドルごとに、また錠剤は一ドルごとに「ウォーの下剤顆粒」を無料配布した。一二〇〇包配ったこの顆粒は「慢性便秘を完全に画期的に治す」という触れ込みであった。一八九一年、アボットの売上げは五桁をマーク、一万ドルになった。翌年会社はアボットのアパートから両親が買った古い枠組みの家に移る。彼の両親はバーモントからシカゴに移ってきていた。アボットアルカロイド会社は順調に発展する。

最初、アボットの製品はメディカルワールド誌や、やはり医師向けのアルカロイド治療誌を通じて医師に販売されていた。さらにアボットは製品カタログを郵便で送り始めた。「忙しい医師に役立つヒント」という彼の作った冊子もアメリカ、カナダの医師に送付した。一八九一年、彼は医師向け雑誌、アルカロイド治療誌を買収、同年にクリニックパブリッシングという出版社を設立する。一八九四年、売上げは二万九〇〇〇ドルになった。

アボットは、従業員を支援する労働環境をつくることにも積極的で、彼らが健康でいられるような方策をとった。彼はスタッフに自分のように自転車で出勤することを勧めた。さらに自転車メーカーのベックリーラルストンにかなりの値引きを交渉し、従業員の自転車代が完済されるまで毎週一ドルを給料から天引きする制度を作った。従業員のタバコをやめさせるために、彼は禁煙した者全員にクリスマスプレゼントとして金の時計を与えた。現在でもこういう点ではアボットは最高の会社とみなされている。アボットはワーキングマザー誌の「働く母親にとってのベスト一〇社」に数えられており、フォーチュン誌の選ぶ「少数弱者にとってのベスト五〇社」にも毎年入っている。

しかしアボット博士にも誹謗中傷する者はいた。計量医学をいんちきだとしてまゆをひそめる人や、顆粒の値段が高すぎるといって「自分の作った薬を売る医師などは行商人と同じだ」と言う者もいた。アメリカ薬剤師会は、アボットや他の顆粒メーカーと直接取引する医師を批判することさえした。しかし彼らの非難に関係なく、会社は発展し、世紀が変わる頃、年間売上げは一〇万ドルに達する。一九〇〇年に会社は正式な株式会社となった。最初の投資者の中には多くの医師がいた。一九〇一年、アボットは四階建て三万二〇〇〇平方フィートの煉瓦造りのビルを建て、彼の出版社も同居した。かつて両親が買った鉄骨ハウスは、引き続き製造工場として使われた。彼は依然として両親を世話していたが、ビジネスに多くの時間を取られるようになっていった。

最初の頃、ほとんどすべての売上げは宣伝によるものだった。アボットはこの方法を気に入っており、自分の出版物の中でこう言った。「我々は販売員を持たない。だからサンプルの入ったかばんを持って医師のところへ行き、一気にまくし立てて居座るようなことはしない。そうした時間はないし、我々のやり方でもない。このことを考えれば、この郵便による販売法があなた方にもまた適していると思うだろう」

しかし、競争に直面し、彼も結局販売部隊の必要性を認識する。一九〇六年、創業から一八年経ち、初めて販売マネジャーを雇った。最初販売員は全員、薬剤師や薬局店員の経歴を持っていた。アボットにとって、彼らは平凡なセールスマンではなく、彼は「アボット宣教師」と呼んだ。三日間のトレーニングを終え、最初の七人のグループは品物を抱えて送り出され、東奔西走した。馬車や汽車で移動し、医師、獣医、薬局を訪問してアルカロイド顆粒を売る。セールス部隊はすぐに元手をとった。一九一〇年、売上げはマジックとも言える五〇万ドルのラインを超え、五四万五〇〇〇ドルに達する。顧客リストは全米一三万人の医師のうち五万人を数え、さらにヨーロッパにも一〇〇〇人、南アメリカにも五〇〇人の顧客を抱えた。

一九一〇年、シカゴ保健局の研究室室長であったジョセフ・ベインが入社する。生物学研究所の指導管理を任され、彼は動物薬部門を立ち上げ、後に医学部門の責任者となった。

第一次世界大戦の間には、ドイツの会社で独占的に作られていた多くの重要医薬品がアメリカで手に入らなくなった。アボットはこれらの医薬品の合成方法を見つけるのに専心した。このときアボットラボラトリーズと社名変更していた会社は、ドイツの局所麻酔薬ノボカインの代用品、プロカインを作り、医学界になくてはならない存在となった。また痛風、腰痛、神経痛、リウマチのドイツ薬品アトファンは、アボットのシンコファインに置き換えられる。ドイツの医薬品が視界から消えてから一年以内に、アボットは同じような医薬品を半値以下でアメリカ市場で売ることができたのだ。

一九一八年、ロジャー・アダムス博士が入社する。彼はアボットにとって最高の顧問であり、かつてベルリンのカイザー・ウィルヘルム研究所で研究していた。このハーバード大学卒業の化学者は、有機化学の有望な博士研究員アーネスト・ボルウィラーをイリノイ大学から採用する。ボルウィラーは後にアボットの研究をリードし、さらに社長、会長まで上り詰めた。

一九二一年、アボットは鎮痛剤、トランキライザー、ビタミンなどの新しい医薬品を開発するためにノースカロライナ州ロッキーマウントに研究所を建てる。この年、アボットは六三歳でこの世を去った。後任にはアルフレッド・バーディック博士が取締役会で創業者を引き継ぐ議長、社長として選出される。彼は一九〇四年に「アルカロイド治療」の副編集長として週四〇ドルで入社した男だ。

一九二三年、アボットはベビーフード事業に参入する。初期のミルク製品の一つはラクティゲンである。同じ年、オハイオ州コロンバスのムーア&ロス・ミルク会社が、現在もよく売れているシミラック粉ミルクを発売した。アボットは一九六四年ムーア&ロスを買収し、この事業は最終的にアボットのロス製品部門として知られるようになる。アボットのロス買収は、会社が一九三〇年代に静脈輸液事業に参入して以来、ヘルスケア産業での多角化を続けていく中で起きたものである。

一九二九年の株価大暴落の七カ月前、アボットは株式公開を果たす。三二ドルの売り出し値をつけられた株価は、上場の一日目で四〇・五ドルまで上がった。現在、同じシェアの株価は二五万ドル以上になっている。

一九三〇年、ボルウィラーの経営のもと、会社はネンブタールを発売する。外科手術に使われ、優れた鎮静効果と長く続く麻酔作用に加え、患者は術後早く回復しそのときの吐き気、不快感などの副作用も少ないことが示された。この薬は後に出産を楽にしたり、けいれんを抑えたりするほか、不眠症治療、そして船酔いからアルコール中毒による幻覚や震えにまで広く使われる。ネンブタールはアボットの最も有名で最も長寿の製品となった。一九三三年にはチオペンタールナトリウム（ペントタール）を発売、麻酔薬領域で長期にわたって続くアボットのリーダーシップが始まる。この流れは、今日の導入麻酔薬セボフルランに続いている。

第二次世界大戦では、ペントタールが傷病兵の治療に活躍する。アボットはまた、連合軍にステリロープ封筒を供給した。これは小さな密閉パックで中の封筒にはサルファ剤が入っていて、上部がふるいになっている。傷口に振りかければこの粉末は十分に感染の危険性を減らした。会社はまたハラゾン錠を提供、これは汚れた水を飲み水にする。さらに粉末血漿は多くの傷病兵の命を救った。アボットはまた、命を救うペニシリンを製造した製薬会社の一つであり、これによって感染症治療薬における業界リーダーの地位を築く。

一九四五年には売上げが三億七九〇〇万ドルに達した。この年、小児の小発作てんかん治療でブレークスルー的医薬品となるトリダイオンを発売、三〇%の成功率で発作を抑えた。

一九五〇年、アボットは砂糖の三〇倍甘い人工甘味料スーカリル（シクラメート、チクロ）を発売する。この化合物は一九三七年、イリノイ大学の若い大学院生がスルファミン酸塩のこぼれた実験台に火をつけたタバコを置き、次に口にしたときにその甘さに気づいたことに始まる。スーカリルはアボットの最初の消費者向け大型製品となった。初めは医家向けに販売され、ドラッグストアにしか出荷されなかったが、二、三年のうちに四〇〇以上の食品会社がチクロの入った製品を売り出した。低カロリーのソフトドリンクやゼリー、ジャム、冷凍フルーツ、焼き菓子など、全米のあらゆる商品に使われた。

一九六九年、異常に高用量のスーカリルを長期にわたってラットに投与すると、膀胱癌の発生確率が高まるという研究が報告された。この情報はＦＤＡに提出され、二〇以上の他の安全性試験がこの結果を確認できず、また他の安全性に関しても問題がなかったにもかかわらず、ＦＤＡはアメリカ国内におけるチクロの販売を禁止した。アボットはもはやスーカリルを持たないが、この製品は現在も五五カ国の食品に使われている。

一九七〇年代、会社の経営陣は、全入院患者の六五％がある種の栄養不良にあると結論を下した。そこで、アボットは病院向け栄養製品に力を入れ、これが後に利益率の高い在宅ケア市場に参入するきっかけとなる。

このとき、アボットは新しい分野に将来性を見始めた。治療よりも予防にフォーカスした事業である。一九七三年、診断部門が設立され、生物学、放射線薬学、臨床機器開発に全社の努力を結集させ、医師に正確で最新の検査能力を提供しようとした。アボットが多くの最初の製品を発売し、先端技術（たとえば肝炎診断の高感度試験や、臨床検査の効率と正確さを大きく改善した臨床実験室システム）は、診断の現場を大きく改善するのに役立ち、さらに現代的な診断学産業を生み出した。

一九八五年にはＨＩＶを検出する診断法を開発、最初のＦＤＡ承認を受け発売した。現在アボットは、実験室診断装置の範囲を広げ、診断学のリーダーとなっている。

二〇〇五年、アボットの年間売上高は二二三億ドル、一〇〇以上の事業場に六万五〇〇〇人以上の従業員を抱える。

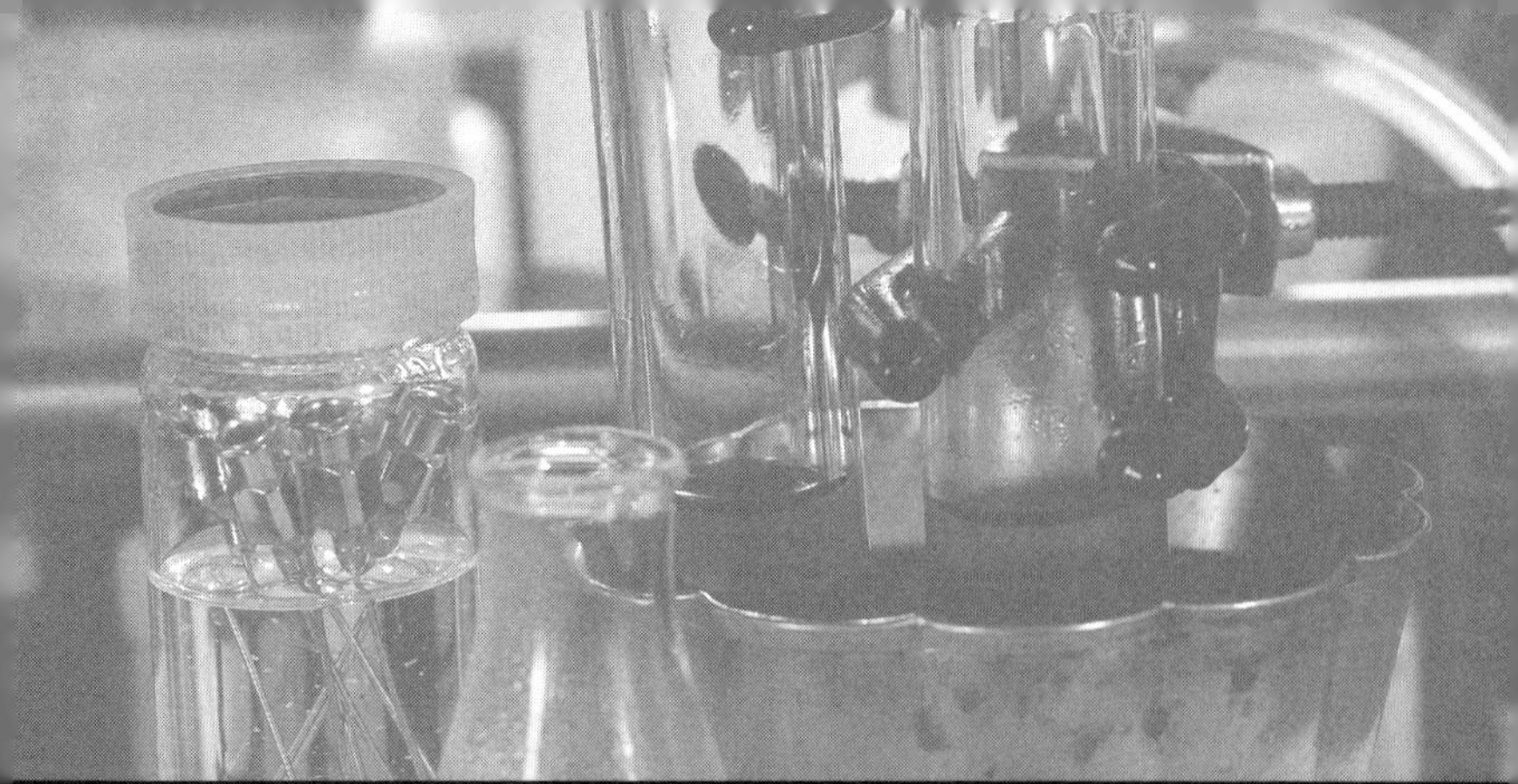

第2章

心の病から人生の再出発

——セロクエル

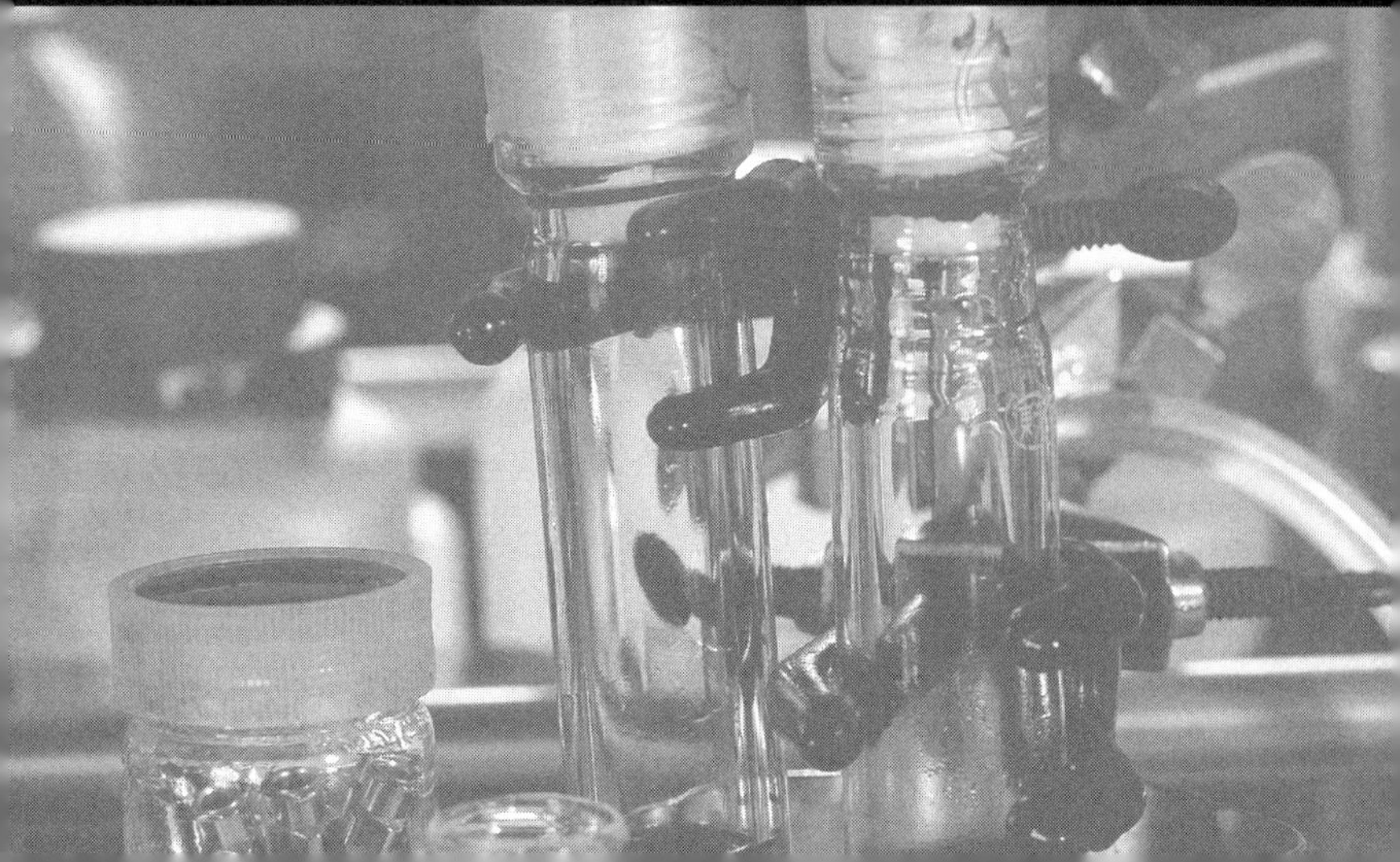

何世紀ものあいだ、精神的に病んでいる人は悪霊に支配されていると信じられてきた。治療するためにはその悪霊を、さまざまな手段で追い払わなくてはならない。その中には穏やかな方法から激しいものまである。穏やかなものとしては、小アジアの古代フリギア人やミュシア人の治療法で、心と体を癒すために葦笛を吹いて聴かせるというものがある。古代ギリシャ人もまた治療に音楽を使った。ピタゴラスは、天球の調和状態が表れたものが音楽であり、神々しい音楽は人の魂を鎮めると信じた。同様に、エトス（精神）というものの考え方にのっとり、プラトンとアリストテレスは、音楽は人の精神に影響を与えると主張した。これによって何人の患者が治ったかは知らないが、音楽は鎮静効果があるとされていた。

激しい治療法の代表は、悪魔の魂を出すために頭蓋骨に穴を開けたことである。精神障害の患者はまた地下牢に入れられたり、彼ら専用の建物に閉じ込められたりした（二〇世紀になっても精神的に病んでいる人は〝きちがい〈lunatic〉〟や〝ばか者〈idiot〉〟と呼ばれたが、幸いなことに現在はそのような言い方はされなくなった）。

キリスト教の広がりに伴い、何人かの宗教的リーダーたちは、その人の犯した罪に対する罰が精神疾患だという見解をとった。中世には精神障害者の世話は教会の責任となっていく。一二世紀、精神障害者に対する最初の病院がスウェーデンにつくられた。ヘルギアンズオーダー（聖霊修道会）という団体が、患者の避難所として建てられたこの住居を運営した。一二四七年には「ベツレヘムの星」修道会のシスターと信者の指導のもと、ロンドンにベツレヘムという施設ができた。入院は一四〇三年まで認められなかったが、この施設の通称はベドラムといった。一五四七年にはヘンリー8世が施設を精神疾患の病院としてロンドン市に移管させる。病院の患者に対する処遇はひどいもので、長い年月のあいだにその評判は広く知れ渡っていった。注目すべきことに一八世紀には、ベドラムは旅行者が訪れる見世物小屋になっていた。遠くから来た者がホールを歩いて小部屋を覗き、収容されている人間の行動を見物した。現在の動物園を歩き回るようなものである。訪問者にとって精神障害者のしぐさは笑いや娯楽の対象であった。一八一四年には毎週平均二〇〇〇人の見物人があり、彼らは楽しい一日を期待してベドラム構内ツアーのチケットを買った。施設はたいそう有名だったので、ベドラムという言葉は我々の言語の一部となった。そう、「混乱」と同義語である。

中世ヨーロッパ社会では、実際に精神障害者を世話するのは家族であった。家族の世話に任されると、精神障害者あるいは「村のばか」は、粗末な扱いや残虐な仕打ちを受けやすい。彼らはしばしば小部屋や豚小屋などに押し込められ、隠されていることもあった。あるいは遠くに捨てられ、さまよいながら食べ物をねだる物乞いになることもある。精神疾患は家族にとって深く恥じ入るものであった。なぜならそれは悪魔が憑いているもの、あるいは悪い家系を暗示するものだからである。

新大陸に移民してきた者にはイングランドでの信仰、伝統、習慣を持ち込んだものが多かった。この地でも〝狂気〟という言葉は、超自然、宗教、占星術、科学、そして医学、いずれの要素をも思い起こさせるものだった。これら要素のあいだに境界は存在せず、狂気について物を書き記す者は、神秘的な現象を説明するこれら要素を使って主題も内容も組み立てることができた。一七世紀終わりから一八世紀初めにかけてマサチューセッツで大きな影響力を持った清教徒の牧師、コットン・メイサーは、個人のモラルが下がったときにサタンがそこに付け込んで人間を〝狂気〟に向かわせるのだとする。結局、罪というものが人間の状態を決めるのに最も重要であり、その結果が〝狂気〟であるとした。

初期の医学的治療

一八〇〇年代の終わりになってようやく、専門家は精神疾患が宗教的あるいは霊的な原因で起きるという信仰から解放されてくる。ドイツの精神科医エミル・クレペリン（一八五六～一九二六）は、数百人の臨床像を研究して記録することにより、精神疾患の症状を分類した。それは一八九六年に始まり、研究終了まで一〇年かかった。この観察で彼は早発性痴呆に関してある概念を出す。彼はこれを「若いときの異常に弱い精神の状態が亜急性に進展したもの」と定義した。クレペリンは精神疾患にはその原因となる特殊な脳の状態、あるいは生物学的な病的状態が存在すると仮定した。ちょうど彼の研究室が今日アルツハイマー病と呼ぶものの病理学的基盤を発見したときで、クレペリンは精神疾患の病理学的基盤を同定することがいつの日か可能になるだろうと自信を深めた。

彼の方法論の基本原理の一つは、ある疾患のどんな症状でも実際、別の疾患のどれかに表れるということを認めたことだ。たとえば躁うつ病で見られる症状で、認知症（痴呆）に表れないという症状は一つもない。だから、それぞれの病気を症状で区別する場合は（原因となる病理で区別することと反対の概念）、ある特別な症状だけを取り上げるのではなく、症状のパターンが重要であるとした。それぞれの病気に対して生理学的、分子生物学的検査やマーカーが存在しない場合、症状の特別なパターンによってのみ病気を区別することが可能となる。このように、クレペリンのシステムは、よく見られる症状で分類するよりも、むしろパターン認識を重要視した。

後にクレペリンは、アルツハイマー病に名を残すアロイス・アルツハイマーと一緒に仕事をする。生物学的な精神医学の創始者として尊敬を集めたクレペリンは、精神疾患は主に生物学的あるいは遺伝学的な障害によって起こるものだと主張した。彼の理論は、二〇世紀初めの精神医学を支配し、現在でも広く受け入れられている。彼はまた、その起源において精神疾患を心理学的なものとみなして治療するフロイトの前提に激しく反対した。

二〇世紀に入ると精神疾患にはいろいろな薬が試されるようになった。アルコール、アルカロイド、抱水クロラール、阿片などである。これらを高用量で与えれば精神状態に影響を与えることができて、不安を取り除き、睡眠をもたらす。しかし、幻覚や他の精神疾患の症状を取り除くことはできない。ただし、これらの薬は保護施設の雰囲気を穏やかにすることには役立った。患者を抑える方法として薬以外には、拘束衣や、錠つき靴、下のほうで床に固定されている服などがあった。また、患者が自分や他人を傷つけないよう手首に固定された手袋をつけることもあった。

一九二〇年代後半、熱療法が初めての現実的な治療法として登場する。精神に障害を負った者が熱病のあとしばしば状態がよくなることを観察したオーストリアの神経学者ユリウス・ワーグナー・フォン・ヤウレックは、精神障害者にマラリアを感染させた。この仕事で彼は一九二七年のノーベル賞をとる。

一九三〇年代半ばには、けいれん発作療法が統合失調症患者に使われる。患者は、発作を起こさせるために樟脳油(しょうのうゆ)やカルディアゾールを注射された。これは、統合失調症とてんかんが同時に起きることはめったになく、また、てんかん発作のあとには精神疾患の症状が軽くなるという観察に基づく。カルディアゾールを注射されると、患者は繰り返し激しいけいれんを起こし、特に老人はしばしば脊椎を骨折した。また心臓にも負担がかかった。筋弛緩薬のクラーレは脊椎損傷の事故を防いでくれたが、しばしば患者に強い不安感をもたらした。

おそらく二〇世紀で最も悪名高い治療法はロボトミーだろう。これは外科医が前頭葉から脳の深奥部まで、つまり患者の情動が宿っているところの神経線維を切ってしまうのである。不安感、心配感を取り除くというのが大まかな考えである。ポルトガルの医師、エガス・モニツがこの手法を開発し、一九四九年にこれでノーベル賞を受賞した。ロボトミーを受けると、多くの患者は確かに不安感や攻撃性が減る。しかし彼らはその代わりに無感覚、のろまになった。

同じ頃、アメリカの神経学者ウォルター・フリーマンは別の手術を開発した。彼は眼球のすぐ上にアイスピックを置き、脳に五センチほど貫通するまでハンマーでたたいた。自分の技術に世間の目を向けさせるため、彼は全米の病院で無料手術を行い、外科医やジャーナリストを招いて見学させた。しかし、ロボトミーやアイスピック手術を受けた多くの患者は死亡するか感染症、てんかんなどにかかった。一九四〇年代、五〇年代、約四万人のアメリカ人がロボトミーを受けるが、五〇年代前半に新しい抗精神病薬が登場すると、ロボトミーの実施件数ははっきりと減っていった。今日、ロボトミーよりはるかに改善された定位嚢切開術でさえ、患者の意思に反して行われることは決してない。

ショック療法として知られる電撃けいれん療法（ECT）は一九四〇年代に初めて行われた。この電気ショック療法は、脳にてんかんに似た大きな発作を起こし、神経からなる電気回路を活性化する。発作の最中またその後には脳内の多くの化学的状況が変化する。ECTを効果的なものにするには、何回か続けてする必要があった。普通は週三回で、二週間から四週間続ける。ECTは脳に変化を与え、抑うつ状態を改善した。

ECTが始まった頃、強い電流は激しい筋肉の収縮をもたらし、骨が折れたり関節が外れたりした。この処置の間は意識があるから患者にとって恐ろしい体験だった。一九七五年のアカデミー賞映画『カッコーの巣の上で』によってECTはまた悪い印象を持たれた。この大ヒット映画には、統合失調症へのショック療法が出てくる。電気椅子に固定されるような感じで、死なない程度のお仕置きとして描かれている。今日、ECTを受けるときは超短時間作用型バルビタールで眠らされ、筋肉が収縮しないよう薬物で一時的に麻痺させられた状態で行う。患者は三〇秒から一二〇秒の処置のあいだ穏やかに眠っており、一五分後に目覚め、通常はしばらくした後、病院から帰ることができる。患者は歯科医院に行くより簡単だと言っている。ECTは副作用があり、再発率も高い。しかし患者が薬に反応しないときは現在も使われている選択肢である。

クロルプロマジン：初の抗精神病薬

一九五二年、パリの外科医アンリ・ラボリは、患者に少量の麻酔薬を使うと手術時の精神的動揺を和らげ回復も早まることを発見した。精神的動揺は脳内化学物質の変化によって起きるものである。また抗ヒスタミン薬は副作用として中枢抑制（麻酔作用）があり、アレルギー薬としての価値を下げていた。これらのことを考えてラボリは、抗ヒスタミン薬を神経質な患者で実験する。その中でクロルプロマジンという薬は非常に注目すべき作用を示した。この薬は手術前の鎮静剤として使うと、情動を変える作用を示す。患者はこれから行われる手術に関しての不安感が減り、何人かは無関心にさえなった。このラボリの発見によって多くの精神科医が、重症の精神障害者に対してクロルプロマジンを処方するようになる。

カナダ人精神科医ピエール・デニカーは、自分のところで最も絶望的だった精神障害者たちにこの薬を投与した。効果は驚くほどだった。病院内のある場所に何週間もじっと立っている患者、凶暴で縛りつけておかなければならなかった患者などが、他の患者たちと会話できるようになったのである。そして監督も必要なくなった。このことは精神障害の学界で注目され、その結果、クロルプロマジンは最初の抗精神病薬になった。

研究資金が不足していたスミスクライン社は、一九五二年、抗精神病薬クロルプロマジンの販売権をローヌ・プーラン社というヨーロッパ企業から取得した。クロルプロマジンは統合失調症を治療する初の抗精神病薬となったが、その生物学的な作用は不明のままだった。

スキゾフレニア（統合失調症）：最も心を破壊してしまう病気

統合失調症は、精神疾患の中で最も重く、そして複雑で、その人の能力を奪ってしまう病気である。人間がはっきり考えたり、決断したり、妄想と現実を区別したりする能力を著しく低下させてしまう。この病気はまた最も誤解されている。精神が分裂しているわけではなく、性格障害でもない。幼児期の育てられ方が原因でもない。これは脳内のほんのわずかな障害による生物学的な不調なのである。ユージン・ブルーラーがこの病気に「精神分裂病＝スキゾフレニア（schizo：分裂、phrene：心）」というギリシャ語の名前をつけたとき、彼は、この病気を持つ人の思考が断片化していることを表したのであり、分裂あるいは多重な人格を持つ人間を指したものではない。多重人格の側面は、実際この病気ではめったに見られず、それは長年にわたって文学や映画で誇張されたイメージによるものである。

統合失調症が生物学的な脳の病気だという証拠は、この五〇年間に急速に得られてきた。まず、この病気がクロルプロマジンのような薬物で劇的に改善するという一九五〇年代の発見は、病気の原因が生物学的なものである可能性を考えるきっかけとなった。さらに時代が下り、今は統合失調症の患者の脳に起きていることを正確に示す動的な脳の画像化システムが現れ、生物学的な知見が得られつつある。

家族に統合失調症歴のない人の発症確率は一%である。しかし、親の片方あるいは兄弟姉妹が統合失調症であれば、この確率は一〇%になり、両親がこの病気であれば四〇%に跳ね上がる。一卵性双生児の一人が患者なら、もう一人が発症する確率は三〇%である。アメリカでは三二〇万人の統合失調症患者が治療を受けている。

国立精神衛生研究所と復員軍人省が行った一九九〇年代前半の調査によると、統合失調症患者はホームレスになりやすく、その割合は大うつ病患者の二・四倍である。また、双極性障害患者も一・六倍、大うつ病患者よりもホームレスになりやすい。統合失調症患者は治療しても八五%が職に就けず、ほとんどは結婚しない。そして一〇%は自ら命を絶つ。

一九五〇年代に作られた抗精神病薬は、ある程度生活を改善したが、不安感、筋拘縮（きんこうしゅく）、震えといった重い神経学的副作用を伴った。EPSと呼ばれる錐体（すいたい）外路系副作用である。はなはだしいものの一つは、遅発性ジスキネジア（TD）で、手足、胴体、舌、唇、顔などの不随意運動を特徴とし、パーキンソン病のような症状である。これらの副作用は体力を消耗させるだけでなく、患者は当然自らの奇妙な動きを意識して、その結果、内向的になっていく。これらの症状は治療開始から数カ月で表れ、しばしば元に戻らなかった。

これらの薬物はほかにも副作用がある。たとえば、脳下垂体で作られるホルモンのプロラクチンを増加させる。プロラクチンが増えると女性は月経不順となり、男性では乳首から液体が出てくる乳汁（にゅうじゅう）分泌が起きた。さらに骨粗しょう症、性機能障害なども引き起こす。医師が患者にこの第一世代の抗精神病薬を飲ませつづけることは難しく、処方されても飲まない患者が五〇%いたというのもうなずける。

統合失調症の治療での次の大きな進歩はクロザピンである。これは一九六〇年代に発見され七〇年代に発売された。クロザピン服用患者には、初期の薬物に見られた不随意運動の副作用はない。しかし一～二％の患者には無顆粒球症が表れた。この症状は白血球が劇的に減少し、感染に備える免疫系の力を弱めてしまう。その結果、クロザピンは七〇年代半ばにアメリカはじめ多くの国で市場から撤退した。しかし九〇年代になって、厳密な血液モニタリングを行うという条件つきで、この薬物は再びアメリカで発売された。

リングに帽子を投げ入れる：アストラゼネカの参戦

以下は、アストラゼネカのセロクエルの発見と開発に関する物語である。それは数十年前に始まった、小さい、しかし献身的な科学者たちのチームの話だ。サイラス・オーンマハトは、このチームのメンバーだった。彼はペンシルベニア州アレンタウンにある小さな男女共学のミューレンバーグ大学化学科を一九六一年に卒業し、続く四年間を近くのベツレヘムにあるリーハイ大学で過ごし、有機化学の博士号を得た。さらにリーハイ大学に三年間、またバージニア大学でポスドクを経験した後、一九七〇年、デラウェア州ウィルミントンにあったアトラスに就職する。

アトラス化学工業は小さな会社で、公開情報（すなわち特許、文献）を使って大会社と張り合うのが哲学であった。アトラスは新しい化合物をいくつか作り、薬理部門は抗炎症薬、鎮痛剤、トランキライザー、筋弛緩薬にフォーカスしていた。オーンマハトは、これらの分野で化合物を合成した。入社一年後にアトラスは、イギリスの大企業、ICI（Imperial Chemical Industries）にアメリカ進出戦略の一環として買収される。ICI（後に同社の医薬品事業はスピンアウトしゼネカ社となる。ゼネカはその後、スウェーデンのアストラ社と合併し、アストラゼネカとなる）は一九三〇年代には間違いなくイギリスで最大、超一流の企業であったが、この頃はかつての強大な力が幻となっていた。アトラス同様、ICIも新しい医薬品を作ることに興味を持っており、経営層の変化は違った研究哲学を生み出した。小さなアトラスでは、大会社との正面からの競争を避けるために他社化合物からは距離をおくという考え方だった。しかしICIは十分大きく、そのような競争から逃げることはない。他の会社同様、ICIはクロザピンの代わりを作ることに大きなビジネスチャンスを認めていた。

一九七〇年代、抗精神病薬の開発に興味を持つ二人の科学者がICIに入社する。一人はエド・ワラワ博士。彼はスタンフォードで学位を取り、コロンビア大学でポスドクを過ごした。ICIに来る前、ワラワはアボットの研究所で合成化学者として抗精神病薬の開発に従事した。もう一人はバーニー・ミグラー博士である。彼はピッツバーグ大学で学位を取り、スクイブ社で薬理学者として抗精神病薬の研究を行っていた。ミグラーは、有効な抗精神病薬を見つけるための動物実験に関する豊富な知識を持ってICIにやってきた。セロクエルに至るまでの研究の間中、彼は動物実験の方法を工夫した。それらは抗精神病薬としての活性と予想される副作用とを推定する重要なものであった。

一九七六年、獣医師の資格、神経生理と経営学の修士号、そしてデラウェア大学の神経科学の博士号を持つジェフ・ゴールドスタインもグループに加わる。

この頃ICIは、非定型抗精神病薬の発見を目指すプロジェクトチームを作った。チームはオーンマハト、ワラワ、ミグラー、ゴールドスタインのほか数人である。その中には当時、生物医学研究部門のトップだったモート・ゴールドバーグ、薬理学者のアンドレ・サラマもいた。それから数年間、彼らはICIの研究室で実験したが、その努力は売れるような薬には結びつかなかった。

彼らの力が十分実らなかった原因の一つは、ICIが化学会社だという事実である。医薬品研究は二、三の領域に限られていた。中枢神経系（CNS）グループ、すなわち抗精神病薬プロジェクトチームが努力して有望な結果を示しても、ICIが歴史的に成功していた領域での成果ほど注目は集めなかった。たとえばこのプロプラノロールは最初のβ（ベータ）ブロッカーの一つで高血圧医薬品の領域では大発見であった。当然ながら経営陣は、CNSグループの仕事よりも、大きなマーケットを持つプロプラノロールに好意的な目を向けた。それでも会社はCNS分野にビジネスチャンスがあることはわかっていた。ただし大きな投資を必要とする。

第一世代の抗精神病薬がよく効くことはわかっていた。問題は使うに堪えない安全性である。特に運動系への副作用はしばしば実際の病気そのものと同じくらい深刻であった。これらの薬を飲んでいる患者を見ればだれでもすぐに、神経遮断薬かメジャートランキライザーを飲んでいるとわかる。神経遮断薬は文字どおり神経を遮断する。これらの薬は脳の活動を抑えるだけでなく、手足も麻痺させる。統合失調症患者には幻覚や妄想があるが、これらは他人にそう目立つものではない。手足が麻痺していたり筋肉が異常に動いていたり、つまり異様な表情とか制御できない筋肉けいれんをする患者は、間違いなく他人の注意を引く。しかしこれらは病気ではなく、薬の副作用なのである。

状況は患者にとって深刻であった。もし、病院にずっと入っていれば、彼らはばかにされたりじっと見つめられたりすることもない。しかしそれでは正常な生活は送れない。もし、幻覚や精神障害的な症状を薬でコントロールして社会に復帰しようとすれば、他人の目を引く副作用とつきあっていかなくてはならない。治療する側の人々もどちらを選べばよいかわからないというのは、患者にとって実に不幸なことだった。

ＩＣＩの科学者たちは、市場を見て、病気を見て、患者たちを見つめて、そして言った。「何か我々ができることを考えてみようじゃないか」。一九八〇年代初め、抗精神病薬チームはどんなタイプの薬を開発すべきかを決めた——クロザピンと同じくらいの薬効で、副作用を減らした薬である。

目的の化合物に到達するまでの仕事はかなり難しいように思えた。研究者にも成功するかどうかわからない。チームは、クロザピンが非常にユニークなものなので、似たような化合物は二度と作れないのではないかという心配もした。また、経営陣の気が変わってプロジェクトが打ち切りになる可能性もあった——これは製薬企業にいる研究者のだれもが持つ心配である。チームの進捗が少なかったり全然なかったりしたら、プロジェクトはキャンセルされるのだ。

初期のブレークスルー

数年間の努力の末、チームはとうとう探していたものを見つけた。何回かの実験のあとワラワは、ミグラーの生物実験で、クロザピンに匹敵する薬効を示し、ジスキネジアの副作用がない化合物を合成することに成功した。化合物はセロクエル。一般名はクエチアピンである。

ペンシルベニア大学ヘルスシステムで、入院と外来両方の患者を診て臨床研究を行っていた精神科医ウェイン・マクファーデンは、二〇〇一年にアストラゼネカに入社した。彼はまたグラクソ・スミスクラインで臨床試験に従事したこともある。彼はアストラゼネカのアメリカにおけるセロクエル担当の医学責任者として、この薬がどのように効くかを説明してくれた。「大雑把に言えば、脳内でドーパミンの量が高まるとしばしば悪いことが起きます。ドーパミンはセロトニンやノルアドレナリンなどと共に神経伝達物質の一つですが、簡単に言えば、ドーパミンのレベルが高すぎると精神疾患になると考えられています。たとえば幻聴や幻覚が起きたり、奇妙なことを信じたり、妄想したりする。なぜある人々だけ高すぎるのか？　まあ一言で言えば、正確にはまだわかっていません。その種の問題に取り組むために、いろいろなイメージング（脳の画像化）研究の中で試行錯誤したり、この薬のような偶然の発見を利用したりして、少しずつ調べられてきています。だから治るわけではありませんが、脳内のドーパミンを正常化することにより、患者は一般に症状が軽くなるのです」

セロクエルの分子は複雑である。この化合物は多くの受容体に作用する。ドーパミンだけでなくセロトニンやノルアドレナリン、脳内にある他の神経伝達物質の受容体にも作用する。セロクエルは、これらの受容体を部分的に阻害し、精神障害の程度を軽くすることによって、患者が正常に戻るのを助ける。

「受容体というのは錠と鍵のようなものを考えてください」とジェフ・ゴールドスタインは説明する。「受容体が錠で、伝達物質、化学物質が鍵です。ある一つの鍵だけが錠にフィットするように、ある化学物質だけがある受容体にフィットする。我々は受容体についてある程度わかっていて、それに対する薬の作用を見る方法も知っている。ただ、それが結局何を意味するかがわからないだけです」。最終的にＩＣＩのチームは、低い親和性の化合物を開発した。つまり、その受容体に対して弱い作用しか持たないものだ。「上層部は最初、我々がしていたことを見て、『受容体に作用しない化合物を作るために金を出しているのではない。最初からやり直せ』と言いました。我々は彼らを説得しました。『よそは高い親和性、すなわち受容体の占有効率の高い薬を作ろうとしているが我々は低い親和性のものを作るべきだ』と。親和性は錠剤の大きさにも関係してきます。親和性が高ければ錠剤は小さくできます。だから上層部は低親和性の薬に反対でした。しかし我々は繰り返しました。『親和性（ポテンシー）と効果（エフィカシー）のバランスが大事です』。つまり、我々のチームは低親和性で高い生物学的効果を持つ薬を求めたのです。この特徴は当時のゴールドスタンダード、クロザピンと同じでした」

問題は研究室での苦しい戦いだけではなかった。研究チームはＣＮＳの薬の作り方について、上層部の攻撃を受けつづけていた。アストラゼネカの製品ブランド部長で、二〇〇五年に退職したジョージア・ツージェンドは、開発初期のセロクエルには多くの不安があったと回想する。「当時、セロクエルは会社にとってあまりなじみのない薬の一つでした。なぜなら私たちは主に癌や循環器の薬の会社だったからです。ほかに麻酔薬の大型製品といくつかの感染症の薬も持っていました。これらはわが社の研究力が強い分野で、専門的知識も蓄積されていましたが、精神疾患は専門ではありませんでした」

他の何社かは、すでに活発に動いておりマーケットでも認められた存在になっていたことが事情を複雑にした。「競争の激しい分野でした」とブランドコミュニケーション部長のジム・ミニックが言う。「我々は大企業に対抗して足を踏み入れ、このことが周りの人たちを不安にさせたのです」

あるとき、会社はこのクラスの薬に専門性を持つ他の会社との提携を検討したことがあった。「でも、相手にしてくれる会社が一つもないことがすぐわかりました」とツージェンドは言う。「当時、私たちは単に弱いドーパミン・ブロッカーを一つ持っているにすぎないと見えたはずです。さらに、ほとんどの会社はすでに開発中の抗精神病薬を持っていて、私たちとの面談に興味すら示さなかった。そこで会社は難しい質問を自問しなければなりませんでした。『提携にも合わない、自社の戦略品目リストにも合わない、こんな商品は成功するのか？』。たった一つの救いは、発見した人々がこの分子に情熱的だったことです」

化合物をマーケットまで持っていく道は長い。「脳の不調を治療する薬の場合、体のほかの部分に悪い作用があってはまずい。そこをはっきり調べておかなければなりません。薬は脳だけに留まっているわけではない。患者にはほかにいろんな部分がありますよね。心臓、肺、腎臓、その他いろいろ。いわゆる副次的薬理試験というもので、我々は循環器系や腎排泄系、呼吸器系などに対する影響を見ます。こうした試験をしてセロクエルに大きなリスクがないということを示すのには一年くらいかかります」とゴールドスタインは説明する。

初期の社内抵抗

幸運なことに悪い作用はなかった。一九八五年の終わり、チームは再び上層部の前に立ち、状況を説明した。「重役たちがテーブルを囲んで、数億ドル、数十億ドルの投資について話し合う」とアストラゼネカのCEO、デビッド・ブレナンが説明する。「彼らは大量の資料を渡される。すべてのものを取り上げるほど十分な資金はないから、何が最も価値があるかを決定しなくてはならない。この業界では、またほかの業界でもそうだと思うが、選択肢はいっぱいある。リスクある決断は、可能性をどう考えるかで決まる。我々は製品をじっと見て、だれかに役立つかどうか見出そうとする。もしよさそうなら、ビジネスモデルを描いて検討してみる。それでその薬が現在ある薬に勝てると判断したら、我々上層部は『進めるのが正解のようだから、実際にどうやって行ったらよいか計画しよう』と言ってバックアップする」

セロクエルの場合、この意思決定の過程は特に骨が折れるものだった。しかし最後には、上層部は開発過程に進めることを同意した。

この決定についてブレナンは言う。「セロクエルの場合、それまで我々はＣＮＳの領域に基盤がなかった。しかし、この奇跡の薬(ミラクルメディスン)が会社のパイプラインに入ってくると聞いたとき、マーケティングと販売の人間はすばやくこの製品の準備を始め、全面的にサポートした。こうしたサポートは現在でも見られる。もし研究者が我々のところに来て、緑内障に効く化合物があると言えば、我々はどうやって進めていけばよいか考えなくてはならない。これはマーケティングの人間が研究者にこれこれの薬を作ってくれと言うのと逆である。そう、研究所の人間がマーケティングの人間に現在実験室で行っていることを伝えると、彼らが『わかった。それを売ってみせるよ』と答えるのだ。ここは新しい治療分野に参入するとなると、実にエキサイトする組織だ。

セロクエルのような製品の場合、我々はもっと信用して進めるべきだった。なぜならそれは新しいクラスの薬だということはわかっていたし、何年も前にその価値がはっきりして今までの薬よりずっと優れているとわかっていたのだから」

発見から開発へ

動物の毒性試験でセロクエルは安全だということが確認された。一九八六年に始まり、約二年間続いたフェーズⅠ臨床試験は、精神疾患のない一〇〇人のボランティアで行われた。彼らは健康な人間で、薬が安全かどうか、耐容性があるかどうかを調べるため試験される。彼らは錐体外路系の障害を示さず、プロラクチンのレベルも上がらなかった。無顆粒球症にもならなかった。被験者は注意深くモニターされ、セロクエルは経口投与された場合、ヒトに安全であると思われた。次にフェーズⅡ、続いてフェーズⅢ臨床試験が始まった。フェーズⅡ試験では、統合失調症患者においてセロクエルが症状を改善した。そして最も重要なことに、この薬はやはり安全で耐容性も優れていた。

ジェフ・ゴールドスタインは臨床試験にも関わり、食品医薬品局（FDA）へ結果をプレゼンしている。フェーズⅡ試験は約二〇〇人で行い、結果は一九九三年にFDAに報告された。「FDAへのプレゼンにあたって、会社は私をトレーニングしなければなりませんでした。そして私は、チームがこの薬にかけた時間と努力が、このときまさにFDA諮問委員会の手の中にあることを知って、神経がすっかり参ってしまった。プレゼンの日、私は自分の能力を最大限に使って彼らの質問に答えました。しかし彼らが何を考えていたかは確かめられなかった。その後、オフィスに戻って、同僚がどうだったと聞きに来たとき、『まあ、上手くいったと思うよ』と一応答えたけれど、本当はわかりませんでした。それから二、三週間のあいだ、私は針の上にいるような心地でした。そしてある日、会社の規制当局担当の人間が、ホールをこっちに向かって叫びながら走ってきました。『ジェフ！　FDAからレターが来たぞ。さあ、次はフェーズⅢだ』」

一九九三年に始まったフェーズⅢ臨床試験には約二〇〇〇人の患者が登録された。全世界を対象とするプログラムとして、会社はFDAと欧州、日本の規制当局から承認を取ろうとしていた。結局フェーズⅢには三年間かかり、一九九六年に終了する。試験結果によるとセロクエルは副作用面で優れたプロフィールを示した（このとき同時に、会社は喘息薬アコレートの承認を目指していた。この製品は会社期待の最優先品目で、セロクエルよりはるかに多額の投資を行った薬である）。

一九九三年はまた、ＩＣＩが医薬品部門をスピンアウトし、ゼネカができた年でもある。セロクエルのチームメンバーにとって、〝分離〟は歓迎するニュースだった。もう彼らは化学会社の医薬部門で働くのではなくなる。ゼネカは真の製薬会社だった。今後会社は、医薬品ビジネスだけに関係する意思決定者で運営されることになる。

アコレートが金のかかるフェーズⅢ試験で贅沢な資金を受けたのに対し、セロクエルは比較的小さな薬として扱われた。セロクエル探索チームの情熱と信念にもかかわらず、これは当時会社の疾患ポートフォリオに合わず、会社は少しの売上げ予測しかしなかった。つまり、臨床試験では質素な予算しか与えなかったのである。

あとで考えると、会社は初期の臨床研究を統合失調症に限定するべきではなかった。双極性の躁病・うつ病への治療など、より広い臨床研究プログラムも準備できた。しかしこの薬には統合失調症の臨床試験をカバーするだけの予算しかなかったのである。臨床試験を通じて、障害はほとんどなく、一九九六年の半ばに会社はＦＤＡに新薬承認申請書（ＮＤＡ）を提出した。ジェフ・ゴールドスタインはその日のことを思い出す。「私の人生にとって最も歴史的な日の一つでした。二台のバンが建物の前に停まって、すべてのデータが入った箱を積み込むとき、我々のグループは外で小さなお祝いをして、私は写真を撮りました。それから二台の車は発車し、それで終わり。しかし、アコレートのＮＤＡを提出したときは、たいそうなイベントでした。社内でも大きな宣伝を何回もして、記念品まで配ったんです。ACCOLATEの文字が入ったガラスの額縁です。私は去っていく二台のバンの写真を撮ったので、今それをアコレートの額縁に入れてオフィスの壁に飾っているんですよ。あの日、バンが出発するのを見て、私はすばらしい荷造りをしたと感慨にふけり、自信というものを感じました。我々の自信は大したもので、統合失調症で承認を受けた後のことをすでに考えており、双極性障害の躁病、うつ病両方の臨床試験を計画していました。FDAからの承認の手紙は一九九六年の終わりに届きます。気分は最高潮に達しましたが『しかし売上げは伸びるだろうか?』とずっと自問していました」

莫大な前金の支出

臨床試験にかかる数億ドルに加えて、FDA承認を当てにして行う大きな出費がほかにある。FDAは、予想される商業生産量の少なくとも一〇%を生産する能力を示せと製薬会社に命ずる。「臨床試験に入ればもちろんペトリ皿などで少量作っているわけにいかないが、さらに進んで承認申請となると、大量生産の工場を造らなければなりません」と、業務担当副社長ケン・マーサは説明する。「会社は、患者の必要なときに十分薬を届けられるようしっかりした信頼できる施設を持っていることを保証しなくてはなりません。FDAは薬を承認する前に、会社が大量生産できるということを確認したいのです。ゼネカはこれに従うために、一九九六年度、設備、原料、試薬、包装材などに約五〇〇〇万ドルを投資しました」

これはセロクエルが承認される前に使われた費用であるが、将来市場に向けて製造できるという保証はない。臨床試験でいくつもの問題や事件が起きる可能性があり、新薬は中止になったりFDAで拒否されたりすることもある。

「製品の公式生産に先立ち、さらに我々は製品製造のために九三〇〇万ドルを使いました」とマーサは続ける。「我々はセロクエルの承認前に在庫を溜め込みました。これはさらなるリスクを意味します。FDAが拒否したり、何々を追加試験しろと言われてそれに一、二年かかったりしたら、有効期限が切れてしまうからです。そうなったら在庫を捨てなくてはならない。泣きっ面に蜂です。

セロクエル発売に向けてマーケティングチームは、市場の感触をつかもうと残業してまでも働いた。チームメンバーは医師や精神医学者だけでなく、統合失調症患者、その家族、介護者などにも面談を申し込んだ。ジェフ・ゴールドスタインは臨床試験の間ほとんどの時間を外回りで過ごし、アカデミアや医師のグループにプレゼンテーションを行った。ジョージア・ツージェンドもまた、一回に一人ずつ、一二カ月で二四〇人の医師に面談した。彼女はまた、患者と介護者五〇人に一対一の面談をし、「満足していないことは何か?」「この先何が必要か?」「一番大切なものは何か?」などと質問した。

製薬会社は承認前に薬のマーケティングやプロモーションを行ってはならないというFDAの厳しい規制がある。これにより、製品について話す訪問やプロモーション用の文献資料などの配布は許されないし、宣伝は厳しく禁止されている。しかし製薬会社は、関係するさまざまな団体や専門グループなどに科学的情報を伝えることは許される。

セロクエルの場合、これは言うのは簡単だが実行は容易でなかった。「最初、セロクエルをどこに割り振るか、はっきり決められませんでした」とツージェンドは言う。「MR（メディカル・リプレゼンティブ＝医薬品メーカーにおいて医師等に医療情報を提供し、販促につなげる営業スタッフのことを指す）のだれが売ることになるかわからなかったのです。最初、セロクエルは病院グループが販売する製品ということで合意しました。彼らは病院を訪問していて、そこには精神科があるし、訪問先には精神病院もあるという論理です。しかし二、三回議論を重ねるうち、上層部はもし正規の病院セールス部隊がセロクエルを売ることになると、他の商品と一緒になるため力が薄まってしまうと言い出しました」

解決策は徐々にはっきりしてきた。デビッド・ブレナンが説明する。「一般に、製薬会社はセールス部隊をすでに最適な形で作っている。セロクエルが狙うマーケットは精神科医で、会社に実績がないために、彼らにとってゼネカは聞いたこともない名前なのだ。セロクエルを既存のセールス部隊に任せるという選択肢はあったが、我々は新しい部隊を最初からつくり、この特殊な薬を売ることを選んだ」

ツージェンドによると、これは大きいと言う。「この薬が脳の中でいかに込み入ったメカニズムで効くか、そういうことに基づいた決断でした。つまりそれは我々がMRをこの分野の専門家になるよう訓練しなければならないことを意味しました。もっと言うと、精神科医は医師ですが、彼らは薬理学者のように振る舞う傾向があり、患者にどの薬を使うかということに関して非常に分析的に考えます。この振る舞いは脳そのものに関する彼らの知識によるものでしょう。ほとんどの精神科医が抗精神病薬を理解しようとするとき、彼らのアプローチは、他の医師がそれぞれ専門の薬を理解するときのアプローチとは違うのです。この違いが、セロクエルがユニークであるという事実と併せ、我々に特別な販売部隊を作らせようとしました」

特別販売チームを最初から作る

会社は専門の販売組織を作るにあたり、内部の人間を異動させるよりも外部から人を採用して訓練する方向で動いた。「我々は経験ある人間が欲しかったのです」と販売担当副社長のマイケル・ヒッキーは言う。「といっても販売の経験があるというだけでは採用しません。大学の新卒者もダメ。我々は臨床福祉のライセンスを持つ者、相談薬剤師、精神科看護師、一般看護師、また、支援グループで介護者として活動している人などを採用しました。薬の使用者の観点に立ち、情熱を持っている人間、あるいは『患者に会ったことがあります。不自由なことが何かわかります』と言えるような人間を探しました」

ゼネカは、統合失調症を治療する精神科医や病院を訪問するときになって、ゼロから始めた。つまり、マーケティングや販売のスタッフは、それまで製品をまったく売ったことがない医師たちと新たな関係をつくり上げていかなければならない。MRが顧客である医師と長期にわたる関係を築いている業界において、これは困難な仕事だった。その上、精神科医は他の医師同様、患者の治療に忙しいため、ＭＲに会う時間はなかなか取れない。他社との競争もある。ファイザーやメルクなどは精神科医を何十年も訪問していて、深く根づいた関係を築いていた。

一九九六年、ゼネカは一三人の地域セールスマネジャーを雇った。そのうち一二人は他社から来た。何人かは抗精神病薬を扱った経験がある。最初のセールス部隊は一一〇人の新しい専門のＭＲからなり、彼らは主にオフィス診療の精神科医を訪問した。これは気の遠くなる仕事だった。アメリカには五万〜六万人の登録精神科医がいる。そのうち四万人が実際に診療しているといわれる。新しい専門販売部隊に加えて、病院を訪問するゼネカのＭＲもセロクエルをポートフォリオに入れた。

「これはリスクある、そして金のかかる新事業だった」とマーケティングと財務担当役員のジム・ブレシントンが言う。「なぜなら我々は、既存の販売組織を使わずに、新しいインフラを整備しなければならなかったからだ」

よく管理されているビジネスは皆そうだが、製薬会社は、新発売する製品に達成目標を設定する、と新製品担当の重役ドン・ビーミッシュは強調した。「我々は金銭的な目標を設定した。それはセロクエルが年間いくら売れるかという見通しによるもので、その目標に合うよう適当にリソースを配分するのだ。初期の頃、売上げ予測は控えめだった。つまりこの製品に注入できるリソースもまた控えめだった。セロクエルを発売したとき、ライバル会社たちは統合失調症の薬のマーケティングと販売に我々よりずっと多くのリソースを投入しており、まるでダビデとゴリアテの立場だった。彼らはＭＲをずっと多く抱えていて、これは非常に有利だ。彼らは日々、我々のMRより多くの医師を訪問していた。セロクエルの最初の年は、我々は狙った医師を年に七回から八回訪問したが、他の会社は同じ医師を年二〇回ほど訪問していた」

多くのMRは医師の部屋に何とか足を踏み入れようと努力するが、医師は全員に会えるわけではない。それでも真面目な医師は最新の医学情報に耳を傾けることの重要性をわかっている。まだ知らない薬に対して耳をふさいでいるのは、患者に対する不当行為であると言ってもよい。だから彼らはどの薬のMRの話が聞く価値があるかを選んで会う。一方MRのほうは成功するためには自分の話を聞いてもらおうと多くの医師に会おうとする。自分の仕事が拒絶されるというのは、どのMRにとってもつらいことだ。新しい薬をなじみのない会社を代表して売るときは、特に厳しい。

勝ち目のないような状態にもかかわらず、セロクエルのMRたちは自信ある静かな雰囲気を漂わせていた。彼らは自分たちの製品を信じ、使命を感じる男であり女であった。彼らの熱意は他人に伝わる。まず、医師のオフィスの秘書に伝わり、面談の取次ぎをしてもらい、そして彼らは部屋に足を踏み入れ、ゆっくりと、しかし確実に、医師たちを、試しにセロクエルを使ってみようという気にさせていった。

ブレークスルー的な薬が発売されるときは、一方でそれを使いたがらない勢力も常にある。医師も我々と同じように、変化というものに抵抗を示すものだ。「わが社のMRは本当にセロクエルの信奉者でした」とツージェンドは言う。「このおかげで彼らは、約束を取りつけるのが難しいときでも医師への訪問を続けました。抵抗があることは予測していました。それでもなお圧力ゼロ戦術を主張し、粘り強くしっかりとした関係を築くことを優先したのです。我々はソフトに売るようMRを訓練し、目標は、MR各人が顧客である医師と長期間にわたる関係を築くことでした。でも、穏やかな販売戦術をとったとしても、MRが実際に売ることは大切です。彼らは医師に、もし統合失調症で薬の副作用や耐容性の問題のある患者がいたら、一人でよいからこの薬を使ってみるべきだと説得しました」

状況はゆっくりと、しかし確実に進んだ。「我々の進歩は一回に一患者だけでした。なぜなら医師は従来の薬で上手くいっていない患者の一人だけに試すことに同意したからです。もし結果がよければ別の患者に使って、一人ずつ様子を見ていきました。いい結果を示す患者が増えるにつれ、医師はセロクエルのよさを認め、他の患者たちに処方するようになりました。こうした医師が増えるにしたがって、この薬は統合失調症の治療薬として選ばれるようになっていきます。後には医師同士の口コミにより、セロクエルを使う患者は指数関数的に増えていきました」

オハイオ州立大学精神科の学科主任で、国際的にも有名なヘンリー・ナスララーは、セロクエル臨床試験の間、会社に協力した。彼はまた、他の社外専門家と共に会社と連絡を緊密に取る諮問委員会のメンバーであった。「一九九七年を思い出すと、セロクエルの市場シェアはわずか一％だった。非常に低くて、この薬をもうやめようという話もあった。諮問委員会は上層部に助言を続けたよ。『これはいい薬で、非常に可能性がある。もっと資金を投入しなくてはダメだ。チャンスを与えるんだ』とね。幸運なことに会社はそのとおりにしたんだ。長い時間をかけて本当に調べなければならないことは、患者がしっかりと恩恵を受けているかどうかだ。私の持論では、患者が受け入れるということは、薬を成功させる上で常に最も重要な要素であり、もちろんこれこそ医師に薬の効力と安全性を強く印象づけるのだ。そしてこれがセロクエルのケースだった」

デビッド・ブレナンは言う。「セロクエルは発売されたときに最初の試練があった。というのはFDAが承認したのは低い投与量で、医師たちは時間をかけて投与量をだんだん増やしていったからだ。ライバル会社の薬はそれほど量を増やせなかったから、医師ははっきりとメリットを見られなかった。セロクエルは投与量を増やしていったときに、例外的に副作用なしで効いた。これがわかるまでには時間がかかり、それが出足の遅かった理由だ」

アストラとゼネカの合併

ゼネカ・グループPLCがアストラABと合併して、世界最大級の製薬会社アストラゼネカになったのは一九九九年である。どの合併でもそうだが、従業員は起こりうる変化に対して関心を持つ。セロクエルのグループは長いこと優先順位の低い薬のチームとして扱われてきて、メンバーは社内の低い扱いにも慣れていたが、合併で会社はかなり大きくなり、その結果セロクエルへの関心もさらに低くなるかもしれない。売上げがよくなってきていても不安はあった。しかしすぐにわかったことだが、合併相手のアストラはCNSの薬に深く関わってきた会社で、一緒になった販売部隊は市場でのセロクエルの地位を押し上げた。合併で六〇〇〇人になったMRは世界中の医師を訪問した。

合併に伴い、ゼネカ勤続三〇年、化学の博士号を持つトム・マッキロップが新しいCEOに指名され、彼は二〇〇五年一二月に引退するまでこの職を務める。マッキロップはこの薬の熱心な信者だった。

上層部によって非常に決定的な宣言が出された。デビッド・ブレナンは一九九九年の合併についてこう言う。「何をするにしても一方の会社が支配的になることはないと、はっきり決まった。この原則は多くの決定において考慮される。つまり『我々の方法はお前たちのものよりよい』ということはないわけだ。我々はお互いに聞くようになった。『これをするには君たちはどういう方法をとるか?』『両方のいいところをとって、新しく第三の方法があるかどうか考えてみよう』。この方針は権威主義に基づくものではないので、文化的にも十分受け入れられるものだった。さらに言えば『この方法で進めるが、どちら側が言い出したかは問題ではない』ということである。これは少々時間のかかる手続きだったが、従業員の支持を得るために我々が時間を投資したようなものだった。それは会社の価値観、我々が何に立脚しているか、それをアメリカ、イギリス、スウェーデン、そして世界中の従業員にどう翻訳していくかという文化の問題であった」

論より証拠：プリンは食べてみなけりゃわからない

新製品を発売したドッグフード製造会社の話がある。その会社は、金のかかった念入りなマーケティング計画をつくった。宣伝に巨費を投じ、スーパーマーケットの商品棚も理想的な場所に確保した。大量の商品が卸に出荷され、全米の小売店に行き渡る。新製品は大々的なキャンペーンで発売された。一カ月後、ドッグフードが箱ごと工場に返品される。製品は大失敗だった。「我々はなぜ失敗したか？」。社長は役員たちに聞いた。「すべてに落ち度はない。マーケティング計画は他社のものより優れていた。包装も完璧だ。商品も重要な小売店に出荷している。全米のテレビですばらしいコマーシャルを流した。この部屋にいる者は全員この製品を気に入っていたはずだ。わが社の販売員も製品を気に入っていた。卸も気に入った。小売店も気に入った。それなのになぜ売れなかったのだ？」

役員たちは目を伏せてじっと黙ったままだった。しかし、最後にある役員がおそるおそる小さな声で言った。「イヌが気に入ってくれなかったのです」

セロクエルはこうはならなかった。製品の成功は、医師と患者両方がその薬を好きになることが前提である。ドン・ビーミッシュが指摘する。「つまるところ、結局は顧客の満足度だ。医師が処方すれば患者で効果がわかる。フィードバックが患者から得られる。製品の基本はそれが効くということだ。セロクエルは予想されたとおりに効いた」

一般的に精神科医は、一人の患者を週平均で五〇分間ほど診る。研究となるとこれはもう少し頻繁に、あるいは長くなる。仕事の性質上、精神科医は他の医師より長い時間にわたって患者の話を聞く傾向にあり、その結果患者と緊密な関係になりやすい。だから統合失調症の患者がセロクエルによい反応を示し始めたとき、医師はすぐ気がついた。患者のほうも数週間ではっきり改善が見られるから医師のところに戻ってきて診てもらう。そして、多くの患者が比較的短期間で正常生活に復帰していった。これら献身的な医師たちにとって、この種の回復を見ることは、非常に嬉しいものである。患者がまた普通の生活を送れるようになる――かつて社会から隔離されてしまった患者が、また働けるようになったのだ。患者の話は感動ものである。医師はこの新薬が成し遂げたことをじかに見ていた。彼らは感銘を受け、他の患者にも使い、そして他の医師にも効き目を伝えていった。

セロクエルを処方された患者もまた噂を広めた。この薬を激賞する患者や家族の自発的な感謝の手紙は大量に届いた。「私がこの業界にいた全期間を通して、こんなことは見たことがない」とトニー・ズックは言う。「患者と家族は、この薬が彼らの生活に与えたインパクトを我々に知らせてきた。信じられないほど積極的に、だ。彼らは自分たちの話を我々従業員と共有したいと思ったのだ。我々がセロクエルを送り出したことに対し、彼らは個人的に感謝しようとした」

患者たちはまた、招待されてセロクエルが作られているデラウェア州ニューワークの工場を見学した。「工場で働く人々にとって患者の話を聞くことは重要です」とケン・マーサは言う。「工場や倉庫で働くことは単調な繰り返しなので、ややつらいものがあります。業務担当の副社長としての私の仕事は作業員のすることにエネルギーと生きがいを与えることです。私は常に彼らに対して、仕事は他人の命を助けるものだと言いつづけています。『単に箱を動かしているんじゃないぞ。錠剤を作っているんじゃないぞ。命を前に進ませているんだ』とね。私は、従業員が生身の個人を感じてくれるよう、ある患者に彼らの前で話をしてもらいました。そのおかげで彼らの仕事が人間的なものになった。私は『君たちは彼が一般社会に戻るのを助けたんだ。まともな賃金を得る能力を彼らに与えたんだぞ』などとそのとき強調しました」

二つの心温まる話

患者からの手紙は殺到しつづけた。ジョン・カディガンは一〇年以上にわたって統合失調症との戦いを年月順に記録し、自分の生活についてのビデオ・ドキュメンタリーを作った。彼の『人は僕を狂っていると言う（People Say I'm Crazy）』は患者によって撮影、監督された最初の映画で、一九九二年から彼の妹ケイティの助けを借りて作られた。そこでは彼が二一歳、カーネギーメロン大学四年生、アパートの地階で「モグラのように」生きていたとき、どのようにして最初の精神障害が出たかを描いている。「私はすでに学校へ行くのをやめていました。というのは怖かったのです」と彼は映画の中で言っている。「他の人が私を捕まえて、心の中に入ってきて、私を〝きちがい〟にしてしまうと考えていました」。ドキュメンタリー製作は「自分の生活をじっくり見つめ、心の中に何が起きているかを受け入れようとするため」の手段だったという。妹や受賞歴のあるドキュメンタリー製作者アイラ・ウールの助けを借りて、カディガンはカリフォルニア州パロアルトでの日常生活を撮影した。一九九七年、彼は自身のビデオカメラを得て基本的な撮影技術を習得する。その結果、彼は内面の悪魔と戦いながらも芸術家としての生活を送るようになり、輝かしい、しかし苦しみも抱える人間になった。『人は僕を狂っていると言う』は、彼の生活の個人的な場面——敗北と勝利、身体的なことと知的なこと——をよく捉えている。

一九九一年から九四年まで、カディガンの担当医は市販されているあらゆる抗精神病薬、抗うつ薬、精神安定剤だけでなく、電気ショック療法まで試みた。しかしどれも効かなかった。一九九四年に別の医師がクロザリル（クロザピンの商品名）を処方する。そのおかげで少しは活動できるようになったが、体重が一〇〇ポンド以上も増えてしまった。だから今、カディガンは、命を救ってくれたセロクエルに強い信頼を寄せている。アストラゼネカは『人は僕を狂っていると言う』の製作にあたり資金を援助した。この映画はドキュメンタリーとして、賞をいくつも取った。

一方、ゲリ・ハンソンの統合失調症との戦いは、カディガンよりずっと前に始まった。彼女の症状は子供の頃に表れていたが、一九九四年、五〇歳になるまでハンソンはきちんとした診察を受けたことがなかった。「私は子供の頃から〝声〟を聞いてきました。でも、皆聞いているものだと思っていたから、悪いことだとは思わなかった。声は夜の間ずっと聞こえ、十分な睡眠をとることができない。だから学校では集中できなかったし、テレビを見ているときさえ専念できませんでした。声は、私のことをいかに醜いか、いかに悪い人間かを話しつづけます。自分自身への評価が悪くなってしまうのは当然でした」

ハンソンは賢い少女だったが、集中できないということは、ダメな生徒ということになる。彼女は失望して一六歳で高校を退学し、その後は安定した職に就けなかった。ウェイトレスや店員など低賃金の仕事を、遅刻で首になるたびに転々と変わった。一八歳で結婚、二一歳で母親となり、二五歳で離婚。一年後に自動車部品セールスマンで四人の幼子の父親でもあるドン・ハンソンと出会う。一九七三年、ハンソン一家はフロリダ州タマラックに移る。現在ゲリとドンは近くのマーゲートに住んでいる。彼女は話を続けた。

「どんどん悪くなっていく統合失調症にもかかわらず、どうにか、私は五人の子供を育てることができました。どうやって？　とは聞かないで。〝声〟はだんだん大きく、そして頻繁に聞こえるようになりました。声は私に命令するのです。たとえば、夜中にハイウェイを散歩しろとか。私はトラックが自分をひき殺してくれることを望んで命令に従った。死ななかったのは奇跡です。警官が家まで送り届けてくれて夫に言いました。『この女は家から一歩も出さないように』

声は私に自己破壊的になるよう指示しました。私は皿を割り、服を切り裂き、もっと悪いことには自分自身に刃物を向け、腕や足に深い傷を作りました。何回も自殺しようとしました。母は私が与えた深い悲しみの中にいるのに、しっかり支えてくれました。彼女はここから七〇マイルほど北のフロリダ州スチュアートにいました。母に『ママ、さよならを言うために電話したの。今から死ぬから』と長距離電話をかけ、それから死んだあと自分の持ち物をどう分配するか指示したりしました。なんてつらい体験を親にさせてしまったのでしょう。

信じられないことに私は専業主婦でした。クッキーやケーキを焼き、ハロウィーンの衣装も作り、子供が通う学校の新聞の編集者もしました。こうしたことを私は、頭の中にいる悪魔と戦いながらしていたのです」

声が非常に大きくなってきたのでハンソンは夫に相談する。「私の状態はかなり悪いみたい。助けが必要なの」。そして出し抜けにある日、彼女は入院する。それは一九九〇年、初めて統合失調症と診断された日であった。それからいくつもの病院に通うようになり、彼女はいろいろな薬を順に飲み始める。

「統合失調症を抱えて生活していくことは大変です。でも医師がくれる薬はまた違った種類の地獄でした。EPSとTD。小刻みな震えとコントロールできない揺れはひどいものです。ある薬はあごが閉じたままになり、口を開けられなかった。また実際、入院それ自体が悪夢でした。あるときは大部屋で寝て、あるときは自分自身の部屋――部屋と言ってよいものかどうか――で寝ました。金属ベッドのスペースだけあって、それはむしろ監獄に近いものです。ドアは常に鍵がかかっていて、外されない限りは外に出られない。また別の施設では、患者の中を歩いていて、その姿にぞっとしました。私は彼らを見て自分自身に言い聞かせました。『私はこんなんじゃない』と。でもそれは私の姿でした。間違いなく私は彼ら患者の中の一人でした」

ハンソンは病院に監禁されていなかったとき、違う医師に診てもらおうとした。「一度、医学の導師だと自分で宣言している前衛的な男のところに行きました。彼は導師であることの証しであるかのようにターバンを巻いていましたが、理由ははっきりわからなかった。彼はやはりいつもの恐ろしい薬を出してくれた。その頃私はほとんど一年間寝室に閉じこもり、M&Mのチョコレート以外何も口にしませんでした」

いい薬もないまま数年間が過ぎた頃、ヘルスケア提供者のフマナが彼女に、医師を一人選ぶようリストを持ってきた。彼女は近くのコーラル・スプリングスにいるイーライ・ペルタを選ぶ。「彼のところを初めて訪ねたとき、私がしたことは子供のように泣くことだけでした。彼は非常に我慢強く、そして理解してくれた。ペルタ先生は自分が気に入っている新薬のセロクエルを勧めてくれたのです。私は何でも試すつもりで、言われたとおりにしました。二カ月経つとよくなっていることが実感でき、声が消えたの。副作用もなく、本当に気分がよくなったのです」

ペルタ博士は、ハンソンがこの新しい薬をきちんと飲んでいるかどうか、はっきり知りたかった。彼はしばしば電話をかけ、セロクエルの残量について聞いた。後にはアストラゼネカの患者支援プログラムで処方薬がもらえるよう、彼女を助けた。

「私は人生で二人の聖人に出会いました。ペルタ先生がその一人。夫のドンがもう一人。彼がこの長い年月、どのくらい私に対して我慢してきたかわからない。今、私たちは引退して、ドンと私は週三日、自営でアパート清掃の仕事をしているのですが、彼の年金と私の身障者給付もあって、穏やかに生活しています」

セロクエルを飲み始めてそれほど長くはないが、ハンソンは何年間もできなかったこと——スーパーマーケットに行くとか、教会に行くとか、そういった些細なことが今、できるようになった。二〇〇六年の初めには、ボストンにいる息子のスティーブと彼の家族を訪ねた。

「一番怖かったのは空港を一人で歩くことでした。そのときは一人でできるなんて想像もできなかった。私は空港の中をきょろきょろし、ほかの人たちを見ました。『私はほかの人とまったく同じなの。だれも私を見て、あの女は変だなんて言わないわ』と自分自身に言い聞かせました。なんて自由な気持ちでしょう。私はとても嬉しかった。

息子のスティーブは私の人生の宝物。私がウェストパームビーチからボストンまで一人で行ったことを、彼はとても誇りに思ってくれました。私にはまた世界で最高の嫁がいるの。ジョセ・マリーはいつも私に愛と優しさを浴びせてくれる。病気が最悪のときでさえも。そんな二人は〝新しい私〟を見てとても興奮しました。ボストンにいる間、孫の一〇歳になるマシュー、八歳のステファニーと仲良くなり、今でも電話とメールで連絡を取り合っているの。『ハーイおばあちゃん、大好きだよ』って電話で孫たちの甘くて元気な声を聞くのが大好き。何年間もできなかったことが今いっぱいできて、本当に幸せ」

ハンソンは最近また旅行をした。シカゴで親族の集まりがあったという。「何年も会っていない大好きだった人たちに会いに行きました。いるのかどうかさえ知らなかった姪や甥に会ったわ。今は電話したりメールしたり、写真やジョーク、ニュースなど交換してるわ。妹のジョーンともまた親しくなった。来月彼女がフロリダに来て、私と一緒に一週間過ごすの」

ハンソンはすばらしくよくなったが、完全に治ったのだろうか。「九九%よくなったと言いましょう。本当にストレスが溜まったときなど、声が聞こえたりうつ状態になったりします。そんなときは、毛布にくるまり隠れてしまう。あるいはドンが海に連れていってくれて、波が寄せてくるのを見るわ。そうするとじきに治る。確実なことは、私は毎朝、薬を三〇〇ミリグラム飲むこと。同じ量を夜にも飲む。完全に治ったわけではないことはわかっています。でもセロクエルを飲んでいる限り、ずっと長いあいだ得られなかった幸せをいっぱいつかむ自信があるの」

彼女は話をこう締めくくった。「私はアストラゼネカの人たちに感謝します。それからセロクエルをどうやって作るか考えた人に会ってみたいわ。できることなら彼ら一人ひとりをしっかり抱きしめ、感謝の気持ちを直接伝えたい」

統合失調症だけに限定

セロクエルが効くことがわかると、統合失調症で成功した精神科医たちは、双極性躁病・うつ病の患者にも処方し始めた。FDAはセロクエルを統合失調症のみで承認したので、会社はそれ以外の目的で売り込むことはできなかった。「ひとたびラベルを貼って外に出したら、『試験したことに基づいて君らが言うことが許されているのはこれだ』とFDAが言っているということだから、先になされた決定に従うほかはない」とデビッド・ブレナンは説明する。「もしラベルを変えたければ、試験をし直さなければならない。我々が臨床試験をしてFDAが承認したあとなら、我々はその適応症でも売ることができる」

しかし、FDAから精神科医たちへの規制はない。医学のある分野では、たとえば脳については多くの問題が解決していない。他の臓器と比べて脳はどのように働いているのかということに多くの推測がある。その結果、精神科医たちは自分で薬を処方して実験をする傾向にある。

フェーズⅢ臨床試験が進んでいる頃、会社の研究者たちは他の適応症への可能性も認めていた。試験を実施している臨床医たちからなる諮問委員会も、自分たちの患者でそのような経験があることを話していた。医学雑誌に論文も出た。しかしラベルにそのような適応症は認められていないため、MRたちは統合失調症以外の適応症にも有効であるかもしれないなどと話すことはできなかった。

他の適応症への道をつくる

セロクエルが最初の適応症だけで販売を予定されていたとき、会社は統合失調症以外の適応症で承認を得ようと、新たな臨床試験の計画を立て始めた。考えられる適応症の中では双極性障害が一番だった。この脳の不調は、頭が働かなくなるくらい個人の気分と活力を異常なまでに変化させる。この気分の変化は、我々のほとんどが時に感じる気分の浮き沈みなどというものではない。実際もっと激しいものだ。この病気は気分や思考を歪め、異常な行動を起こし、合理的な思考をできなくし、しばしば生きていこうとする意志を弱めてしまう。この気分変動は劇的で、非常に怒りっぽく注意散漫な行動が目につく異常に昂揚した期間から、絶望感や無力感を引き起こすひどく沈滞した期間に移行していく。双極性躁病はこの昂揚した期間に相当するもので、双極性うつ病は沈滞した期間に相当する。それぞれは違う状態として治療することができる。

「我々が一九九六年、セロクエルのNDAに使うデータを提出する準備を始めたとき、車輪は別の適応症を目指して進路を変えつつあった」とウェイン・マクファーデンは言う。「我々は最初の双極性うつ病の臨床試験に〝BOLDER〟とニックネームをつけた。BipOLar DEpRessionという言葉からとっている。この試験は予備的なものだったが、実際はっきりした（bolder）結果を期待した。そして結果は非常に明白なものだったので我々は興奮した。このことによって、周りの多くの人々はうつ病と不安症に対するセロクエルの可能性について注目するようになり、我々は四年、五年、六年先を見始めた。なぜならいつの日か大型商品になる可能性が見えてきたからだ」

統合失調症では、精神科医はガイダンスを受けたが、投与量とその決定法（最適量に達するまでにかける期間）については、医師の裁量にゆだねられていた、とドン・ビーミッシュは指摘する。「医師は統合失調症患者に対して、どのくらいの期間で投与量を増やしていくか、自分で考えなければならなかった。しかし躁病に関しては、臨床試験は投与量を固定して行い、製品ラベルにはより大量の投与量と決まった投与法を書けるように試験が計画、実施された。つまりMRが『一日目は一〇〇ミリグラムです。二日目は二〇〇、三日目は三〇〇、四日目は四〇〇、五日目は六〇〇ミリグラム投与してください』と指導できるようにした。統合失調症のときと比べたら、投与法のわかりやすさという点では大きな改善だった。このことでまた、MRは医師に対してこんなことも言えるようになる。『先生、躁病の場合、セロクエルは四〇〇ミリグラム以上で使うことを忘れないでください』とね。しばしば医師は増量していくつもりで低用量からスタートするが、忘れてしまってそのままにしていることがある」

ビーミッシュは続ける。「セロクエルの場合、医師は用量を増やすことができて、必ずしも副作用を出すことなく薬効を上げることができた。我々は『低いところから始めてゆっくり上げていってくれ』とよく言ったものだったが、考えは変わった。今、患者にはよくなったことを早く感じてもらい、薬を使いつづけてもらうことが重要だと考えている。つまり患者の最適投与量を早く決定するということだ。より早く決定すれば、より有効に治療されるということだ」

双極性障害（躁病とうつ病）に対するＦＤＡの承認

会社の歴史で最大という大掛かりで徹底した臨床試験の後、ＦＤＡはセロクエルの双極性躁病への適応に対して二〇〇四年一月に承認した。引き続き、会社は双極性うつ病に対するフェーズⅢ臨床試験を行い、二〇〇六年一〇月二〇日、この適応症でも承認を受ける。

双極性躁病の適応症の承認を得てセロクエルの売上げは二〇〇四年に二一億ドルに達し、アストラゼネカで二番目に売れる製品となった。一番は「紫の薬」で有名な逆流性食道炎治療薬ネクシアムである。二〇〇五年には売上げが二八億ドルに伸びたが、まだネクシアムには及ばなかった。ネクシアムはこの年に四六億ドル売り、世界最大級の医薬品である。しかし、双極性躁病の承認以来、セロクエルは当分ブロックバスターである可能性が高い。統合失調症の患者はアメリカ全人口の一％ほどだが、双極性障害は三～四％だからだ。双極性うつ病の適応がＦＤＡに承認されたので、対象患者数はもっと大きくなる。全人口の一五％が一生のある時期にこの病気にかかると試算されている。

公衆に知らせる

「双極性障害で最も大きな問題の一つは、誤診される人、受診しない人が多数いることである」

と特別治療担当副社長ヨハン・ホーグステッドは言う。「双極性障害を持つアメリカ人のわずか二五%しか診断されていないという推計もある。つまり、我々のする仕事は間引かれて小さくなっているのだ。そこで我々は第一に、双極性障害について精神科医を教育している。二つ目に、これはもっと重要なことだが、プライマリーケアの医療従事者に手を伸ばしている。彼らは必ずしも双極性障害患者を見ているわけではないが、我々の努力を通じてよりよく患者を診断できるようになるかもしれない。幸いなことに、普通の抗うつ薬が効かないというだけで、(うつ病ではないと)誤診される例があることも理解されてきた。三つ目として、双極性障害で苦しんでいる人に素早い治療を受けさせるよう、我々はインターネットを通じて患者と家族に何をしたらいいかを教育している」

アストラゼネカのマーケティング・財務担当役員のジム・ブレシントンによれば、患者の教育はきわめて重要だという。「双極性障害患者の多くは自分で治療しようとする。アルコールやドラッグを使うのだ。そういった習慣を続けると反社会的な行動がエスカレートする。このことが犯罪やホームレスを増やし、それはさらに直接病気の状態に関係して悪循環する。もし彼らを適切に薬物治療すれば社会はどれくらい節約できるか、人々が十分理解しているとは思えない」

患者への熱心な教育にもかかわらず、セロクエルは他の抗精神病薬と同じように、服薬を守らない割合が高かった。多くは、精神障害というものに不名誉や恥の意識があり、薬物治療をやめてしまう。この病を恥と思うことは中世にまで遡り、何世紀にもわたって文化の中に染み込んでいる。患者だけでなく家族も恥と罪を感じ、家族の中に精神疾患があることを認めるのは不名誉なことなのだ。その結果、彼らは治療の必要性をなかなか認めたがらない。そして薬が効くと問題はなくなったとすぐに信じる。彼らは精神障害者だと他人に思われることを恐れているのだ。幸いにも我々の社会はかなり教育が行き届いてきており、精神疾患を不名誉と感じることは徐々になくなってきた。精神疾患にかかっている患者も彼らの親も、今では、彼らの不始末のせいではないと思っている。

一九七二年に話を戻すと、ジョージ・マクガバンが民主党の大統領候補だったとき、副大統領候補はミズーリ州の上院議員トーマス・イーグルトンだった。イーグルトンはうつ病で何回か入院したことがあり、これが公になって候補から降りた。メディアは彼の病気について盛んに報道したため、全国民が注目することになる。そして、これを決定的な好機と捉え、心の不調は病気であることを認識するよう国に訴えた人たちもいた。

七年後の一九七九年、この病気の汚名を雪ぐための組織としてアメリカ精神障害者連合会（NAMI）が設立された。NAMIは消費者や患者の家族、友人による非営利の団体で、草の根的に自助努力を援助し、また社会に主張もしている。現在NAMIでは数十万人のボランティアが五〇州の一〇〇〇以上の地方支部に属し、教育、支援、偏見との戦い、研究の資金援助などを行い、さらには患者と家族のために健康保険、住居、リハビリ、職業などの問題について運動している。また、この団体のおかげで人々は、薬物治療など必要な援助を受けやすくなった。NAMIはまた、ケアする人の役割を考え、役に立つ支援をすることで彼らの愛する人を助けられるよう活動している。

アストラゼネカはNAMIを援助し、また逆にNAMIからも助けられている。ツージェンドが「COPE」（ケア、手を差し伸ばす、パートナーシップ、教育の頭文字）というプログラムを始めたとき、精神疾患に対処するのに必要な情報を載せたパンフレットと小冊子が作られ、主に医師のオフィスや福祉担当者を通じて患者に配られた。アストラゼネカによる文章は自社製品を意識したものでなく、つまりセロクエルをプロモートしているものではなかったので、NAMIによって推奨され普及した。この小冊子のシリーズは、患者のための日常生活について、たとえば就職で面接するときや、家を借りるときのアドバイス、方法などの情報も提供した。読者は、家や交通の問題で援助を受けたいとき、窓口となる居住地の州の担当部署についての情報も得られた（アメリカでは精神疾患患者の半数ほどが何らかの公的援助を受けていると推定される）。冊子は数カ国語に翻訳して発行され、数百万人に読まれている。COPEは精神疾患患者のコミュニティにさまざまなサービスを与え、この分野の新参者であるアストラゼネカは見返りに信頼を得た。

NAMIのような団体のメッセージは徐々に広がり、その結果、精神疾患で悩む多くの人々が、自分の病気をオープンに話し始めるようになっている。そうすることにより、恥と思うことはだんだんなくなり、援助を求めるために他人に扉を開くようになった。人気テレビ番組「60ミニッツ」のマイク・ウォレスのように、勇気ある社会的地位が高い人も多数、自分のうつ病に対する戦いを公に語り始めた。女性ニュースキャスター、ジェーン・ポーリーは全国放送で自分の双極性障害について語ったし、映画女優のパティ・デュークやキャリー・フィッシャーは精神疾患のポスターに登場した。ブルック・シールズやロレイン・ブラッコなどのテレビ女優も、自身のうつ病に関してオープンである。彼らは、自分たちの名声と影響力をよく知っており、それがいかに患者たちを励まし孤独を感じさせないようにするかわかっている。

アストラゼネカはまた「うつと双極性障害の支援連合（ＤＢＳＡ）」を積極的にサポートしている。この団体のプログラムの一つ「睡眠障害イン・アメリカ（http://sleeplessinAmerica.org）」のウェブサイトに行くと、睡眠は脳内化学物質を回復させ体を休ませるという説明がある。睡眠不足は、日中の活動、ホルモンバランス、食欲、免疫システムに影響を与える。ウェブサイトではいかに多くの脳内物質が睡眠に関わっているかを説明している。たとえばセロトニンは、気分、情動、睡眠、食欲に関わっている。セロトニンは、脳内のノルアドレナリンやアデノシンと同様、新しい抗うつ薬を飲み始めると影響を受け、その結果、さらに眠気を感じることになる。

「睡眠障害イン・アメリカ」のウェブサイトは睡眠に問題を抱えるすべての人に情報を与えている。では、なぜアストラゼネカがこのプログラムを援助しているのか。それは、精神疾患であることに気がつかない人々へ手を差し伸べる手段だからなのだ。彼らは否定するかもしれないし、事実、以前は自分が心の病であることを認めようとしない傾向にあった。ウェブサイトに行くと、今まで双極性障害について知らなかった人たちは、この病気についての情報を得る。同様に配偶者や親は、愛する者が否定していても現れる兆候について知識を得る。そのサイトではフィードバックしてくれる検査があり、双極性障害の徴候を同定するのに役立っている。

アメリカで最古、最大の非営利団体は、全米精神医学協会（ＮＭＨＡ）である。その起源は、かつて精神障害者であったクリフォード・ビアズが設立した一九〇八年に遡る。ビアズは入院して恐ろしいほどの虐待を経験した後、精神疾患を持つ人々の治療を変えていく行動に着手した。NMHAは、精神衛生、精神疾患のあらゆる方面に取り組んでいる。たとえば精神障害に対する一般人の態度を改善したり、患者へのサービスをよくしたり、精神障害の予防や、メンタルヘルスケアのために活動したりしている。この団体は、目標を達成するために国家レベル、地域レベル両方において一般人を教育するさまざまなプログラムを持つ。教育、研究、宣伝活動に加え、NMHAは全米三四〇支部を通じてサービスを提供しつづけている。

これらの非営利団体や他の人々の活動の結果、アメリカにおいては精神疾患についての理解が広がり、偏見は徐々になくなってきている。今日、精神科医とプライマリーケアの医師は、抗精神病薬を患者に処方することに気兼ねすることはなくなった。同様に患者も治療を進んで受けるようになった。一般大衆も、精神疾患は身体的な病気と同じように、恥ではないということを認めている。これらはすべて、早期発見、早期治療が可能になることを意味する。疾患に対する知識が深まるにつれ、服薬率もおそらく向上するだろう。そうなればすべてのものが「ウィン－ウィン」、つまり利益を得る。

CNS医薬品での足場を得て、アストラゼネカはいつの日か認知症の治療に大きなブレークスルーをもたらすであろう医薬品の開発を進めている。CNS医薬品の世界を描く画板には、多くの興奮するアイテムが存在する。CEOデビッド・ブレナンはこう言ってまとめた。「私は三〇年間この業界にいた。その間に起こった変化から、これから先の三〇年間に起こる変化を想像すると、本当に興奮するんだよ」

アストラゼネカの歴史

「我々はこれから新しい会社をスタートする！」とアストラゼネカＣＥＯ、トム・マッキロップ卿は宣言した。一九九九年、スウェーデンのアストラＡＢとイギリスのゼネカ・グループＰＬＣ、四万人の従業員を前にした同時衛星中継による生演説のときである。それは対等な結婚だった。二つの成熟した、毛並みのよい巨大製薬企業。巧みな経営とはるか将来を見つめる洞察力と、そして輝かしい科学技術。これらが伝統となり、その維持を重んじてきた二社である。

世界市場の競争が激化するにつれ、製薬企業は過去の偉大さではなく、現在の価値によって厳しく判断されるようになってきた。しかし会社の歴史には、挑戦して勝利した物語や大会社の性格を形作った物語など、いくつかあるものである。

アストラゼネカには、そういった個性や製薬企業としての偉大さを示す年代記がある。もちろん現在進行中の年表である。アストラＡＢとゼネカＰＬＣの結婚には、スウェーデンとイギリスにおいてほとんど一世紀も遡るルーツがあり、この巨大複合企業体の広がりと深さを十分理解するには、そのあたりをもう少しじっくり見る必要がある。

アストラＡＢ

一九一三年まで、スウェーデンの法律は医薬品の製造を、登録された薬剤師のみに限っていた。しかしこの年の法改正で、工業会社も医薬品の製造ができるようになった。スウェーデンの医師でありビジネスマンでもあったスウェン・カールソン博士が中心となって、四〇〇人ほどの医師、薬剤師が組合をつくり、工業的製薬ベンチャーであるアストラＡＢが創業した。そして参加した四〇人全員が最初の株主になる。

アストラの中心となった者たちは、印象的で経験豊かな人間の集まりだった。ハンス・フォン・オイラー・ケルピン教授（一九二九年ノーベル化学賞受賞）、アドルフ・ライジング博士（アストラの最初の製造責任者でスイス製薬企業チバ社の元重役）、それからもちろんアストラ初代会長のスウェン・カールソン博士。彼らの最初の製品は心臓薬ジギトタールと栄養補給薬品のグルコフォスだった。

会社はすぐに軌道に乗る。一九一五年、成功していたスウェーデン人薬剤師ヒャルマー・アンダーソン・テッシュが彼自身の作った医薬品を持って会社に加わる。テッシュの入社は一気にアストラの製品ラインナップを拡大し、彼が社長を引き受けた後、会社は大きく成長した。続く数年の間にアストラは印象的ないくつかの医薬品を開発、発売する。そしてまた、アセチルサリチル酸（アスピリンの原末）と人工甘味料（第一次世界大戦中に非常に成功した高収益の製品）のための生産設備を発展させ、そしていくつかの工場建物を買い上げ生産を拡大していった。

しかしこの時期、アストラはいくつかの危機に直面する。スウェーデンの化学系大企業スウェンスク・ファーガムネスインダストリー社が、戦時中の物資不足が数年続くだろうという誤った観測で、アストラの全株式を買収した。しかし物資不足はすぐに解消され、製品価格は急落する。アストラが市場でつけられる価格は製造コストよりはるかに低く、会社は倒産寸前までいった。

ここでスウェーデンの新しい社会民主主義政権は、独占的国営製薬企業をつくろうとアストラに介入、会社を取得した。しかし数カ月で政権は倒れ、次の政権は製薬事業の政府独占管理の一刻も早い解消を望んだ。それから四年を経て、同社は一九二五年に個人投資家グループに売却される。

新しいオーナーたちの中には、しっかりしたビジョンを持つスウェーデン実業家エリック・キスナー、リチャード・ジューリン、ボルジェ・ガブリエルソンなどがいた。彼らが最初にしたことは、その後のアストラの特徴に大きな影響を与える。まず、アストラ独自の海外販売網をつくり上げる。そして、わずか二、三年で会社は黒字を回復し、急速な成長に向けて体制を整えた。

一九三〇年代、アストラは先端的な研究開発の施設を完成させ、欧州製薬業界における主要企業として十分な存在感を示した。こうしてアストラは、多くの新しい有用な医薬品を開発していった。悪性貧血の治療薬へパフォルテ、狭心症のナイトロペントはこの頃の薬である。会社は新薬創製の最先端を追求する一方、規模拡大や買収戦略も併せて行った。第二次世界大戦の終わりには、フィンランド、デンマーク、アルゼンチン、アメリカに支店を置くようになる。

この成長と買収は、アストラで一番有名で最も儲かった薬、局所麻酔薬のキシロカインのおかげでさらに盛んになっていく。キシロカインの発見は、この会社とアカデミア、研究者コミュニティとの親密な関係がなかったら決して生まれなかっただろう。一九四三年、ストックホルム大学の二人の化学者、ニルス・ロフグレンとベングト・ルンドキビストが、アストラにこの発見を持ち込んだ。彼らはこの発見に大きな興味を持ち、何社かにアプローチしたが、断られていた。アストラは開発することを承諾する。そして五年間の臨床試験の後、キシロカインは市場に登場、いきなりヒットした。その有用性は世界中で認められ、国際的製薬企業としてのアストラの知名度は急速に高まった（一九八三年には海外の売上げは八〇％に達した）。

優れた科学水準と経験豊かな提携戦術を通じて、アストラはさらに成長し、発展した。一九七〇年代、アストラは多角化する事業のために事業本部制をしく。医薬品を扱う製薬部門、農業化学関連品や栄養製品、洗剤、娯楽用商品などを扱う化学部門、そして医療用具と防錆製品を扱う部門である。しかし七〇年代の終わりには、会社は医薬品の生産だけに専念し、他の部門は売却すると宣言した。

一九八〇年代半ば、アストラの財務状況は好調に推移し、世界の注目を集めた。これには主にウィルス疾患、消化器病、中枢神経疾患系の治療薬が寄与している。しかしこの会社に投資しているグループ（中で最も重要な人物はウォーレンバーグで、このヨーロッパでも有名な大富豪は一二％の株式を持っていた）は、業績に満足せずCEOを交代させるため人選を開始した。

選ばれたのは意外にも、四四歳の小さなチョコレート工場の経営者、ホーカン・モグレンである。モグレンは就任するや否や、販売方法を変えた。彼は販売委託先との契約を廃止し、その地域に支社をつくり、一九九〇年代終わりまでに世界中で販売員を一〇〇〇〇人増やした。モグレンの指導のもと、販売組織は拡大し、九〇年に三〇〇〇人だったのが九五年には七〇〇〇人以上になる。会社の売上げ、利益は驚異的な速さで増大し、六年間でなんと四倍になった。

製品面から見ると、アストラは多くのヒットを出した。中でも高血圧と狭心症の治療にトプロールXL、そして胃潰瘍および胃酸関連疾患の治療薬であるプロトンポンプ阻害薬ロセックが大きい。

モグレンの最も注目すべき業績は、ロセックをグラクソのベストセラー、ザンタックと肩を並べるところまで育てたことだった。これを高利益の製品にするためにアストラはアメリカでの代理店を必要とし、メルクとのパートナーシップを通してアストラメルク社（AMI）を設立した。これは五〇対五〇の共同出資会社で、アストラがロセックのFDA承認を取るのに役立った。アメリカではプリロセックの商品名で発売した。メルクとの提携はモグレンの最も成功した冒険の一つである。彼が就任してから二年間で売上げは二倍になったが、それは主にプリロセックによるものだ。

一九九八年、メルクとのパートナーシップを解消し、AMI合弁会社は、アストラ社のアメリカ支社という形でアストラ製薬LPと改組された。この再構築は、あるイギリス企業との合併に先立って起きた前触れの一つと見ることができる。その企業は多くの点でアストラと似たような発展を遂げてきたゼネカ・グループPLCである。

ゼネカ・グループPLC

スウェーデンの海岸から北海を隔てたブリテン島。第一次世界大戦が終わって、ここにゼネカ・グループの基礎が築かれようとしていた。一九二六年、アメリカのデュポンとドイツの巨大企業グループ、IGファーベンは、世界の化学品ビジネスを支配していた。その影響は強く、特にヨーロッパでは多くの中小企業がビジネスから完全に締め出されていた。生き残ることはこの大きな相手に立ち向かうことを意味する。そこでイギリスの四つの化学会社――ノーベル工業、ブルナー＆モンド社、アルカリ連合社、ブリテン染料会社が合併し、ICIが設立された。突如でき上がった会社は最初から研究に力を入れ、積極的に化学者、技術者、マネジャーを採用した。また同時に大学や研究機関との提携にも積極的だった。

ICIグループは強力な存在となり、二大化学メーカーと対等に競争するまでになる。一九三三年から三六年にかけて、少なくとも八七の新製品が作られた。その中にはポリエチレンという注目すべきプラスチックも入っている。一九三〇年代前半は、医学的に意味のある化合物を合成する部門をつくるなど、ICIもまた製薬研究にかなり投資した。ICIは七人の合成化学者で出発したが、すぐに医薬品開発のための生物学者を八人採用し、組織を拡大した。

製薬事業の前線でICIの研究者は多くの歴史的な医薬品を作っている。最初の含硫抗菌剤で一般感染症に効果のあるスルファメタジン、抗マラリア剤のパルドリン、当時最も世界で使われた殺菌剤ヒビテン、クロロホルムやエーテル以来初めて商業的に成功した吸入麻酔薬ハロセンなどである。

一九六七年ＩＣＩはコネティカット州スタンフォードにアメリカ事務所を開設、一年後、これを拡大しＩＣＩアメリカの前身となる企業を設立した。ＩＣＩはまた、アトラス化学工業を取得した。アトラスはその前に初の噛み砕けるビタミン剤や初の発泡性下剤などいくつかの医薬品を持つスチュアート社を買収していた。

ＩＣＩは、爆発的に拡大を続けた化学品原末ビジネスにおいても世界的に主要なメーカーであり、数十年にわたって競争力を維持していた。しかし、第二次世界大戦以後、産業界での力のバランスは変わってきて、一九八〇年には売上げは落ち込み、株価も低迷した。この危機を乗り切るため、会社はジョン・ハービー・ジョーンズを起用し、悪化した財務状況の復活をはかった。彼は後に会社を黒字転換させるプロとして有名になる。

ハービー・ジョーンズは、ＩＣＩが安定成熟した原末バルク業界で存在することの困難さをすぐに見抜き、会社を高利益の製品、すなわち、医薬品、特殊化学品、殺虫剤などにフォーカスするよう組織改革を行った。これらのビジネスはしばらくＩＣＩの傘下にあったが、一九九三年、別会社としてゼネカが設立される。ゼネカはロンドンに本社を置く世界的バイオ科学会社として、医薬品の研究、開発、製造、マーケティングを行った。

ＩＣＩは、ピーク時に一三〇カ国に一二万人の従業員を抱えていた。ゼネカは設立時、約三万人の従業員と世界二四カ国に存在する研究拠点のネットワークを持っていて、設立の年の終わりにはいきなり世界の製薬企業トップ二〇に入る。九〇年代を通してゼネカは、呼吸器、循環器、中枢神経系の疾患にフォーカスした。この時期、アコレート、メレム・ＩＶ、ゾーミグなどの注目すべき製品を出している。

ゼネカはまた、いくつかの新しい抗癌剤を発売した。カソデックス、ゾラデックス、アリミデックス、ノルバデックスである。ゼネカはアプティアム・オンコロジー社（旧サリック・ヘルスケア社）を買収してから癌治療にますます注力した。この会社は、全米にいくつかの癌センターを持ち癌治療をリードしている組織である。現在は新世代の癌治療薬の開発に力を入れている。

ゼネカは農業化学ビジネスにも関わってきたが、一九九六年に医薬品部門のさらなる成長には事業の見直しが不可欠という結論に達した。一九九九年、ゼネカは各部門の将来の発展に最適と思われる行動を起こす。すなわちゼネカ・スペシャルティ社がシンヴェンとインベストコープの投資会社二社に売却され、その分野で将来成長するよう期待された。ゼネカ・アグロケミカル社はノバルティスの農業化学、種苗部門と合併しシンジェンタ社をつくることになった。そしてこの年、ゼネカはもう一つの合併、アストラＡＢと一緒になり世界最大級の製薬企業となることで、幕を閉じた。

アストラゼネカＰＬＣ

一九九九年、アストラＡＢとゼネカ・グループＰＬＣは、三四六億ドルの合併を果たす。二つの世界的重量級製薬会社が一つになったアストラゼネカは、イギリスのロンドンに本社を置く。株価は上昇し、従業員の士気は常に高く、そして一夜にして業界三位になった。

新会社になって最初の成功の一つは、次世代プロトンポンプ阻害薬、ネクシアムである。ネクシアムは、プリロセックでもかなわなかった医療ニーズに応えた。胃食道逆流症（ＧＥＲＤ、頻発し持続する胸やけ）の多くの患者にとって、ネクシアムは胸やけ症状の速やかな解消と、びらん性食道炎の治癒に効果を発揮し、慢性的な胃酸逆流の患者の食道内壁損傷に有効であった。ネクシアムは二〇〇一年に発売され、二〇〇二年一〇月にはアメリカでのプロトンポンプ阻害薬マーケットの二〇%の処方を占めた。二〇〇四年の年間売上げは三九億ドルに上る。

アストラゼネカは他の治療領域でも成功した。ネクシアムを発売した年、ゾーミグZMTを発売する。偏頭痛の薬だが、舌の上で容易に溶けるようにした製剤である。二〇〇一年にはトプロールXLに対し心不全への効能拡大をFDAが承認した。そして二〇〇三年、クレストールが二〇〇億ドルというスタチン市場に参戦する。LDL(悪玉コレステロール)を下げると共にHDL(善玉コレステロール)を上げるという製品である。

他の製品も含め、これらの製品の売上げは、アストラゼネカのしっかりした財務基盤をつくった。会社は、この利益を研究開発、技術革新、一般社会との関係強化、そして貧困層への医薬品処方プログラムなどにしっかり投資した。

二〇〇五年、アストラゼネカは全世界に六万五〇〇〇人の従業員を抱え、そのうち一万二〇〇〇人以上はアメリカにいる。売上げは二三九・五億ドル、世界のリーダーになるため、そのうちの三四億ドルが研究開発予算である。約一万二〇〇〇人が研究開発部門におり、世界七カ国、カナダ、フランス、インド、スウェーデン、日本、イギリス、アメリカの一一の拠点で働いている。この研究開発部門とバランスをとるように、一万四〇〇〇人が製造部門で、一九カ国、二七カ所の工場で医薬品を作っている。

アストラゼネカは、次世代の医薬品開発のために施設、設備、人材に重点的に投資してきた。二〇〇二年、最新の研究開発施設をボストンの近く、マサチューセッツ州ウォルサムにオープンした。敷地は一七万平方フィート。その一年後、さらに八万平方フィートを加えて拡大した。世界中のほかの研究開発施設にも同様の投資を行っている。これらのうち注目すべきは、化合物検体の自動管理施設を四カ所に造ったことである。これらの施設では毎日数万検体をロボットがアクセス、出し入れでき、ある生物活性を持つわずか数検体を無数の中から借り出すことも容易になった。

アストラゼネカは社内だけで新しい化合物を探そうとしているわけではない。外部のバイオテクノロジー会社と戦略的提携の機会を常に模索している。たとえば同社は二〇〇四年にアブジェニクス社と癌細胞を標的にする抗体医薬に関して提携した。また医薬品の発見からマーケットまでの長い道のりをさらにスムーズにするため、特にアストラゼネカの探索部門と臨床開発団体との間のコミュニケーションと協力を促進するために、さまざまなプログラムや方法が確立されてきている。

これらの投資は十分成果を上げている。絶え間ない技術革新はアストラゼネカのパイプラインを満たすために役立っている。一般に、市場で成功する薬を一つ得るには、一〇の有望な試験化合物を手にしなくてはならず、そのためには一万の新しいアイデアが必要だといわれる。これを書いているとき、アストラゼネカは七〇の試験化合物をパイプラインに持ち、前臨床段階では二〇以上の化合物が癌、喘息、疼痛、統合失調症、リウマチ、糖尿病、胃酸逆流、アルツハイマー病など、広範囲の病気で研究されている。

アストラゼネカは顧客に対しても従業員に対しても投資している。会社は、ワーキングマザー誌が行う調査で、働く母親にとってのベスト一〇〇社に連続して選ばれつづけており、二〇〇五年度で四年目である。また、二〇〇四年度のフォーチュン誌での調査、全米で「働きやすいベスト一〇〇社」にも選ばれた。アストラゼネカは、恵まれない人々のためにも救命医薬品が行き渡るよう活動している。その援助プログラムを通じて、二〇〇五年は全米とプエルトリコの医療保険のない七一万二〇〇〇人に対し、医薬品の値引きを七億五一〇〇万ドル行った。

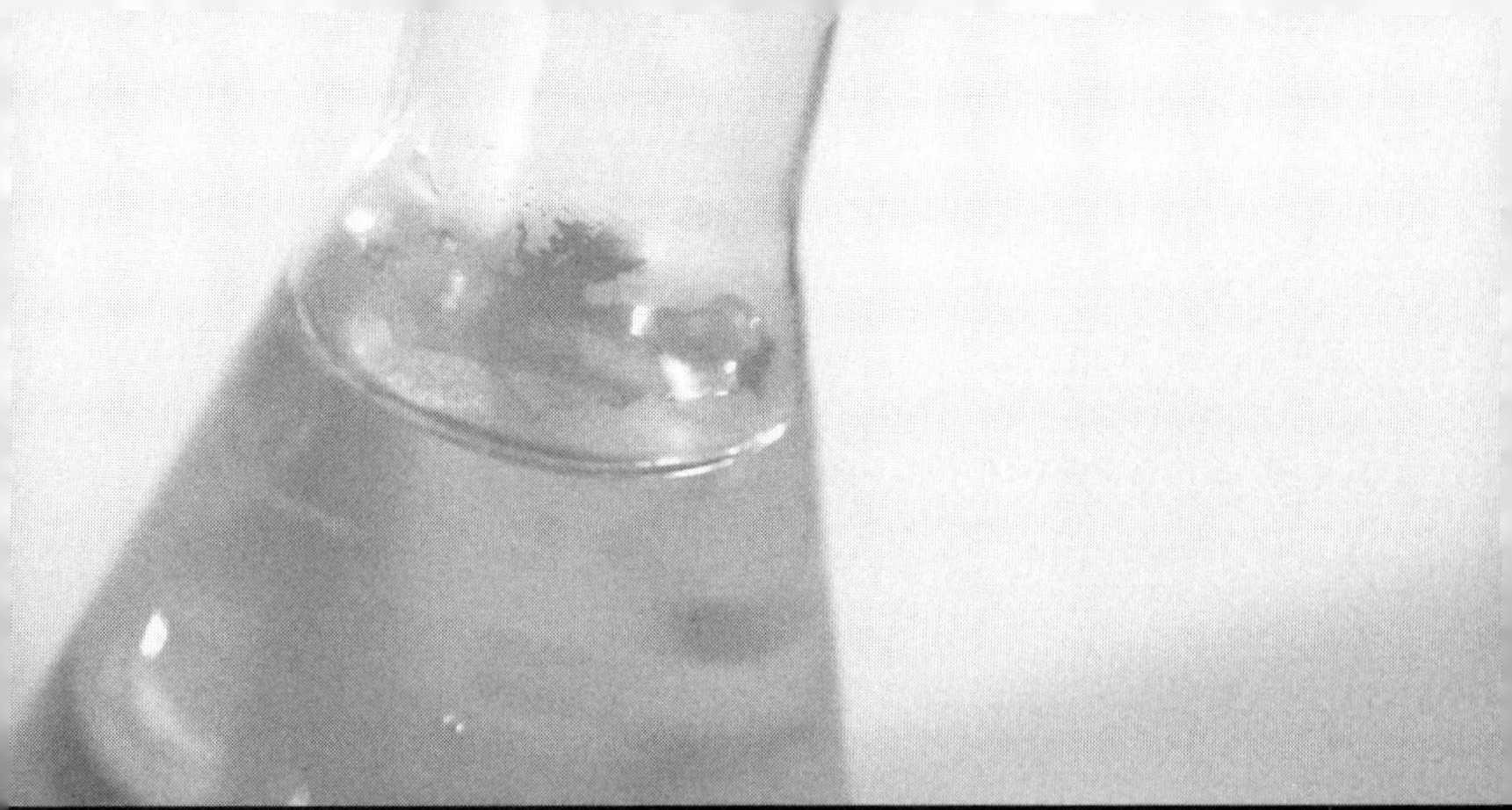

第3章

本物に勝った人工インスリン

——ヒューマログ

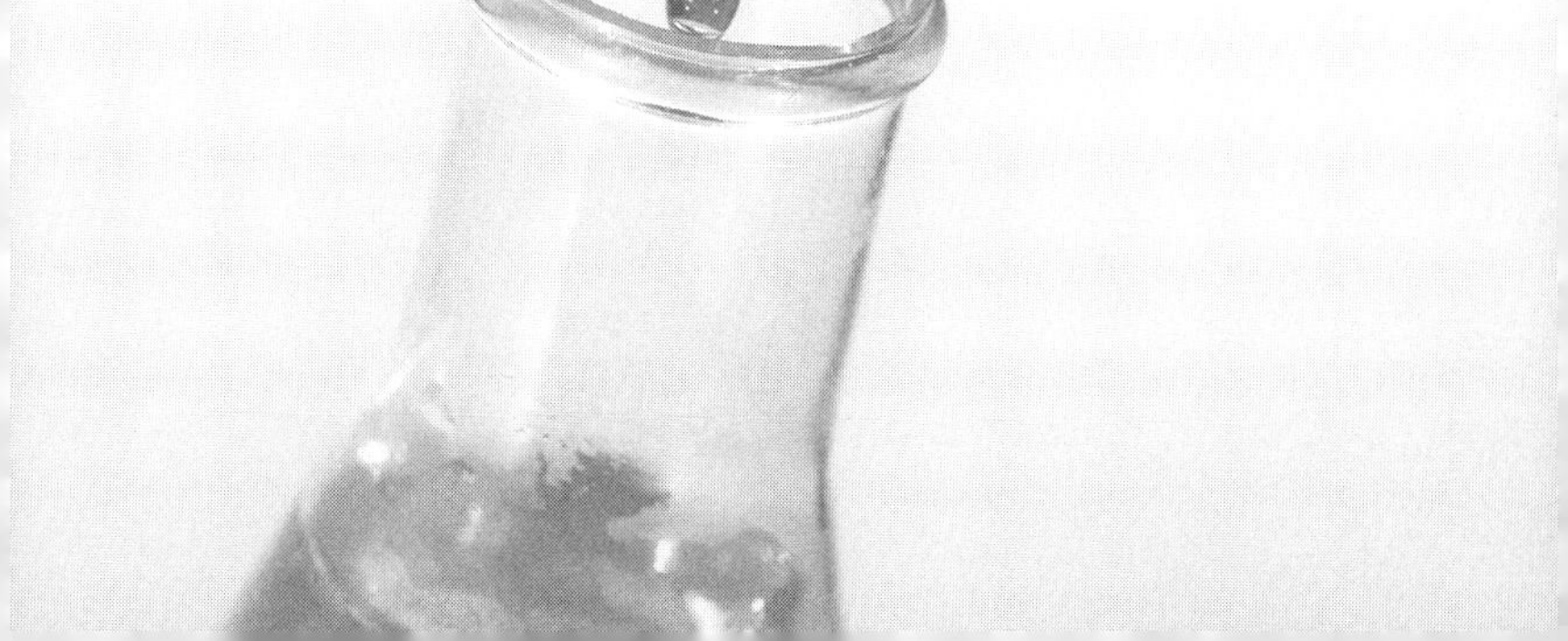

糖尿病。それは人類にとって昔から恐ろしい病であった。テーベの古代エジプト遺跡で発見された紀元前一六世紀のパピルスの巻物には、多尿症あるいは頻尿の病気に関する記述がある。その一七世紀後の紀元一六四年、カッパドキアの高名なギリシャ人医師アレテウスは、この病気を「肉と手足が尿に溶け出てくるもの」とした。彼は、病気になるまでは長い年月がかかるが、ひとたび症状が出たら「溶け出すのは速く、死もすぐである」、しかし「生きているのは気持ち悪く痛みもある」ため、むしろ早く死ぬのは神の慈悲だと言っている。患者には死ぬまで「吐き気と休むことのない燃えるような喉の渇き」があるという。

さらに下って紀元七五二年、古代中国の医学書『黄帝内経』がある。これは、前漢時代に編纂されたが散逸したものを復刻したとされ、伝説の古代中国皇帝、黄帝の教えを書いたものという。ここに糖尿病は、消耗と喉の渇きを意味する「消渇」として記されていて、中国医学で知られる一一〇〇の病気の一つに数えられている。この書物には尿の糖を検出する面白い方法が書いてある。患者は広く平らなレンガに放尿し、アリが来るかどうかを見るというものだ。

最初に糖尿病の治療を行ったのは、一〇〇〇年以上前のアラブの医師たちとされる。『医学正典』という古典によると、イスラム哲学者イブン・シーナ（九八〇～一〇三七）は、糖尿病の症状、原因、治療法について記録を残した。彼は、運動、食事の変更、そして菜食を勧めている。

これら初期のすべての医学書に登場するこの病気は、現在でも非常に患者が多く、長い歴史を通して無数の命を奪い、あるいは短くしてきた。今日、アメリカでは一八〇〇万人以上が糖尿病である。今では、インスリンというホルモンが、なくなっているか利用できなくなったことが原因だとわかっている。インスリンは普通、膵臓（すいぞう）という分泌腺臓器から出て、全身の細胞が自ら生きるために炭水化物をエネルギーに変えるように仕向けている。インスリンがなくなると、体は脂肪をエネルギー源とせざるを得ない。これはデリケートな体内の化学的バランスを変えることになり、腎不全、心臓病、手足の喪失、失明、そして最後は昏睡、死となる。

　この病気も膵臓も共に数千年前から医師たちに知られてきたが、両者の関係の深さは、二〇世紀初めまでわからなかった。紀元前三三六年に生まれたギリシャの解剖家ヘロフィロスは、人体の公開解剖で膵臓を見つけたが、これが最初の膵臓かもしれない。それは四〇〇年後に別のギリシャ人科学者によって、パンクレアス（ギリシャ語で「すべてが肉」を意味する）と名づけられた。

　膵臓は、軟らかい肉質の臓器で、胃の後ろ、腹腔の後壁に位置し、小腸の最初の部分、十二指腸の馬蹄形カーブの形にはまっている。種々の消化液を作る細胞集団を含んでおり、消化液は輸送管システムを通じて十二指腸に放出され、消化過程すなわち胃から来た炭水化物、タンパク質、脂肪の分解に参加している。

　一九世紀後半まで、膵臓の機能については多くの謎と誤解があった。一八六九年、二三歳の学生ポール・ランゲルハンスは、膵臓には一〇〇万個もの小さな島状組織（舌の味蕾（みらい）に似ている）が含まれていることを観察した。そして、糖尿病と関係しているという最初の証拠は一八八九年に得られた。ストラスブルグ大学医学部のオスカー・ミンコフスキーとジョセフ・フォン・メーリングが驚くべき発見をしたのだ。二人は膵臓の酵素が脂肪の消化に必要だということに納得せず、イヌの膵臓を外科的に切除して結果を見ることで、この問題を決着させようとした。その結果、二四時間後にイヌの尿が五％も糖を含み、ひどい糖尿病になっているのを見る。

ミンコフスキーとフォン・メーリングは、とにかく膵臓がなければ糖代謝が乱れ、糖尿病になることを発見した。次の問題はなぜかということだ。病気を起こすのは小腸に入る膵液がなくなるからだろうか。明らかに違う。というのは、ミンコフスキーは別の研究者が膵臓から十二指腸にいく管を縛ったり切ったりした実験の結果を知っていた。この方法で膵液の流れを止めても、消化が少し影響を受けるだけで糖尿病にはならない。全部の膵臓を取ったときだけ起こるのだ。ミンコフスキーは膵臓で糖尿病の原因となるものを探した。しかし彼は、ランゲルハンスが見つけて後に彼の名前がつく、小さな島状組織に答えがあるとは気がつかなかった。

一九〇一年、ジョンズ・ホプキンス大学の病理学者ユージン・オピーは、死んだばかりの糖尿病患者の膵臓に埋まっている小球状の組織を観察していた。彼はこれらの組織が萎縮していて、細胞群を化学染色すると、あたかも内部が固まっているようにガラス様に変性しているのに気づく。この発見は「失われていたリンク」をつなぐものであり、イギリスの生理学者エドワード・シャーピー・シェイファー卿のブレークスルー的推論につながる。彼は、糖尿病はこれら小島状の組織で生産され内分泌されるものがなくなることで発症すると仮定した。彼の命名した「インスリン」という言葉は、島を意味するラテン語のインスラ（insula）からきている。

当時肝臓における糖の貯蔵機能が発見され、その流れで科学者たちは、臓器の細胞が毛細血管を通じて物質を直接血流に放出できることに気がついていた。この点から膵臓は二つの分泌機能を持っているようだった。膵管を通して小腸に消化液を送る外分泌と、まだ仮説段階であるが血流に直接送り込む内分泌である。これは、膵臓が二重の臓器としてもみなし得ることを意味した。二つの機能を司る各部分は大きな腺組織の塊の中で共に分散した島として隠れていて、ただ同じ臓器にあるというだけで互いに関係はなかった。

　膵臓が糖尿病に関係していると知れるや否や、病気の治療に膵臓を使う試みが始まった。ちょうど、甲状腺の病気が甲状腺ホルモンで治療されたようなものだ。ミンコフスキーは、糖尿病モデル動物の膵臓機能を回復させる試みを多くの研究者の中で最初に行った（他の者は糖尿病患者で研究した）。膵臓の抽出物を調製して動物に投与したが、初期の結果は成否交じって、どちらかというと否定的なものであった。ある抽出物は何の作用もなく、あるものは明らかに症状を悪化させた。ある抽出物は一時的に血糖低下作用があったが、副作用のほうが大きく、血糖の下がったのが抽出物によるものなのか有害作用によるものなのか、だれもわからなかった。

　糖尿病患者は、糖代謝と共にタンパク質や脂肪の代謝にも問題があることがわかると、医師たちは食餌療法による治療を始めた。ハーバード大学医学部で教育を受けた医師フレデリック・アレン博士は、当時この分野で最も優れた研究者で、一九一三年には「糖尿と糖尿病に関する研究」を出版していた。翌年彼はニューヨークのロックフェラー研究所に雇われ、糖尿病患者の小さな病棟の責任者に任命される。彼の方法はあらゆる患者に試された。軽症から重症まで、最近診断された者から末期昏睡患者まで、若年者から老人、インテリ患者から蒙昧（もうまい）患者、金持ち患者から貧乏人まで。治療法はだれに対してもほとんど同じである。尿中の糖とケトン体と呼ばれる酸性物質がなくなるまで、口にするのは液体のみで絶食するというものだ。それから、糖耐性をモニターしながら徐々に食事を積み上げていく。このとき、糖が尿に現れるまでに患者がどれくらい食べたかを調べるため、すべての食品の重さを厳密に量る。丸一日の絶食で尿中の糖はゼロになり、その後の食事はこの耐性試験で調べたトータルカロリー摂取量で固定された。

アレンが飢餓療法と呼ばれるようになるこの治療法を導入した頃、アメリカでは依然としてよく食べることが健康の証しだと考えられていた。もっと皮肉なことには、彼は、急激な体重減少に伴って激しい飢餓感を持つ糖尿病患者に対して、厳しい食事制限をかけているのだ。それは、体重が二〇〇ポンド（約九〇キログラム）から一〇〇ポンド（約四五キログラム）に落ちてしまった人に、減量ダイエットを強いるのに等しかった。アレンは、これでは体が弱ってしまうと不平を言う人には、絶食こそが強さをつくると諭す。飢えに不満を言う人には、何もしなければもっと飢えて体重が減っていくと話し聞かせた。多くの患者にとっては、あたかも飢えによる死か糖尿病による死か、どちらかを選ぶようなものであった。

現在の知識で考えると、アレンによる飢餓療法は糖尿病患者の寿命を二年ほど延ばしたと推定されるが、新たに課された苦しみは、病気そのものと同じくらい過酷なものである。これでも当時は最も優れた治療法だった。他の食餌療法としては、麦ダイエット、ミルクダイエット、米療法、ジャガイモ療法から、阿片を使うものまであった。

糖尿病治療で圧倒的に重要なブレークスルーは、一九二一～二二年のトロント大学フレデリック・バンティングによるインスリンの発見である。これは実際、二〇世紀最大の医学的ブレークスルーとして、ペニシリンやポリオワクチンの発見に並ぶものである。しかしこの発見までは、バンティングはまったくこんな科学的偉業など、しそうもない人物だった。オンタリオの農家に育ったバンティングは、大学ではよく言っても平均的な医学生であり、卒業すると第一次世界大戦の野戦外科医として従軍する。戦後、彼はオンタリオ州ロンドンの自宅で診療所を開いたが、最初の月、収入はわずか四ドルだった。

乏しい収入を補うため、バンティングは近くのウェスタン大学の講師として働く。ある夜、貧乏で外食や居酒屋に行けなかったのか、彼は自宅で学生への授業の準備をしていた。ある雑誌に「膵臓結石と関連したランゲルハンス島と糖尿病の関係について」という記事があった。これは専門的な記事であったが、深い眠りを確保する目的で、寝る直前に読んだ。

バンティングの回想録によれば「あれは、ちょうど私が不安定で眠れなかった時期のある夜のことだった。私は講義のことやら雑誌の記事のことを考え、また自分の不遇のことや、どうやったら借金や心配事から抜けられるかを考えていた。そのうち午前二時頃になり、頭の中で講義と記事がしばらくのあいだ、互いに追いかけっこをするようになったあと、あるアイデアがひらめいた。膵管を縛ってしまえば、膵臓の外分泌細胞の部分が変性、退化し、外分泌液の影響を受けない内分泌液だけの抽出物を得られるかもしれない！　私は起き上がりアイデアを書きとめ、その夜はこのことをずっと考えつづけた」

ウェスタン大学の医学図書館にはこの問題についての参考文献はほとんどなく、彼は仲間の医師たちに話し、糖尿病を救う内分泌物質を得る研究プロジェクトについての興味を伝えた。正確な言葉はわからないが、彼らは「今の仕事をおろそかにするなよ」と言ったようだ。

バンティングは、糖代謝で世界的に有名なトロント大学の生理学の教授J・J・R・マクラウドを訪ねる。バンティングはこの大学の卒業生だったので、マクラウドは会ってくれた。簡単な会話のあと、疑い深いマクラウドはバンティングの求めに同意し、二、三週間ラボと数匹のイヌを実験に使うことを許す。マクラウドは、化学的検査のために若い学生チャールズ・ベストを助手につけてくれた。

研究は一九二一年五月に始まり、バンティングとベストは試行錯誤の末、イヌの膵臓分泌腺の内分泌に関する部分の活性抽出物を得ることに成功する。彼らはこの抽出物を糖尿病犬に注射した。結果は見事、血糖の減少だった。次のステップは、患者に使えるよう抽出物を十分に精製することだ。ここでカナダ人の生化学者J・B・コリップが加わる。彼は、適当な溶媒で抽出物を処理して沈殿を得るという方法を発展させ、治療に使えるようなレベルまで精製した。具体的には、新鮮なウシの膵臓をアルコールの中ですりつぶすことから始め、それぞれの段階でウサギを使って効力を何回か測りながら精製していった。

一九二一年から二二年にかけての冬、バンティングとベストは膵臓の内分泌について最初の論文を発表している。イーライリリーの生化学研究部長ジョージ・クロウズは、アメリカ生理学会に参加し、マクラウド、バンティング、ベストの講演「膵臓性糖尿病に対する膵臓抽出物の有効性について」を聞いた。ここで三人の研究者は自分らの研究を報告し、抽出物について考察している。このとき彼らは正式にそれをインスリンと呼んだ。彼らは、いかに血糖が下がり二匹の糖尿病のイヌが生き長らえたかを説明した。ほとんどの聴衆は注目しなかったが、クロウズは夢中になる。講演のあと、彼は三人の発表者に、インスリンの生産について協力の可能性をほのめかした。しかし三人のトロント人は、利益追求の単一企業との関係を好まなかったため、この申し出を丁寧に辞退した。

このとき、彼らは抽出物をヒトに試験する準備ができていた。トロント総合病院で重症の少年レオナルド・トンプソンが、インスリンを受けた最初の糖尿病患者になった。彼の症状はすぐに改善され始めた。

世界最初のインスリン製造者

一九二二年五月二二日、クロウズと社長イーライ・リリー（創業者の孫）は、発見者たちに会うためトロントに向かった。その数日後、トロント大学はイーライリリー社に一年間、アメリカでインスリンを製造販売する専属ライセンスを与えることに同意する。このカナダ人とアメリカ人たちは、試験期間を通じて技術と知識を共有することを約束した。大学の研究者は、依然として利益追求型の製薬企業との協力には慎重であったが、彼らはクロウズの科学界での高い地位と、彼の研究を支援した会社の実績に影響される。また、複雑な医薬品を大量に作るリリー社の能力にも心が動いた。

この八日後、同意書は署名され、会社は安定したレベルでインスリンを大量生産するための研究を開始した。チャールズ・ベストは自分の専門知識を伝えるため、インディアナポリスまで九回出張して、リリーのチームと手を取り合って仕事をした。最初の工業スケールのインスリンは六月二六日、二回目は七月五日にできる。新鮮なブタ膵臓を七五ポンド使うと、一ミリリットルあたり一ユニットのインスリンが三〇ユニットできた。七月の終わりには一週間あたり平均一二〇〇ユニットを作った。

一方、この奇跡の薬の話は広まっていく。このとき若いレオナルド・トンプソンは死の床から起き上がり、普通の生活をしていたからだ。インスリンに対する需要は急騰した。一九二三年四月にはリリーのインスリン生産は、一週間あたり一八万ユニット、効力は一ミリリットルあたり二〇ユニット以上にまで増えた。この時点でようやく医師が一般患者に使うことが可能になる。

トロントでの最初の会談で、会社はインスリンをアイレチンの商品名で、一九二三年一月まで特定の医師だけに配布することを提案していた。当時は、食品医薬品局（FDA）ができる前で、新薬の発売に関して承認、否認する規制当局はまだない。アイレチンへの愛着心が育まれることを期待して、医師に無料のインスリンを配布する代わりに、リリーは、どのように使われ、どのような副作用があるか、貴重な情報を集めた。独占的な製造販売の年が終わり、他社もインスリン市場に参入できたが、どこも製品にアイレチンの名前はつけられなかった。

一九二三年、ノーベル賞委員会はバンティングとマクラウドに医学賞を授与した。ところが、最初からバンティングのそばで働いたベストは選にもれ、臨床的に安全で使用可能な物質への開発を完成させたコリップも同様に受賞できなかった。選考委員会の予想外の発表に、バンティングは異議を唱えた。自分の受賞をベストと共有すると主張、賞金を折半したのだ。マクラウドもコリップに対して同様の行動をとった。さまざまな事情があったようだが、とにかくこの功績は確かにノーベル賞の価値がある。インスリンを調製する方法が発見されるまで、本当に糖尿病は死の病だったのだから。

一九二三年の終わりには、七五〇〇人の医師が二万五〇〇〇人の糖尿病患者をアイレチンで治療していたと推定される。リリーはこの一年間で約六〇〇〇万ユニットを販売した。会社は、投与量の決定、適切な薬効のレベル、食事量の管理、尿と血液の分析などについて、現場の医師に対する詳細なガイドラインを用意した。またリリーは、患者が自己管理するための各種付属製品を開発した。一九二五年、リリーは約二億一八〇〇万ユニットを販売し、海外にも一三〇〇万ユニットを出荷する。生産量が増えるにつれて、インスリンのコストは下がった。一九三二年は、七億九二〇〇万ユニットを販売したが、値段は一九二三年一月のわずか一〇分の一であった。ブタとウシの膵臓の高騰により一九七三年には値段が上がったが、値段は六〇年間ほとんど変わらない。現在アメリカでの値段は相対的に低く、一日二、三ドルである。他社もまたこの救命医薬品を製造していた。ブタとウシの膵臓から作られるインスリンは単に「レギュラー」と呼ばれた。レギュラーインスリンは一日に何回も注射しなくてはならなかった。

初期の頃、インスリンはまだ精製が不十分で、汚い茶色の外観をしていた。不純物の混入と太い針のため注射は痛みを伴い、しかも患者はそれを一日何回も刺されなければならなかった。一九三〇年代には、サケの精子からとれるプロタミンがインスリンに加えられ、作用時間が長くなる。プロタミンはヒストンで、インスリンが酸性物質であるため、両者は会合して溶けなくなり、インスリンの作用時間が延びるのだ。また、サイズの違う結晶を作るために、亜鉛がしばしば加えられた。これもまた作用時間を延ばした。結晶が大きいほど注射部位から溶けていくのに時間がかかる。最初、一回のインスリン注射で一日を持たせられないだろうかという期待があった。そうすれば患者を何回もの注射から解放できる。しかし、後にこの一回注射は朝、時限爆弾を飲むのと同じことだとわかる。なぜなら、昼になって急激に血糖を下げてしまうからだ。一九八〇年代、自宅での血糖レベル測定が可能になったとき、初めて長時間作用型インスリンは、血糖を満足にコントロールできないことがわかった。食後の血糖上昇を抑えるには、短時間作用型インスリンも必要であった。

インスリンを必要とする糖尿病患者の血糖レベルは、時に下がりすぎることがある。たとえば、運動を増やしたり、食事量を減らしたり、時間どおりに食べなかったり、インスリンを過量に摂取したりしたときだ。その結果起こる低血糖の症状でよくあるものは、頭痛、いらいら感、震え、過度の発汗、速い心拍、飢餓感、精神錯乱、眠気、そして意識喪失である。

インスリンをめぐる初期の発見

糖尿病の研究では、いくつかの成果が二〇世紀に出た。一九四〇年代に科学者たちは、腎臓や眼に見られる長期にわたる合併症と糖尿病との関係を発見する。一九四四年には標準的なインスリン注射筒が開発され、糖尿病の管理をより統一化するのに役立った。一九五五年には血糖を下げる経口薬品が発売される。

一九五〇年代には、もう一つの大きなブレークスルーが起き、糖尿病分野の生化学者に二つ目のノーベル賞が与えられることになる。イギリスのフレデリック・サンガーが一九五八年、インスリン分子のアミノ酸配列を正確に決定したことで、この皆がうらやむ賞を受賞したのだ。サンガーは一九四三年に研究を開始し、インスリン分子の五一個のアミノ酸がどのようにつながっているかを正確に決めた。サンガーは、分子が二本の異なる鎖からなることを示し、二本を酸化によって分離させてから精製した。こうすると問題は簡単になる。51アミノ酸からなる一つの分子の代わりに、サンガーは30アミノ酸と21アミノ酸の二つの分子を手にした。彼は一方の鎖の30アミノ酸の正確な配列を決め、そしてもう一方の鎖で21アミノ酸を決定し、世界を驚かせた。その前に彼は、二本の鎖は会合し、イオウ原子の架橋でインスリン分子を作っていることを示している。インスリン分子の構造はこのように確定された。偉業である。サンガーの発見は、タンパク質の分子構造を決定した最初の例として記録された。

一九五九年には、糖尿病には大きく分けて二つの種類があることがわかった。1型はインスリン依存性で、2型はインスリン非依存性である。子供は1型であることが多く、若年性糖尿病として知られている。1型は膵臓が十分なインスリンを生産できなくなったときに起き、症状が進むとまったくインスリンを作れなくなる。2型の糖尿病患者の膵臓は単にインスリンが十分でないだけで、完全に作らなくなるわけではない。米国疾病管理予防センター（CDC）によると、全糖尿病患者の九五％は2型の成人発症型糖尿病であり、たいていは肥満などの生活スタイルの問題によって発症するという。肥満の人は、脂肪が過剰になる結果、膵臓が十分インスリンを生産できなくなることから、糖尿病になっていく。

糖尿病のタイプが一つだと思われていたときは、皆「レギュラー」インスリンを一日四回注射していた。徐々にインスリンの純度が改善されていき、血糖測定器、インスリンポンプなども治療に使われるようになる。

一九二三年以来、イーライリリーは、世界初のインスリンメーカーとして糖尿病治療の分野で指導的役割を果たし、患者の命を救いライフスタイルを改善する四〇以上の製品を発売してきた。一九四六年にリリーは、インスリン発見二五周年を記念して、インディアナ大学メディカルセンターに国際糖尿病診療所を開く。一九五〇年代は動物由来インスリンとして、一ミリリットルあたり五〇〇ユニットの高力価製品（U－五〇〇）を発売した。またこの頃、リリー研究陣は、膵臓分泌腺で見つかったもう一つの物質、後に糖尿病患者の低血糖ショックを治療することになるグルカゴンの精製、結晶化に成功する。リリーは一九六〇年にインスリン誘発低血糖症の治療用にグルカゴンを発売した。一九七〇年代になると、リリーは〝単一ピーク〟型インスリンの生産を始める。

大きなブレークスルー：組換えDNA技術

一九七六年、世界中の最先端の科学者たちが、インディアナポリスのリリーセンターで開かれた国際会議に集まった。この研究集会の焦点は遺伝子組換えに関する新技術であり、インスリン生産にどのように利用できるかについて研究発表がなされた。一年後の七七年、小さな新興企業ジェネンテックがパイオニアの一つとなる。遺伝子組換えの前に研究者は目的の遺伝子を単離しなくてはならない。複雑な一連の操作の末、初めて採れるものだったが、とにかく、目的の遺伝子は採ることができるようになった。七九年、リリー研究陣は組換えＤＮＡ技術による生物学的に活性なヒトインスリンと亜鉛との結晶を発表した。この結晶は組換え遺伝子で作られたタンパク質の世界初の結晶である。組換えＤＮＡ技術がヒトインスリンの有望な供給源となることを見事に証明した名誉は、リリー社のジム・ホフマン、フレッド・メルツ、ロナルド・チャンスの三人に与えられる。三人は現在でもこの記念碑的偉業がなされた日付、一九七九年一二月七日を正確に覚えているという（フレッド・メルツの祖父は一八八〇年代にリリーに雇われた最初の化学者であった）。

世界最初のインスリン製造者となって六〇年、リリー社はバンティングとサンガーによる大発見以来最大のブレークスルーを成し遂げる。一九八二年にＦＤＡは、ヒューームリンと呼ばれる世界初の組換えヒトインスリンを承認した。

この薬はまた、組換えＤＮＡ技術によって作られた最初の人間用医薬品でもある。簡単に言うと、組換え技術を使えば、ある種の薬やホルモンを細菌に作らせることができる。その方法は、まず目的の遺伝子を採ってくる。それは目的のタンパク質を作っているアミノ酸の順番をコードしている遺伝子だ。

それを細菌に導入する。細菌は成長、増殖し、目的のタンパク質を作る。細菌は自重量の一％のタンパク質を作り出す。九九％の不要物からこの一％を分離するのに間違いは許されない。一つ確かなことは、製品のそばに細菌はいてはならないということだ。タンパク質であるインスリンは、この技術を使って作られ分離され精製され製剤化される。リリーは組換え技術で医薬品を作った最初の会社であるが、これ以来多くの医薬品がこの技術で作られている。

探索チーム

リリーのタンパク質生化学者、ロナルド・チャンス博士は、一九六〇年代に入社、仕事人生を糖尿病の研究に捧げた。ヒュームリン開発の大きな貢献者である彼は、会社がこれを作ろうと決めた理由を説明してくれた。「バンティング博士のインスリンはウシとブタの膵臓を混ぜたものから作られた。一九二九年にリリーは特別な食用家畜由来のインスリンを発売し、これらもまたブタとウシの膵臓から作られたのだが、一人の糖尿病患者が一年間に使うインスリンを作るには、約七〇頭のブタの膵臓を必要とした。ウシの膵臓は大きいのでもっと少ない頭数でできる。一九七〇年代のWHO（世界保健機構）の調査で、世界中の食肉工場の多くは衛生的でなく、適当な冷蔵設備もないことがわかったが、これでは感染を防ぐために膵臓を急速冷凍することができない。つまり十分な品質の膵臓を入手することが重大な問題になってきていた。我々は別のインスリン製造法を模索し始めた。なぜなら我々の調査では、糖尿病患者の数は危機的な速さで増えつづけており、このことはブタやウシの膵臓不足に直面することを意味したからだ。患者に十分なインスリンが届かない可能性があるというのは恐ろしいことだ。もし別の製造原料が見つかってウシやブタに頼らなくてすむようになれば、インスリンの供給不足という危険から逃れることができる」

アメリカ陸軍医学部隊での輝かしい経歴を持つジェームズ・アンダーソン博士は、一九八五年、リリーに入社した。彼は入社に至った会社の魅力として、インスリン製造での圧倒的強さを挙げている。

「化学医薬品を合成するようにインスリンも化学合成するという選択肢は常にあった」とアンダーソンは説明する。「これはいくつかの研究室で研究されていた。しかし二〇〇ステップほどの合成過程があり、現実的ではなかった。またインスリンを作るために動物の膵臓からβ（ベータ）細胞を取り出すこともできる。膵臓のランゲルハンス島にはインスリン製造に専念している特別な細胞があるのだ。もしこの細胞を大量に増やすことができれば、インスリン製造に使える。問題は動物のβ細胞は、ヒトのものと同様、大量には増えないことだ。その結果、この方法は現在でも使えない。それに、インスリンの市場価格を考えると経済的でもない。製薬業界は一九二三年以来、インスリン価格をできるだけ下げようと努力してきた。だから患者は確実にこの命の薬が入手できるのだ」

この物語のもう一人のキーパーソンは、ブルース・フランク博士である。彼は一九六六年、化学の博士号を持つ二八歳の若き研究者としてリリーに入社した。フランクもまた、糖尿病分野における会社の強い地位に魅せられた。「リリーに来たとき、会社が主催したインスリンシンポジウムでチャールズ・ベストが講演するのを聴く機会がありました。会社はよく世界中から研究者を招きました。インスリンの構造を調べるためX線結晶解析をしている物理学者から、インスリンが細胞でどのように作られているかを研究している科学者まで、あらゆる分野の最先端の専門家が来ました。これらの人々を一堂に集めることで、彼らの創造的な思考と幅広い知識が集まり、すばらしい相乗効果が生まれます。輝かしい人々と一緒にそこに座り、彼らの頭脳を垣間見ることは、すばらしい機会でした」

一九七〇年代、警戒すべき危ない長期傾向が明らかになった。アメリカ人は、他の先進国と同様、かなり多くのカロリーを摂取していて、肥満が増加しているというものだ。すでに述べたとおり、肥満は糖尿病の原因の一つである。肥満の初期には、実際普通の人よりもインスリンを多く生産し、血中インスリン濃度も高い。しかしこのインスリンは、糖を血液中から細胞内に移行させる効率が低い。血液中の糖をコントロールするのにますます多くのインスリンを使わなければならないため、膵臓は最終的に疲弊し、ある時点でもはや血糖をコントロールできるだけのインスリンを作ることができなくなる。２型糖尿病を発症している患者の八割は肥満だと見積もられている。

ヒュームリンを作る必要性というのは、こうした環境において生まれた。未来を見通す研究者や経営者たちは、糖尿病患者が毎日のインスリンを入手できなくなる日のことを考えていた。そのような事態の結末は恐ろしいものだ。新しいインスリンをマーケットに出すという競争は一九七〇年代に始まり、一九八二年、ヒュームリンのFDA承認で実現される。それは医学の世界でも大きな勝利だった。もうインスリン不足を心配しなくてよい。リリーは最終的に一万リットルの巨大培養タンクでヒュームリンを作り、この貴重な薬を工業スケールで生産するようになった。

ヒューマログ：改造されたインスリン

ヒュームリンは、リリーが発売した次世代インスリン、ヒューマログの物語では序章にすぎない。ヒューマログもその先駆品同様、組換えDNA技術による製品である。しかし、患者にとってはヒュームリンにない特別のメリットがある。ヒューマログは一九八〇年代半ばに研究が始まり、開発、臨床試験までにはヒュームリン同様、数年かかった。

インスリン製造には、多くの複雑な工程を要するため、生産コストは非常に高い。その上、インスリンを患者が利用できるように、価格は低く抑えられている。他社の価格も同様に低い。その結果、ジェネリックメーカーが特許切れのあとにインスリンのジェネリックブランドを売ることは非常に難しい。

そんな中、リリーがインスリンの改良版を開発しなければならなかった理由や動機は何だろう。特に手持ちのヒューームリンが好調に売れているとき、これと共食いになると思われる新しいインスリンを、なぜ会社は作ろうとしたのか。最初の起動力は研究所から湧き起こった。糖尿病患者の生活を改善する薬を作りたいという研究陣が立ち上がったのだ。もしこの献身的な人々がいなかったら、ヒューマログは現在ない。

ヒューマログの初期段階の研究開発では、リチャード・ディマーチ博士が研究部門を引っ張った。彼は控えめな男で、最初はチームリーダーとなることを拒んだのだが、周りの人々の勧めに従ってチームを率いた。タンパク質化学者のディマーチはロックフェラー大学でペプチド合成のポスドクをした後、一九八一年にリリーに入社する。ロックフェラーで彼は、幸運にもインスリンの固相合成でノーベル化学賞（一九八四年）を取るブルース・メリフィールドのもとで働いた。「リリーに惹かれたのは、新しい医薬品を作るのに生合成、つまり組換えDNA技術を使う機会があると思ったからです」とディマーチは言う。「私はこの技術を使って、天然に存在しない新しいホルモンを作ってみたかったのです。当時は体内にあるものが一番で、それよりよいものなど作れるわけはないと思われていましたが」

ディマーチはリリーに来て、最初はヒュームリンで経験を積んだ。「LY275585、今はヒューマログと呼ばれる分子ですが、この研究を始めたとき、同僚も私ももっとよいインスリンを作れるはずだという信念で動いていました。なぜなら自然は、生理学の観点からアミノ酸配列を最適化したからです。私は、健常人がホルモンを分泌している仕組みは、患者がそれを使うときとは違うということを強調しました。患者が使うときは生理学ではなく、薬理学を考えなければなりません。我々は天然ヒトインスリン、ヒュームリンを生合成で完成して承認されました。そして我々は次に、この天然型より優れているものを作ろうとしたのです。目標は即効性のインスリンでした。もちろんそれまでの研究から、いくつかのヒントを得ていました。インスリンの二本鎖、A鎖とB鎖です。B鎖のC末端同士がくっついて二量体になっていることはわかっていました。亜鉛の周りに凝集すると六量体になります」

ロナルド・チャンスがさらに説明する。当時インスリンは一日四回注射していたが、ヒュームリンの作用時間を長くするとむしろ好ましくないこともある。黒板に図を描きながらこの化学者は続ける。「二つのインスリン分子が会合して二量体を作り、そこへこの液を加えると六量体になる。これが注射されると解離して二量体に戻り、そして単量体になる。ここで六量体は作用の効きが遅い。これは分子が六倍に大きくなるので注射された場所（大腿部や腹部）から拡散するのに時間がかかるためだ」

一九八五年、ディマーチ、チャンス、その他数人のリリーの研究者は、モナコで開かれた若年性糖尿病国際連合主催の会議に出席する。このときヒュームリンは承認されてすでに三年経っている。会議はチャンスの人生に大きなインパクトを与えた。彼が注目したのは、ある調査グループから出されたコメント――「生理的なインスリンのプロフィールをより正確に再現するには、インスリンあるいは新型インスリンの吸収をより生理的なものに近づけて改善する必要がある」という提言だった。

「その調査発表に基づき、我々リリーの何人かは、食事のときに注射してすぐ効くインスリンを作っていくべきだと、改めて信じるようになった。患者は食事をするとすぐに血糖が上がる。普通患者は食事の一時間前にインスリンを打つが、食事と連動していなくてはならない。しかし現実社会ではこれが難しい。どのくらいの量を食べるかが当人にもわからない場合が多いし、いつ食べるかもわからない。いろんなことが起きる。会議が長引くかもしれないし、線路の踏み切りで遅れることもあるかもしれない。だから理想は、患者が食事の直前にインスリンを打つことだ。あるいは食事直後に打つのもよい」

ロン・チャンスは会社のインスリン研究委員会の議長だった。ほかのメンバーもいたが、皆、以前ヒュームリンの開発に参加した者たちだった。委員会は、天然インスリンを上回る次世代インスリンの創製を会社に進言した。研究陣の挑戦は、変えたいところだけ——作用の時期と効力——を変えることだった。

ヒュームリンのDNA塩基配列は、リリーのチームにはよくわかっていた。最終的に彼らは、このアミノ酸配列をほんのわずか変えるだけで、元のインスリンとは違う働き方をするインスリンができることを発見する。アミノ酸の配列というのは、すべてのタンパク質が独特であること(性質、機能)を決めるものなのだ。新しい分子は体内に普通に存在するインスリン様成長因子(IGF-1)に似ている。この困難で複雑な仕事は完成するまで二年かかったが、新しいインスリンはひとたび血流に乗るとすぐに解離した。このインスリンは食事の数分以内に摂取すれば、患者の血糖レベルを最適にコントロールできるのだ。

それは一九八六年に遡る。インディアナポリスの会議室には、リリー研究陣のロン・チャンス、リチャード・ディマーチ、ブルース・フランク、ジム・シールドがいつものように非公式に集まっていた。彼らはそれぞれ自分の専門を持っており、糖尿病に関しての知識を合わせればすごいものになる。フランクは後に思い出して言った。「そこで我々は情報の断片を持ち寄ってテーブルを囲みました。ロンはインスリンから一部分を削ってそこに別のペプチド断片をつなげる方法を知っていました。ジムはモデルを図示できるし、私はロンが作った分子がインスリンそのものとどう違うかを物理化学的に説明できます。このとき、ロンのグループで作られたある分子が単量体であることを示すデータを、皆で見つめていました。インスリンと違い凝集していなかった。『よし、一つできたぞ。ほかの分子はないのかい？　この領域はどうやって変えるんだい？　本当にこれが一番よいのだろうか？　化学的に、生物学的に、毒性学的に最適なのだろうか？』我々の仕事は、これらのデータをできるだけ早く持ち寄ることでした」

「体内で作られるインスリンは、ミラクルな物質ではあるが、完全ではありません」とディマーチは説明する。

「自然はこの分子を、膵臓で作られ必要なときに放出されるように設計しました。つまりインスリンは別の分子と結合して膵臓に蓄えられている。膵臓はインスリンを必要なときまで不活性な形で保っているのです。IGF－1は体内にある非常に似た分子ですが、我々はこいつが自己凝集しないことを発見しました。自分自身にくっつかない。それで我々はこの、自己凝集しないインスリンをラボで作ることが挑戦だと結論しました。なぜならインスリンが薬として使われるときは、自然の場合とまったく違う条件になるからです。自然はインスリンがバイアルに入れられて輸送され、シリンジで吸い上げられて腕や腿、腹部に注射されることを想定して、分子をデザインしたわけではないのです。

我々はインスリンのアミノ酸の順番を入れ替えることで、何とかできると仮定しました」

この仮説を検証するにあたり、コンピュータグラフィックスの専門家ジム・シールドは、インスリンとその類似体の各部分の物理的性質を変換しながら分子構造をスクリーンに図示するという、膨大な仕事を始めた。これにはスーパーコンピュータが使われ、ロン・チャンスのラボが必要とされる計算を行った。一方、数カ月後、チャンスは天然インスリンの配列順を逆にする方法を思いつく。彼は二つのアミノ酸を化学的操作で逆にした。つまり、最後の四つのアミノ酸がABCDだとすると、ACBDという順番にするのだ。これによって分子の性質が変わり、速やかに吸収されるようになった。

インスリン・リスプロは、この短時間作用型インスリンの一般名である。このインスリン誘導体の目的は、普通のヒトインスリンと比べて皮下からの吸収を速くし、より速くより高いピーク濃度と作用時間の短縮をはかることだった。「実際にはヒトインスリン分子の片方の一部分を取り除き、目指す配列の合成分子の一部で置き換えた」とチャンスは説明する。「合成ペプチドは有機化学的手法で作ることができる。一九八八年の一月、それを目的の分子鎖と結合させ、我々のラボは全工程三ミリグラムの収量を得た。しかし、この段階では生物活性があるかどうかチェックするだけで、本格的な検討をするのはまだまだ先のことだった。三月になって我々は新インスリン用分子鎖を四一ミリグラム採った。量としては多くない。次に我々は鎖の結合を行った。ヒトインスリンのA鎖をそのまま使い、B鎖は作る。つまり、リスプロ用のB鎖を合成し、A鎖と縮合させてインスリン分子を作った。結果は完全ではなかったが、試験用のモノを得るためには十分だった」

一九八八年一〇月までに、チャンスのラボは新インスリンを七九六ミリグラム作る。目的の試験をするには十分な量であり、チームはこれが生物学的にどのように振る舞うか、調べることができるようになった。それをするのはブルース・フランクの役目である。彼はチャンスのラボから来たリスプロが凝集せずに早く効くかどうかを試験した。毒性試験もラットやモルモットの小動物を使って行われた。これらは新薬の安全性を保証するために長期間にわたって行われる多くの試験で最初のものである。

チャンスのオフィスの壁に一枚の写真がかかっている。彼は明らかに誇らしげに指差して言った。「この端の男がジェームズ・アンダーソンだ。彼の横に立っているのがリチャード・ディマーチ、次が私、そしてブルース・フランク」。彼は情熱的に語った。「会社は我々四人をアメリカ化学会のチームワーク発明賞にリリー代表として指名したのだ。我々は小さなチームでスタートした。しかし最後には、臨床試験に関わった人も入れれば、五〇〇〇人以上がこのプロジェクトに関わった」。しばらくするとチャンスはもう一枚の写真を見てにやりと笑った。それはフェンスの上にちょこんと乗っている一匹の亀だった。彼は微笑みながら言う。「私はこれを気に入っているんだ。農家で育ったからね。そこに亀がいるんだが見えるかい？　そう、こいつは自分自身の力でここに登れたわけじゃないんだ。わかるよね」

リリー審査委員会でのプレゼンテーション

一九八九年一月二五日は新しいインスリン、リスプロに関わってきた研究者たちにとって大きな一日だった。社内の審査委員会で正式なプレゼンテーションをするときが来たのだ。いつの日か新しいインスリンとして患者のためになると彼らが信じているプロジェクトは、この先大規模に進めるとなると大きなリソースの投入が必要となる。その承認を得るための審査委員会だ。もし承認されればリリーの賭け金はかなり大きくなる。新薬としてマーケットに出すまでには数億ドルを投資することになるだろう。それまでリスプロは研究段階であったから、開発で使われる巨額の資金と比べたら非常に少ない金ですんでいた。研究では数人の研究者がラボで仕事をするだけだからだ。しかし開発に入ると、費用はうなぎのぼりである。

会議に先立ち、資料が審査メンバーに配られていた。彼らは宿題として前もって目を通し、質問を準備してくる――なぜ会社は新しいインスリンに数億ドルも投資しなければならないのか、研究者チームを問い詰めるのだ。

審査会でロン・チャンスはメインのスピーカーだった。執行役員、研究者、臨床チーム責任者など、三〇人ほどのリリーの人々を前にして彼はプレゼンした。このプロジェクトに二年間血と汗を注いできた研究チームのメンバーも、念入りに準備してきていた。「私はクリスマス休暇を返上してデータを集め、チームの皆に配る厚い書類を作っていた」とチャンスは思い出す。「我々はあらゆる事実を持って会議に臨めるよう、十分に準備したかった。投げかけられると思う質問にはすべて備えていた」

チームメンバーは、事がどのように運ぶかまったくわからなかった。十分準備してプレゼンに臨んでも審査委員会で却下されることもある。彼らは皆そういうことを知っていた。チームメンバーの何人かは、それぞれかつて審査委員会でプロジェクトが却下された経験を持つ。彼らをさらに不安にさせたのは、リチャード・ディマーチが出席していないことだった。彼はこのとき妻と一緒にいた。女の子の赤ちゃんが生まれようとしていたのだ。ディマーチは理論家で、説得力ある話し方ができ、経営層からは糖尿病を本当に理解している男とみなされていた。ディマーチはまた、自分の研究知識を上層部に伝える方法も知っていた。彼はどんな研究者チームにとっても理想的なスポークスマンになるだろう。もちろんチャンスもすばらしい科学者だったが、ディマーチほどのカリスマ性と話す能力は持ち合わせていなかった。チームリーダーの欠席で、皆がいっそう不安になったのは当然である。

リスプロのプロジェクトがこの審査委員会で封印されてしまうかもしれない要因はいくつもあった。厳密なビジネスの観点から見れば、ヒュームリンは非常に上手くいったインスリンで、すでにリリーの戦略医薬品になっていた。また、インスリンを作るのには金がかかり、しかも値段は安く設定しなくてはならない。今あるインスリンがよく売れているのに、もう一つ別のインスリンを出そうと大きな投資をするのはビジネスの点で賢い決断だろうか。また、競合他社は何をしているかということも考えなくてはならない。他社が似たようなものを開発していて、リリーより先に発売することなどあるだろうか。出席していたマーケティングの重役は、新しいインスリンが競争状態にあることを示せ、と要求した。

チームが直面した最大の障害は、分子変換に対する本能的なアレルギーだった。新インスリンの発見者たちは、天然のものより改善された分子を作ったと主張している。しかし、ある者にとってこれは異端である。神が創ったものより優れたものを作ることができるとは、なんと大胆な科学者であろうか！　ディマーチが後に言ったが、「はっきりさせておきますが、我々がしたことは最初大いに物議をかもしたんです。ほとんどの人は自然は最良のものを知っているという前提から出発していますからね。彼らにとっては配列を変化させようなんてことは危険なものに見えたらしい」。

もう一つの大きなハードルは、新しく作った分子が大量生産できることを経営層にはっきり示すことだった。最終的に実験室で七九六ミリグラムを作った事実はある。しかし大量生産はまったく別の問題だった。

プレゼンテーションは質疑応答形式だった。結局、審査委員会に売り込んだのは、この薬が糖尿病患者にとってどうなるかという見込みだった。インスリン・リスプロ分子は四〇〇倍も速く吸収されるという厳然たる事実が示された。吸収されれば天然インスリンと同じように振る舞う。二〇分から三〇分で最高濃度に達し、食事で食べたものが吸収される時間と一致する。患者はこのインスリンを、食べる直前に打てばよい。

会議の内容は重々しい様子で書き残されている。一度、ドキッとする瞬間があったようだ。ブルース・フランクがちょうど二〇分間の発表を行った後、審査委員会のメンバーで非常に尊敬されている有機化学者、ビル・レイスフィールドが手を挙げた。彼はフランクの元同僚で、仲のよい友人である。「なるほど、面白いプレゼンだった。まあ、ブルースの物理化学がどのくらい下らない代物か見てみるのも一興だね。私はこのまま成り行きを見るのに一票入れるよ」。彼の言葉は会議の議事録にそのまま載っている。

「あれはビルのやり方です。このプロジェクトを応援しているというのを私に知らせたんです。あの発言で緊張した会議が和らいだ」とフランクは言う。

会議は二時間続いた。終わったときは、提案された薬が今のどのインスリンよりよいものだということに疑いはなかった。一言で言うと、大きな特徴は、患者がより血糖をコントロールしやすくなり安全で便利になるということだった。このメリットを認めた審査委員会は、リスプロを開発段階に進めることに同意した。

研究から開発への移行

ブルース・フランクはリリーでキャリアのほとんどを研究で過ごしてきた。だからリスプロを進めるにあたり、開発過程のリサーチアドバイザーとして働くよう上司から言われたときは驚いた。この役職にはもともとだれもいなかったのでだれかを抜擢しなければならなかった。進行中のものにしろ新しい開発品にしろ、タンパク質医薬品の開発と製剤化の過程において、グループのリーダーには、バイオテクノロジーやタンパク質分野に強いバックグラウンドを持つ研究者が必要とされた。候補者としてフランクはぴったりだ。彼はそれまでもときどき、世界中にあるリリーの工場で自分たちが解決できない技術的問題が生じると呼ばれて解決にあたっていた。優秀で経験豊かなブルース・フランクは、ほかの研究者や工場管理者に何か問題が起きて解決が必要なときは、常に振り向くべき男とみなされていた。

フランクは、リスプロが開発に進んだとき、どういう風にしたらいいかわかっていた。だからこのポジションを提示されたときは躊躇せず受けた。「わくわくしました」と彼は言う。「なぜならこいつは私の子供です。それとずっと一緒にいられるんだから。私が開発サイドに異動したときは、博士号保持者五人と数人の補助員からなる小さなグループでした。開発するにあたってはまずこう言いました。『ここに化合物がある。こいつを我々の手で臨床試験まで進めるように育てなくてはならない』。これにはまた、治験薬申請書（IND）と新薬承認申請書（NDA）のデータを作ることも含まれます。すべてのデータを集めると、最初のステップは、ヒトにこの薬を試験することをFDAに承認してもらうことでした」

プロジェクト・チームが編成された。メンバーは臨床医、毒性学者、生物学者、化学者、原末製造の専門家、マーケティングの人間などである。「それは会社の中で行う小さなビジネスのようでした」とフランクは言う。

ヒトにリスプロを試験する前に、いくつか動物実験が行われた。主にブタである。「臨床に持っていくには、まず毒性試験をしなくてはなりません。それから製剤化研究。安定性試験や代謝試験もしなくてはならない。これらの試験結果はまとめてＦＤＡに送られます。これは、『我々はこれらの試験を今度はヒトでやりたい。その許可をＦＤＡは与えるべきだと思う』と彼らに言うようなものです」

臨床試験

一九九〇年、最初のフェーズⅠの臨床試験がインディアナポリスのリリー病院で実施された。責任者はダニエル・ハウェイ医博。八人の健常者がリスプロ注射を受けた。この結果は、ヒトにおいてもリスプロが即効型であることをよく示し、基本コンセプトのデモンストレーションになった。吸収速度、ピークレベル、インスリンとしての効力、どれも好成績を収めており、この化合物は研究者たちがリスプロに期待したすべてを備えていることを示していた。すなわち本物よりよいインスリンである。そしてこの結果に基づき、フェーズⅡ、フェーズⅢ試験に進めることが決まった。

「上層部が臨床試験計画を承認し、予算をつけたので、我々はすばやく行動した」とジェームズ・アンダーソンは言う。

「臨床医学関係や規制当局関連の人々など、キーとなる社内の人間が招集された。インディアナポリスのリリーセンターでなく、そこから離れたダウンタウンのホテルにである。そこで彼らは戦略を練るのだ。我々は丸一日の会議で重要なことをいくつも決めた。たとえば、いつまでに臨床試験用の薬が得られ、実際の試験はどのくらいの期間が必要か、など、そういったスケジュールを組み立てる仕事をしたのだ。もちろん、フェーズⅡ、フェーズⅢまで、試験全体のデザインもした。そしてＦＤＡに新薬申請書を出す予定日まで書いてあるスケジュール、すなわち我々が承認までずっと従っていく予定表まで決めた。それから、初めてのことだが、臨床試験はインスリンを販売する予定のすべての国々で同時に行うことを決めた。従来の方法は各国別々だった。私の知る限り、これは業界初である。

その理由はいくつかある。第一に、世界中の国々にはいろんな文化があり、食習慣もさまざまだ。その結果、インスリン注射の打ち方も国ごとに違う。アメリカ人は普通一日三食だが、これは普遍的ではない。イタリア人とフランス人は朝食を食べないし、ドイツ人は早い時間と遅い時間の二回の朝食を食べる。それからラマダンのある国は問題だ。この期間連続三〇日、イスラム教徒は日中断食して夜食べる。またある国では、特に日本とインドでは患者は自分で注射を打たない。彼らは毎朝毎晩医師のオフィスでインスリンを打ってもらう」

「我々はアメリカ国外にいて最初のステージから臨床試験に関わることになるリリーの人間を全員集めた」とアンダーソンは続ける。「彼らは個人店主のようなものだ。我々は彼らからのフィードバックが大切だと伝えた。また、患者が試験に同意して署名する登録期間は七月と八月の八週間だと伝えると、イタリアとフランスから来た人の何人かは渋った。一年のこの二カ月はバケーションをとるからだ。しかし我々は、医師と患者を確保するための事前広告を行うことに数カ月を彼らに与えたので、最終的な登録は一〇三％達成した。インスリン大量合成の仕事に関係しているジェフ・ベーカーも、会議に出席していた。『わかった、そのときまでにちゃんと作って、バイアルに入れて見せるよ』と彼は約束した」。あとでわかるが、これは非常に大きな約束だった。

リリーがアメリカ国内外で同時に臨床試験をするもう一つの理由は、インスリンが世界中で使われている薬だという事実にある。だからリスプロは世界中で売られなくてはならない。また、競争に勝つという問題もある。当時、デンマークの二つの会社、ノボとノルディスクが即効性インスリンの開発競争に参加していた（二社は一九八九年に合併してノボ ノルディスク社となる）。ノボは一九八七年にヒトインスリンの遺伝子組換えによる生産を始めており、リリーより先にFDAの承認を取るのではないかといわれていた。

プロジェクト・チームは幸先よいスタートを切った。この勢いを保つため、彼らはインディアナポリスにある国際企業リリーの広大な本部キャンパスから、ダウンタウンのオフィスビルに引っ越すことにした。「我々のメインキャンパスには七〇以上のビルがあり、三〇人くらいのチームメンバーはそこで散らばっていた」とアンダーソンは言う。「それで我々はもう少し効率的に仕事ができるよう、つまり一つ屋根の下になるよう引っ越したわけだ。これでコミュニケーションが活発になった。何人かは時差のある海外にいることが少し問題だったが、同様にコミュニケーションできるよう努力した。たとえば、だれかが臨床試験をしていて問題が解決できたら、すぐにほかの人にそれを伝達するとかね。会社の敷地から離れると、こんなに多くのことが達成できるということがわかったのは予想外の収穫だったよ」

臨床試験の足並みを揃えるため、当時リリー研究所の所長だったミルトン・ペアルマン博士が世界中のリリー支社をたびたび訪ね、問題点などを講演し、すべての者に最新の開発状況を伝えた。これは大いに士気を高めた。

ジム・アンダーソンはフェーズⅡ、フェーズⅢ臨床試験を管理していた。世界中で行われている試験を考えると、途方もない調整作業である。彼は軍にいたとき大規模プロジェクトに従事した経験を持つ。フォート・ディートリッヒの感染症センターに駐屯していたとき、三五種類のワクチンをそれぞれＦＤＡの規格とガイドラインにのっとり軍用に開発する責任者だったのだ。

インスリン不足が懸念されていて、優先審査が適応された一九八二年承認のヒュームリンと比べると、リスプロはより多くの臨床試験を必要とした。一般に、既存品の改良薬はＦＤＡ承認が遅い。急いで審査する緊急性がないからだ。反対に、致死的な病気を治すことが期待されるブレークスルー的医薬品は、優先審査に回される傾向がある。このことは、リスプロの試験では安全性と有効性をしっかり明確に出さねばならないことを意味した。ヒュームリンは四〇〇〇人の糖尿病患者で評価されたが、ヒューマログは最終的に四〇〇〇人以上の患者で試験された。

製薬企業にとって最も金のかかるのは、薬が大規模な臨床試験に入ったときである。リスプロのような薬の場合はこれが顕著である。なぜなら大人数で長期間の試験になるからだ。

現在のヨーロッパは欧州連合の監督のもとに臨床試験が行われるが、リスプロのときは、カナダ、アフリカ、オーストラリア、そしてアメリカなどと同様に、欧州も数カ国で別々に行われた。これらの国々で参加する医師は、患者の登録で特に困ることはなかった。結局、リスプロは打つのに便利である。「食事の直前に打てばよい」と患者は説明を受けた。「今までのインスリンのように、食事までの時間を計算する必要はない」

臨床試験される薬は、患者がメリットを感じるまでには、しばらく時間がかかるものだ。ところがリスプロの場合、患者はわずか二時間足らずで今までのものより優れていることを実感した。南アフリカでのある試験で、患者たちは土曜日の朝に主治医に注射された。ランダムに分けられた一方は対照群、一方はリスプロである。次の土曜日に患者たちが診療所のソファに座っているとき、彼らはおしゃべりを始めた。リスプロを打っている人たちがどんなに便利かを話すと、対照群の人もまたリスプロを打ってもらいたくなってしまった。それはできないと医師に言われると、彼らは自分たちも打ってもらえるよう、リリーに直接訴えると口にし始めた。「それを聞いたときは嬉しかったね」とアンダーソンは歯を見せてにやりとした。「だって、最初に耳に入った〝不満の訴え〟が、副作用の抗議ではなくて、『薬をくれ』ということなんだから。好運にも我々はFDAと南アフリカの当局と上手くやって、彼らにヒューマログを渡すことができたんだよ」

大量生産の難しさ

リスプロの主任開発研究者ジェフ・ベーカーは非常に自分の仕事を愛していたので、しばしばこれは夢ではなかろうかと自分のほおをつねったという。「ノースウェスタン大学の学部生だった一九七〇年代、私は寮の床に寝そべってタイム誌を読んだのを覚えている。それにはリリーとジェネンテックが協力しているクローン・インスリンについて書いてあった。友人は皆『ワオ、頭がいいな』と言っていた。私は『そうさ、確かに。でももっと進んで、ある特殊な性質を持つタンパク質を科学者がデザインする日も来ると思う』と仲間に言ったんだが、それが昨日のことのように思い出される。それから一〇年後にその現場に来てそれを仕事にするとは」

「開発研究者としての私の仕事は、リスプロを小量作る方法を示した探索段階での研究をじっと見ることだった。そして自問する。『こいつを商業的に、質的にも量的にも満足するように作るには、どうしたらいいだろう?』。我々には、技術的に考えなくてはいけないことや経済的な問題がいっぱいある。我々のプロセス開発グループは、どうやって薬を商業的に作るか、その方法を決めなければならない。ロン・チャンスはラボで試験管を使って作った。しかし製造段階では、一〇〇〇万本も試験管がある工場などない。我々の仕事は三〇〇〇リットルのタンクでリスプロを作ることだ。方法をそのまま移管できないのは明らかだ」

わかりやすく説明するために、ベーカーは五人家族の感謝祭ディナーを準備する女性をたとえに出した。

「もし五人分の料理を作ったことがあっても、三〇人分の感謝祭料理を準備しなくてはならなくなったとき、やり方はかなり変わってくることがわかるだろう。次に三〇〇人分の結婚式料理を準備することを想像してみる。それから一〇万人入った球場の食事の準備を想像してみよう。明らかに、五人家族の分を作っていたときとは、まったく別のことを考えなければならない。これが我々の直面していることだ。化学者がラボで作るのと大勢の人々のために医薬品を作るのとは違う。まったく新しいボールゲームなんだ。

我々はまずパイロットプラントで作り始めた。そこでは実験室での方法を使って少量スケールで作る。いわば、商業スケールの一〇分の一か、あるいはそれ以下だ。研究室ではミリグラム単位であったが、我々はグラム単位で作ることを始めた。それから数百グラム、最終的にはキログラム単位で作る。

我々はヒューマログを早くマーケットに出そうと、できるだけ早く動こうとしていた。しばしば予期せぬ設備の故障がある。そのおかげで何日も何週間も作業が遅れてしまうエラーもいくつかあった。トラブルのないときは、その方法で仕事をしながらプランB、すなわち別の方法を考えていた。あたかも航行しながら次の船を造っているようなものだった。

研究室で本当にいいアイデアに見えたものでも、一〇〇倍から一〇〇〇倍にスケールアップすると上手くいかなかった。思いどおりにいかないことはいっぱいあった。この作業は今まで一度もなされたことがなく、我々が作りながら学んでいるということを考えてほしい。我々の工場のスタッフは、工学の学位を持つ研究者から高校卒業の工員まで多様な人材からなる。もし、真のヒーローがだれかと聞かれたら、私はこの現場の人々に票を入れる。彼らは実際の製造工程を開発するにあたり、価値あるパートナーだった。皆、現場での目であり、耳であり、手であった」

「我々は一日二四時間、週七日働いた」とベーカーは続ける。

「ある朝私が建物に入ると、オペレーターの一人が私の部屋の前で待っていた。彼を見て驚いた。なぜなら彼は、すでに家に帰っているはずだったからだ。かなり心が乱れている様子で、何か悪いことが起きたのだとすぐわかった。

『反応液に酸を加えていました』と、彼はかろうじて聞き取れるくらいの声で言った。『それで入れすぎてしまい、そのロットをダメにしてしまいました。直接あなたに言うまでは家に帰れなかった。ジェフ、本当にすみません』

それは人為的ミスで、実際に起きるものだ。もちろん私もこれにはがっくりきた。しかし彼を怒らなかった。彼の腕をポンとたたいて言った。『まあ、気にするな。次で取り戻そう』とね。我々はこの失敗で四週間をロスした。パイロットプラントでは一〇〇人ほどの従業員が働いていてこのつまずきは金額的にも大きな損失となった。ミスは起きないように努力はしているが、やはり起こる。時には大きな損失になる」

フランクが付け加える。「開発段階での製造プロセスではいろんなステップがあります。新しい溶媒を使う系にある薬品を加えると、タンパク質と反応してある種の誘導体ができました。それで、我々はこういった物質を除くか、まったくできないようにするか、対処できるくらい少量に抑えるか、そういった方法を開発しなくてはならなかった。それから最終産物が得られたときは、チェックすべき項目のリストを使って仕様を確認していました。たとえばアミノ酸組成がどうなっているか同定しなくてはならない。それから最終産物の生物活性を確認したことを示さなくてはならない。こういった多くの検査の内容はFDAへ提出されます」

また、ヒューマログを作るにあたっては、それが天然型でないタンパク質なので、特別な苦労があったとベーカーは強調する。「タンパク質はアミノ酸からできている。いろいろな色と形のビーズ玉に糸を通してつなげたようなものだ。インスリンはある決まったビーズをある決まった順番につなげたもので、そのためにインスリンの特徴が生まれる。リスプロの場合、我々はその中で二つのビーズの順番を入れ替えた。これは小さい、かすかな変化であるが、薬理学的に大きな結果となり、また驚くにはあたらないことだが、合成や精製においても、今まで我々がインスリンで経験したものとは違った問題を提起した。糖尿病から話はそれるが、ここで重要なのは、これはある特殊な性質を持たせるために人工的に作ったタンパク質の最初の、またはごく初期の一つであるということだ。現在、バイオテクノロジーを当然のものとして見る傾向があるが、当時は本当にブレークスルーだった」

「ヒューマログは実験室で特別に使われている非病原性大腸菌を遺伝子組換えした菌株で作られる。リリーが長年インスリンを作ってきたブタやウシの膵臓を何トンもすりつぶす方法の代わりに、このタンパク質を作るために巨大タンクで何千リットルものバクテリアを育てるのだ。

これはペニシリンとは違う。あれは天然物である。ペニシリンは微生物で作られるが、インスリンを作る微生物はいない。バクテリアは自身のDNAを設計図にして、複雑な分子を複雑な仕組みで作っている。我々はそのDNAに細工をして、何を作るか違った指令を与えるのだ。それはあたかもバクテリア工場の現場に電話して、こう言うようなものだ。『おーい、Aを作る代わりにBを作るぞ』。バクテリアは注文を受けるのが得意で、すぐ返事する。『わかりました、ボス。Aの代わりにBを作ります』。バクテリアは動き出し、我々は両手をこすって喜ぶ。なぜなら我々は、自然がバクテリアに埋め込んだ信じられないくらい洗練された生物分子機械を利用できるからだ。リスプロ前駆体の組み立ては、試験管ではとうていできない合成である。でも、たった一つのバクテリア細胞でもきわめて簡単にやってのける。生化学者ならだれでも『科学はすばらしい。しかし自然はもっとすばらしい』ということをすぐに学ぶはずだ」

「バクテリアはこの見知らぬ小さな分子をどんどん作りつづけるのだが、自身にはまったく役に立たないので、ゴミを捨てるようにリスプロ前駆体を、封入体と呼ばれる小さなタンパク質の塊に凝集させていく」とベーカーは続ける。「我々はこの封入体を集めて化学的方法で加工し、前駆体を実際のリスプロ分子に変えるのだ。この操作で非常に精製されたリスプロの結晶が採れる」

化学製造管理チームがヒューマログ生産のスピードを上げ、一方、臨床試験も全速力で動き始めた。新しいインスリンの供給はフェーズⅠ、フェーズⅡ試験の実施には不可欠で、そのうちに毎日四〇〇〇人以上の患者に投与される予定になっていた。大量のヒューマログが必要だ。ベーカーは当時、いかに大量の生産を要求されたか、また期限に間に合うかどうか彼がいかに心配したかを思い出す。特に彼は、必要な設備の導入が、普通の試験操業の段階では考えられないほどの巨額の投資になることに、頭を痛めていた。

「私は家で検討し、話したい事実をわかりやすく組み立てて、デビッド・フランカムの部屋へ乗り込んだよ。フランカムはすばらしいボスで、いつもと同じように非常に我慢強く、また注意深く私の言うことを聞いてくれた。私は今要求されていることができない理由をすべて話した。彼は静かに言った。『なあ、ジェフ、私は君のできないということにはあまり興味はないんだ。

私にはちっとも面白くない。それよりも、これをするには何が必要かを知りたい。それでそれがあまりにも費用が高すぎるなら、そのときは君に言う』

なんてすばらしい言葉を学んだことだろう。それ以来私は会社人生を通してこの言葉を使ってきている。フランカムに会ったあと、私はチームメンバーに言った。『できないとは言うな。君らができないということには興味がない。実際、いやなくらい聞きたくない。むしろ、それをするにはどうしたらよいか。我々は何でもできるはずだ。値段は変わる。価格に関してはもう少し選択肢があるはずだ』。それから我々は試験製造の工程を見直して、新しい設備を導入した。実際、それはリリーが過去に試験製造の段階で行った最大の投資となった。しかも、これはFDA承認や有料患者が出てくる数年も前のことなのだ」

最初から最後まで数年かかるような長期プロジェクトでは、よいリーダーは部下たちが大きな絵にずっとフォーカスしつづけるように仕向けるものだ。ブルース・フランクはある逸話を話してくれた。

「友人の息子が結婚したときでした。そのパーティであることが起こり、仕事に戻った月曜に、私は部下たちにそのことを話して聞かせました。我々のテーブルに一人の紳士がいました。ほかのテーブルには料理が出ていたのだが、我々のところはまだでした。彼はひどく不安そうで、ウエイトレスにあとどのくらいで料理が出るのか聞いたのです。

『多分一五分くらいだと思います』

今から三〇分で料理が目の前に並ぶことがわかり、彼は小さなインスリンペンを取り出し、自分で注射しました。ところが三〇分過ぎても料理は出ない。彼の顔に汗が出てきたのがわかりました。

『大丈夫ですか？　何か私でできることがありますか？』

『ありがとう。ではオレンジジュースか何か、もらえないだろうか』

そのときテーブルに料理が並び始めました。彼は急いで何かを口にし、そして我々は彼がすばやく体内に糖分を送り込めるよう、ジュースを取ってあげました。

これは、インスリン注射と食べ物の到着に時間差があったときに起こることをよく示しています。私は部下に言いました。『糖尿病患者の直面しているのはこういうことだ。それがちょうど私のテーブルで起きたんだよ。なぜ君たちがこの薬を作ろうとしているか、わかるね？　今、病院で試験されているものは、料理がちょうど出たときに自分自身で注射できる。それは完璧に上手くいく。そう、これが皆で今、この仕事をしている理由だ。君らは自分の仕事に関して誇りを持っていい』」

――保証

「結局のところ、問題はＦＤＡを満足させることだけではない。我々は社会に対して三つのことに責任がある。まず、薬は安全でなくてはならない。二つ目、効かなくてはならない。そして三つ目、何回も何回も、いつも同じように作れなくてはならない。このことは何回もの臨床試験において、安全でかつ効くというデータを安定して出さなければならないことを意味する。それはすべて薬の〝保証〟に関することだ」と、ジェフ・ベーカーは強調する。

彼は続けた。

「ヒューマログの臨床データを入手したちょうどその頃、私は日本で開かれた国際糖尿病連合会議に出席した。私はある飲み屋で、日本のビールを飲んでいた。そのとき一人の医師が話しかけてきた。『ヒューマログをどうやって作るか、ご存じですか』

『もちろん。賭けてもいい』と私は答えた。

『いや、もっと簡単にできる。正解を聞かせてあげよう。まず私が処方箋用紙を取り出し、処方箋を書く。それを薬局に持っていく。患者はヒューマログがもらえる。つまり、処方箋用紙がヒューマログを作るのだ！』

彼は無礼に振る舞ったわけではない。彼は私に重要なことを教えていた。私は彼の言うことを考えた。そして、表舞台のかげに隠れている私の役割を、これで私自身が受け入れられると思った。患者にとってヒューマログを作るのは処方箋用紙なのだ。患者は、我々がヒューマログの樹を持っていて、薬のビンをそこからもぎ取っていると考えているかもしれない。これはアメリカの薬局システムのすばらしいところだ。普通の人間はＦＤＡが承認し、医師が薦め、近所の薬局がカウンター越しに手渡せば、製造工程のことなどどうでもよいと思っている。消費者は分子を作るまでの長年の研究や臨床試験、製造過程のことなど、夢にも思わない。ここで一番大切でよいことは、一般人である彼らは考えたり心配したりする必要がないということだ」

数年間工夫しながらのハードワークの後、当時最先端の装置を持つすばらしい工場が完成し、稼働し始めた。全体の建設コストは数億ドル、まだヒューマログがＦＤＡに承認されておらず、新インスリンの一滴も売れていないことを考えると、リスキーな投資であった（このインディアナポリスの工場は、そのうちに一日二四時間、年間三六五日運転することになっていた）。

ジェフ・ベーカーは、これでようやく十分な睡眠が取れるようになったと思った。

「我々はついに成し遂げたのだ。しかし数日経って、深夜に電話が鳴り、私は深い眠りから起こされた。

『ベーカー博士ですか？』

私は声ですぐにわかった。なぜなら工場の同じ主任作業員から、以前に何回も深夜の呼び出し電話を受けていたからだ。『そうだ。どうした？』

『いえ、何も用はありません。我々はここ数年、しょっちゅう電話していました。それで今夜また電話したくなったんですよ』

『そいつはまた深い考えだな。でも、また眠りに戻ってもいいかい？』

私は受話器を置いて笑ったね。なぜなら電話が鳴るのは、いつも悪いことが起きたときだったからだ。それはいつも深夜か週末だった。自分自身に聞いたものだ。『どうしてそういうことは昼に起きないんだ？　起きるなら昼に起きてほしい』。これは贅沢な希望だろうか』。当時、私は夜中の一時か二時に起き、服を着て工場に行くことに慣れてしまって、通常の生活リズムに合わせるのがつらかったこともあったくらいだ」

世界での承認を求めて

フェーズⅡ、フェーズⅢの臨床試験が終わりに近づき、ＦＤＡや他国の規制当局に承認申請書を提出する日も迫ってきていた。この作業は、パズルの完成に必要だがまだはまっていないピースのようなもので、複雑で熟練と正確さを必要とするものだった。社内の医事文書作成者キャシー・ローレンスは、申請書作成作業を調整する責任者だった。彼女はまたチームメンバーと共に、ヒューマログを処方することになる医師たちと情報交換する作業も行っていた。ローレンスは薬剤師で、薬科大にいるときにさまざまなインターンシップを経験してメルクに就職、三年働いたあと一九九二年にリリーに入社した。多くの申請書類のうち、最初のものは一九九三年に作業が始まった。「私がここに来たときは、六人いる医事文書作成者の一人だったわ」と彼女は言う。「でも私だけ申請書の作成経験がなかった。我々のうちで、自分が書くべきことについて研究者や医師より詳しい者などだれもいない。だから私の仕事は論文にある彼らの考え方をわかりやすい言葉に表すこと。事実や数字が正確であることに心がけたわ。間違いや首尾一貫していない記述は許されない。

私が全部英語で書いている一方で、翻訳者が欧州とロシアで雇われていました。試験は世界中で行われていたので、各国でのいろいろな食事、食習慣を要因として織り込まねばならない。また同時に、変わった宗教的儀式の間の試験については、特別に指示を出さなければならない。ラマダンで三〇日間昼間の絶食をしているイスラム教徒のことです」

一九九六年、リリーがヒューマログ販売を申請したすべての国で承認が決まる。そして新しい薬のマーケティングキャンペーンが始まった。

知識を持った患者であることの重要性

糖尿病の初期には症状や警告となる兆候がほとんどない。この点で、高血圧や高コレステロール血症など、他のいくつかの慢性疾患と同じである。不幸なことに糖尿病患者が失明したり、腎臓疾患や他の合併症になったときは、組織の損傷がすでに起きてしまっている。だから手遅れになる前に告知することが非常に重要となる。

糖尿病患者が自分の治療に関して積極的になるのは義務である。病院に行っていきなり「さあ、この体を治してくれ」と言ってもダメだ。糖尿病患者には、その場その場で自ら判断しなければならないことが多い。いつどのくらいのインスリンを打つかは、その人の食事と運動量によって変わる。まったくインスリンを分泌しない1型糖尿病患者は、三五から五〇ユニットの注射を必要とする。2型糖尿病で肥満の人は、一日六〇ユニット以上必要かもしれない。よい状態を保つためには、正しい時間に注射をし、食前食後の血液検査をしなくてはならない。

すべての患者は糖尿病について自分で勉強しなくてはならない。ヒューマログかそうでないかは関係なく、よく知っている患者はインスリンがピークになる危ないときを、キャンディをかじったり、パンを食べたり、砂糖入りのドリンクを飲んだりして切り抜けられる。そういう人はインスリン注射のあと、三〇分から四五分後に体が糖分を要求することをわかっているのだ。彼らはまた、体が糖分を得るためにそれほど時間がかからないことも知っている。つまりキャンディ(五～一〇分)、パンの塊(三〇分)、ステーキ(四五分～一時間)など、食べ物が消化される時間を知っているのだ。血糖測定器が使えるようになってからは、糖尿病患者は自分の血糖レベルも測れるようになっている。

血糖が下がりすぎると、脂肪細胞や肝臓などの糖貯蔵庫からのグルコースの遊離を刺激するが、このときはもう低血糖状態であり、多くの症状が表れて生命に危険が及ぶこともある。このことを患者は注意していなくてはならない。

ラリー・エリングソンが一九七一年、リリーにMRとして入ったときは、若い薬剤師だった。「正しい教育を受けていることは、当時必要条件だった。MRの約九五%は薬科大学を卒業していた。私は病院で少し働いたあと、ここに来て、販売地域としてサウスダコタ州ファルゴを担当した。二年後にマーケティング要員としてインディアナポリスに戻された」

エリングソンはリリーでのキャリアをずっとマーケティングで過ごしてきたが、一九八六年に大きな異動をした。

「マーケティングの副社長で私の助言者でもあったウォーリー・ラングが、リリーのために糖尿病事業を指揮してくれと私に言ってきたのだ。それは、薬をマーケットに売り込む以上のことを意味するとわかっていた。『やらせていただきます、でも今のままでいたいのです。仕事から離れたくありません』。彼がなぜだと聞くので答えた。『我々の担当替えは、顧客が望んでいません。客がだれかに話したいとき、ラリー・エリングソンにならば話せるんだが、と感じるでしょう。なぜなら私はリリーの糖尿病を担当していたからです。ですから、あなたが私をこのポジションに欲しいなら、私を昇進させないでください。私はここにいることで、自分らしさが出せると思っています』。私は新しいポジションでの最初の日も、すべての人からの電話を皆取った。医師、看護師、栄養士、そしてもちろん、患者。私に電話してきた患者には、全員私から返事をした。

これが会社の信用をつくるのだ。それは人間関係をつくり上げるもので、慢性疾患には特に重要だ。この病気は六週間や六カ月でどこかに行くものではなく、私もずっと一緒にいると思ってもらいたいのだ」

ラリー・エリングソンにとって糖尿病の領域にいることは、薬を製造するというわけではない。彼の仕事は患者の生活に関することだ。他の社員と同様、彼は創業者の孫、イーライ・リリーの「インスリンは命がかかっている特効薬だ」という言葉を重大に受け止めている。「我々は単に薬だけで治療しているわけではない」と彼は強調する。「むしろ彼らが行動を変えるのを助けているのだ。それは自分自身で健康管理するのにさらによい方法を、こちらが教えることで可能になる。そして我々は健康管理とモニターの方法を新たに考え出す。それは患者のためだけでなく、家族全体のためでもある。アフリカでは子供を育てるのに、村ぐるみでするという。糖尿病患者を救うにも、村ぐるみで行わなければならない」

エリングソンは新しいポジションに来てすぐに、一九七五年設立のアメリカ糖尿病指導員協会

（ＡＡＤＥ）と関係を築いた。

「一九八六年にこの会に初めて入ったとき、二一支部、会員は一二〇〇人だった。興味を引かれたのは、協会が全国的な糖尿病指導員の資格試験を準備していたことだった。医師、薬剤師、看護師、栄養士、生理学者などが、適切なトレーニングを受けて指導員に認定されることを想定していた。医師、主にホームドクターは、患者にこれら認定された人を紹介することになる。認定糖尿病指導員は、患者に栄養学、運動、インスリンのことを教え、いつどうやって注射するか、血糖をモニターする器械はどうやって使うか、などを指導する。それは普通、一対一の指導だが、家族などグループへの指導もある。リリーはＡＡＤＥと共に、これら指導員が地域で有効に働けるようにトレーニングした。このことは指導員たちのネットワークができるのにも役立ち、現在、これら糖尿病指導員はアメリカ全土で一万四〇〇〇人いる」

　認定糖尿病指導員の役割は、糖尿病治療において重要である。調査によれば、最初に診断されたとき患者はほとんど、あるいはまったく病気について知識がない。リリーの糖尿病プログラムの責任者としてエリングソンは、患者の健康もヒューマログの成功も教育にかかっていることをはっきり認識した。

「一九九六年当時、世界で使われているインスリンの七五％は長時間作用型、あるいは混合型であった。患者はレギュラーインスリン、ＮＰＨインスリン、あるいはこの混合物も使っていた。混合型の場合、患者は一、二時間以内にピークが来るレギュラーだけを注射する代わりに、日中、ちょうどいい投与量のインスリンを二種類注射する。ＮＰＨは六〜八時間でピークが来る。このことは患者がレギュラーとNPHの混合物を、食事の三五〜四〇分前に一回注射すればいいことを意味する。これで彼の食事中と午後のほとんどの時間をカバーする。もし必要なら、低血糖を避けるためにスナックでも食べればよい。それから夜、ベッドに入る前にNPHを一回注射する」

「ヒューマログに替えるには、慣れが必要だった。もしヒューマログを今までのインスリンのように使ったら、食事が消化される前に効いてしまうため、患者は低血糖を起こす。そこで我々はパラダイムを変えてしまった。つまり、いっそのこと食後に打つ薬に変えようとしたのだ。しかしFDAは、食後でも安全なことを試験で示すまでは、そのような形で売ってはならないと言ってきた。そこで我々は実際に試験をして、食前でも食後でも同じ結果が得られることを示した。食後に注射することでさらに便利になった。なぜなら患者は何をどのくらい食べたか、どのくらい糖分が入っていたかがわかるからだ。患者はそれに応じて、インスリン量を調節できた」

ヘビーな食事をしたときにヒューマログがどう効くか、二人のドイツ人臨床研究医が調べた。彼らはピザ、ティラミス、レギュラーサイズのコーラからなる食事を用意し、二組に分けた患者に与えた。一組はレギュラーインスリン、もう一組はヒューマログを打つ。レギュラーインスリンは効くまでにかなり時間がかかったが、ヒューマログはすぐに血糖に対応した。この結果は食事内容の豪華さから有名になり、話は糖尿病患者のあいだで何回も何回も繰り返された。

こうした結果を患者に伝えると、患者が納得して今までのインスリンの打ち方を変える効果がある。特定のインスリンをずっと長く使っていた患者の場合はなおさらである。エリングソンは、インディアナ州ゴーシェンの一卵性双生児の姉妹について話してくれた。彼女らはリリーのレギュラーインスリンを五〇年以上も使っていた。「あるとき彼女らと昼食を一緒にした。二人とも長年、一日四回注射してきて、面倒なことは何もなかったという。彼女らは満足していた。私は、今はヒューマログが使えるようになって、うんと便利になったんだと、二人を説得しなければならなかった。紅茶やコーラを飲んだあとで注射するから、インスリンの量を調節できるんだよと。彼女らはこうやって励まされ、そして考えを変えてくれた。人々を変えるにはこういうことが必要だ。この場合、患者とテーブルを囲み、自分たちの経験を語ってもらうことが重要だった。その後、彼女らは食後にペン型注射器を取り出し、自分で打つようになった。今まで決してしなかったことだ」

リリーがプロタミンを使ったヒューマログの混合製剤を発売するのは時間の問題だった。この混合製剤では、患者は食事中をカバーする即効性インスリンと、食間、夜間をカバーする持続型インスリンの両方を、一度に打つことができるようになった。

エリングソンはADEに長いこと関わってきたが、それに加えてアメリカ糖尿病協会（ADA）インディアナポリス支部の役員を長年務めてきた。後に彼はADAの全国レベルでの役員になり、三年間基金管理委員会の委員長を務める。二〇〇二年にはADAの会長に選出され、この忙しいポジションで十分責任を果たすためにリリーを早期退職してしまった。なぜ、エリングソンは糖尿病の仕事にこれほど熱心なのだろうか。

「糖尿病になることは、かつて死の宣告と同じだった。しかし、今は違う。本当のメッセージは『希望』である。もし糖尿病になっても、医師やケアチームの言うことをよく聞けば、十分に豊かな生活を送ることができる」と彼は言う。

ニコール・ジョンソン・ベーカーは、糖尿病患者でも豊かな人生を送れるということを示す、生きた証拠と言える。ベーカーは一九九九年度ミス・アメリカに輝き、現在はアメリカはもとより海外にも出かけ、糖尿病患者に対して彼女のようにスターを目指して挑戦するよう励ましつづけている。彼女のメッセージは直截的で聞く者を励ます。「自分に限界をつくってはいけません」と彼女は聴衆に呼びかける。「もし私ができることなら、あなた方にもできます」

ベーカーはずっとこんな風に考えていたわけではなかった。一九九三年、南フロリダ大学に通う、健康を絵に描いたような大学二年生。しかし、サラソタで開かれていたミス・フロリダ・コンテストの予選の最中に彼女は倒れた。病院に急送され、一連の検査を受ける。最初の診断はさまざまで、貧血から北京かぜ、盲腸炎まで疑われた。しかし血液検査の結果、彼女は1型糖尿病とわかる。血糖値は五〇〇を超えていた。

「家族はだれも糖尿病にかかったことがなかった」と、魅力的な黒髪の彼女は言う。「当時私は糖尿病について何も知らず、たった一つ知っていたことは、もう甘いもの、デザートは食べられないということ」。しかし医師は、情け容赦なく暗い未来について彼女に教え、ベーカーはすぐに糖尿病の深刻な現実を知ることになる。

「もう君は美人コンテストには出られないよ」と医師は彼女に言ったという。「それだけじゃなく、子供も産むことはできないだろう。ジャーナリズムの道に進むのもあきらめたほうがいい。ああいう仕事は糖尿病患者には務まらない。本当のところ、大学はやめることを勧める。この体の状態では無理だ」

「突然私の未来は目の前から消えました。物心ついて以来、私の夢はジャーナリストになることと、家庭を持つこと。すべての少女が夢見るように、それが私の夢でした。加えて私は、大学教育に必要な奨学金をもらうために美人コンテストに出ていたのです。それなのにドクターは、そのすべてがもうできないと私に言う。私は悲しみに打ちひしがれました」

医師の勧めに従って、ベーカーは学校をやめ、両親とフロリダ州セミニョールに引っ越した。セント・ピーターズバーグの西、人口一万人の小さな町だ。五カ月後、彼女はいやいやながらもセミニョール美人コンテストに出た。競争相手は二〇人。コンテストの採点には、才能（三〇％）、審査員との面接での態度・受け答え（三〇％）があり、単に美人というだけではダメである。ベーカーはミス・セミニョールに輝き、ミス・フロリダへの出場権を得た。これは彼女にとって初めての栄冠であり、自信を回復させる奇跡のできごととなった。「病院の人たちが絶対無理だと言うことでも、やればできる。このことで私は、できないと言われたほかのことでもできるんじゃないかと考えるようになりました」

このあとしばらくして彼女は大学に復学を果たす。ミス・フロリダにはなれなかったが、南フロリダ大学にいる間、彼女はコンテストに挑戦しつづけた。卒業して彼女は、バージニア州バージニアビーチのリージェント大学に入学する。そこでジャーナリズムの修士号を取るために勉強を続け、コンテストにも挑戦しつづけた。一九九七年、コンテスト決勝戦の土曜日の早朝、彼女はホテルの寝室で倒れ、糖尿病性昏睡に陥った。付き添っていた母親は救急車を呼んだ。救急隊がストレッチャーに彼女を乗せてロビーを横切っていったとき、秘密はばれた。

「このできごとまで、私は糖尿病のことをまったく知らせていなかった。ほかの人たちが先入観を持ち、私のチャンスがそれでつぶれてしまうのが恐ろしかったのです。そして実際、その夜、事務局の一人から、君は糖尿病なんだからもうコンテストに出るべきではないと言われました。

ちょうどそのとき、ヒューマログが使えるようになりました。二、三週間後、私はレギュラーインスリンをやめ、ヒューマログを打ち始めました。このとき私は、もう糖尿病だという事実を隠すのはやめようと決めたのです。そしてインスリンポンプを使い始めた。それは信じられないほどすばらしいもので、正常な膵臓に最も近いと思う」

ポンプはポケベルくらいの大きさで、カニューレがついた小さなゴムチューブがつながっている。カニューレは半インチほどの長さの針で、それを注射する場所に刺す。彼女の場合は腹部か臀部だ。そしてメディカルテープで固定する。彼女は三日ごとに場所を変えた。ポンプはインスリンを点滴のように（ただし静脈にではない）放出する。

ポンプは十分小さく、ベルトやブーツなど、洋服の小物に取りつけられる。ポケットに入れてもいい。服装によっては、ベーカーはしばしばブラジャーにくくりつけたりもした。「もうポンプをつけて一〇年くらい。私は注射よりずっとこっちのほうがいい。活動量や食べたものに応じてヒューマログの量を変えています。今までよりずっと血糖値をコントロールしやすいと思う。なぜなら、インスリンを組み合わせる代わりに、たった一つ使うだけだから。一日のいろんな時間にいろいろな速さで、自動的に入れてくれる。インスリンの量を決めるために私は食べたものの糖分の量を計算します。もう決まった時間にランチを取らなくてもいい。たとえば以前は何をしていようと関係なく、またお腹の空き具合に関係なく、いつも一二時きっかりに食べなくてはならなかったけど、そんな必要はなくなりました。それから以前は、注射を打たないと血糖値が上がったり、また、食べないとインスリン注射でダウンしたこともありました。それに加えて、インスリンは体内に四、五時間留まり、夕方六時頃になると私はふらふらして、血糖値を測り、そのときは何をしていようと関係なく、ものを食べなくてはなりませんでした。ですからヒューマログは、私にとって天の賜物。私は確信しました。『きっとジャーナリストになれるわ。記事を書いて調査して、書いて、二時にだってランチを取れる』と。もちろん同様に、スケジュールによって八時に夕食を取ることもできます」

ベーカーが糖尿病であることを隠さないと決心し、ひとたび「公表」すると、コンテストの審査員とのインタビューでも堂々と病気のことを語った。彼女は率直に、いかに逆境に打ち克ってきたかを明らかにした。コンテストの記録資料によると、審査員は病気をマイナス点とみなさなかったようだ。反対に彼女の正直さを称えた。一九九八年六月、リージェント大学ジャーナリズム修士号を受ける一カ月前、ベーカーはミス・バージニアの栄光も手にする。その九月、なんと彼女はアトランティックシティでのコンテストで一九九九年度ミス・アメリカの栄冠に輝いた。ミスの座にいる一二カ月の間、ベーカーは糖尿病を人々に啓蒙するため全国を飛び回った。それ以来、彼女はアメリカ議会へのロビー活動を始める。そしてまた数多くの州議会で演説した。彼女の演説内容は、糖尿病患者を十分カバーすることを求める医療保険改革から、糖尿病研究への財源の配分まで多岐にわたった。今日、ベーカーは、イーライリリー、アメリカ糖尿病学会、それからインスリンポンプのメーカーであるアニマス社など、糖尿病に関する団体のコンサルタントも務めている。

ベーカーは、糖尿病を持つ他の人々を助けるために、自分のキャリアをすべて捧げた。彼女は、自伝や糖尿病患者向けの料理本など三冊の著書を出し、またCNBCテレビで週一回、糖尿病の問題を扱う番組『dライフ』にも出演している。

二〇〇三年、彼女は、ピッツバーグ在住の人気テレビタレント、スコット・ベーカーと結婚した。彼らはそこで、彼の前妻との間にできた三人の子供と一緒に住んでいた。二〇〇六年一月、彼女は八ポンド四オンスの健康な女児、アバを出産する。そのわずか数週間後、彼女はまた社会活動に戻り、赤ちゃんを連れて糖尿病患者への演説に立った。

「そう、私はアバを見せびらかしたのです。聴衆に自分自身で限界を決めてはいけないと話しているとき、私はどうしても、糖尿病でも健康な赤ちゃんが産めるのだということを知ってもらいたかった。高血糖は、生まれてくる子供の二分脊椎など先天性欠陥の危険性を高めます。私はそれを知って、他の妊娠女性と同じように、妊娠中ずっと悩んでいた。もちろん母体の健康にも危険が及ぶし。そしてニューヨークでのそのスピーチのあと、糖尿病の若い妊婦がメールをくれました。妊娠六週間で、私のスピーチが聞けなかったとのこと。メールに書いてあったのは――『二つ質問があります。まず、あなたの赤ちゃんは何か先天性欠陥がありますか？　二つ目は、あなたの血糖値はどのくらい高く、また妊娠中どのくらいの頻度で高血糖になりましたか？』というものでした。

この若い女性は、私が妊娠に気がついてから悩んでいたことと、まったく同じことを悩んでいました。かつての私のように必死です。そして恐れていました。彼女は最近の数日、高血糖状態にあったことを気にしていて、それで、私は彼女に『私も妊娠中、何回か高いことがあったわよ』と言いました。彼女が心中深く悩んで、動揺しているのがよくわかりました。知らないことから来る不安にさいなまれているんです。私は彼女に、他の糖尿病患者によく言っていることを繰り返しました。『そういうことに自分が捕まってしまうのでなく、自分から可能性を捕まえなさい』」

ベーカーは付け加えた。「糖尿病患者は毎日、障害に直面しています。でもそれは、受け入れて共に生活していくものだとわかってきました。ヒューマログは私に、今までより多くの選択肢を与えてくれた。なぜならこの薬で私は多くの自由を手に入れ、その結果、より強くなって、より大きな自信を得たから。私はそれまでより多くのことが自分でできると思うようになりました。一番重要なことは、健康な赤ちゃんを産めるかもしれないと信じたことです」

糖尿病患者が自分の肉体を意識して病気をどのように管理したらよいか、十分情報を与えられるべきだとはベーカーも認めている。どうやって注射するか、血糖値をどう測るか、インスリンの正しい投与量はどうかなども、もちろん重要だと思っている。しかしベーカーは言う。

「私は、病気の〝数字〟面――すなわち、患者の血糖値の三カ月平均はどうだ、血中グルコースのパーセントはどうだ、など――ばかりが強調されているのではないか、という意見を持っています。数字の大切さを低く評価するわけではないが、患者の精神面に十分注意が払われていない気がする。確かに数字は重要です。しかしこの病気で本当に難しいのは心に関すること。患者の心はローラー・コースターにずっと乗っているようなもので、高いときもあるけど、自分で病気をコントロールできないときは低い場合もある。その結果、不機嫌になったりいらいらしたりして、そのうち抑うつ状態になります。私は糖尿病のこれらの側面を話題に出し、患者たちに、こういう状態になっても決して一人ではないんだということを知ってもらおうとしています。それは病気の特徴なのです。いつもいい状態でいようと思っても、なかなかそれはできない」

元ミス・アメリカは次のように言って話をまとめた。

「かなり突飛なことに聞こえるかもしれないけれど、自分が糖尿病であるということを神の恵みとして受け入れるようになってきたんです。実際、もうこの病気を何かと交換しようとは思わない。人は何か大きな災難がなければ、心の奥底まで分け入って、自分が何者であるかを探り出すような経験ができるものではありません。私の糖尿病は、その試練を私に人生の使命として与えました。私が他人に奉仕できるのは、それが私の人生の目的だからです」

イーライリリーの歴史

ある夏の日、インディアナ州ラファイエットの賑やかな広場。農村から出てきたばかりの一六歳の少年は、きょろきょろ見物しながら歩いていた。開拓民の町のいななく馬や四輪馬車のあいだから、彼はある店の看板をちらりと見る。歴史を変えた瞬間だった。「THE GOOD SAMARITAN DRUG STORE」（真の友人薬局）と書いてある。一八五四年のことだった。

一世紀前のドラッグストアというのは、たいそうな場所である。ペンキやニス、ガラス製品、金物から食料雑貨も売っていたし、蜂ろう、人参、各種植物の根っこなどの自然薬、またシェリー、ブランデー、ポートワイン、ウィスキーなどのアルコール性〝トリートメント〟も商品だった。ほかに何もないわびしい町においては、恐ろしいほど興奮する場所であった。

若きイーライ・リリーは、瞬間的にこの薬店の見習いになろうと決めた。武器は元気と握手くらいしかない。リリーは店に入り自己紹介する。厳格な店の主人は、彼を見習いとして受け入れ、すぐに仕事に就けてくれた。彼に与えられたのは、掃除、火の世話、ビン洗い、使い走り、棚の補充など。それから店が暇なときは、主人の馬の世話などもした。

さらに彼は、目と耳を常に開けているよう躾けられた。夜はろうそくの火で『合衆国薬局方』（薬の配合に関する数少ない本）と『アメリカ薬局雑誌』で勉強した。雇われて最初の年は、薬を混ぜる乳棒と乳鉢に手を触れることも許されなかったが、努力のかいあり、彼は部屋と食事のほかに、毎週小遣い程度のお金ももらえるようになった。五年目の終わりには「上達証明書」を受け取る。

後に製薬業界ですばらしい発明を成し遂げることになる彼のキャリアは、このようにして始まった。若者がたまたま看板を見たことで、生涯続くある感情が湧き起こり、それが世界的な製薬・バイオ巨大企業を生み出したことになる。

しかし、イーライが小さな薬局で働くことよりももっと大きな夢を持ち、それを実現し始めたのは、約二〇年後である。まだこのときは国家が南北戦争に向かって進んでいる時代で、若いリリーは「北部州・共和軍を救え」という熱狂の渦に舞い上がった。薬局での見習い期間を終えた彼は、インディアナ州軍に参加する。

東海岸での短い任務を終えたあと、リリー中尉はインディアナに戻り、そこで州知事オリバー・モートンからフーシエ軍（インディアナ州住民軍）で砲兵中隊を組織する許可を得た。一八六三年の一年間、インディアナ軍第一八軽砲中隊は、フーバーズギャップ、チカモーガ、モッシークリークと、広範囲にわたって戦闘に参加する。一八六四年四月、リリー大尉は、インディアナ軍第九騎兵隊に移り、その後まもなくリリー少佐は部隊ごと南部連合軍に捕まってしまった。一八六五年一月、捕虜交換で釈放され、また軍に復帰してアラバマとニューオーリンズで軍務に就き、戦争が終わったときはビックスバーグに駐屯していた。一八六五年六月四日、二七歳の誕生日の二、三週間前、彼は大佐に昇進する。ミシシッピ州で数カ月守備隊として勤務したあと、八月二五日に除隊した。

彼は、自分と家族の将来を考えて、ミシシッピ州ポート・ギブソンの近くに小さな綿花のプランテーションを買い、妻と幼い息子ヨシアを呼び寄せる。しかし事業は上手くいかなかった。干ばつで綿花の収穫は台無しになり、パートナーは運営資金を持ち逃げした。妻は重い病気になり、結局亡くなる。彼と息子はマラリアにかかってしまった。借金を抱えてすべてがめちゃめちゃになり、リリーは経営を放棄、息子とインディアナに帰る。そしてヨシアは一時的に祖父母に預けられ、リリリーは、州都インディアナポリスに居を構えた。彼が伝説的な度胸とビジョンで最後の事業、すなわち製薬場をオープンするのはこの地である。しかし、当初は薬品製造のパートナーシップが上手くいかなかったりして、いくつかビジネスチャンスを逃し、南部連合軍の捕虜だったときと同じくらい、夢からは遠く離れていた。

彼が持っていたものは、粘りと確信だけだった。確信というのは、自分が正しい道を進んでいると感じたときに得られるものである。彼は、自ら工夫し、計画し、リスクを考え、そして働く男だった。自分の製品に忠誠を誓い、国家に忠誠を誓った。

一八七六年五月一〇日、彼は小さなビルに大股で近づき、荒れ果てた賃貸しの部屋の大きなドアを開けた。部屋は小さく「猫も遊ばせられないくらい」だったが、ここを店舗に仕立てる。建物の外の看板には単純に「イーライリリー、化学屋」とだけ書いた。今までの悲しみと失敗に発奮し、彼はこの仕事をずっと続けようと決心する。

リリーは、三人の使用人（薬の調合人、ビン詰め仕上げ人、そして一四歳の息子ヨシア）と一三〇〇ドルの資金、そして売れ残りの植物エキスで商売をスタートした。営業日は一日一〇時間労働、週六日という当時の標準である。時給は五セント、給料はよく、この最初の三人の従業員は残りの仕事人生をこの会社で過ごす。

ビジネスはすぐに上手くいくようになった。よい仕事をして最高の品を供給するという彼の不動の信念に基づき、最初に、人気のある専売薬には手を出さないということを決めた。それらは、当時行商人が売っていた蛇の脂とかエリキシール液（万能内服液）などの万能薬のことである。彼は、正規の医師のために科学的に健全な薬を作るという、儲からないが倫理的な方針を選択した。

リリーの最初の製品カタログは、簡単な二四ページのものだ。そこには次の製品が載っている。

エキス　三一二種
糖衣錠　一八九種
ゼラチン包囲錠　一九九種
エリキシール　五〇種
シロップ　一五種
ワイン　五種
ペプシン液

初年度の売上げは四四七〇・一八ドルだった。

品質と新発明へのこだわりは、イーライリリーの社風となる。ちょうど一年経って、会社は革命的商品であるゼラチンコート錠を発売した。これは画期的な進歩である。当時の薬は、むかつくにおいの腐ったような液体か、四角い薬包紙で口に入れる苦い粉末だった。アルコール製剤は一番人気のある薬だが、飲んだときは確かに効いたような気分になるものの、めったに病が治ることはない。リリーのゼラチンカプセルは、これで薬はそれまでよりずっと便利に、いやな味もなく、衛生的に、正確に飲めるようになった。リリーの営業は、インディアナポリスとその周辺に限られていたが、このゼラチンカプセルの発明で、その範囲は急速に広がった。経営は利益を上げつづけ、五年で年間売上げは八万ドルになる。イーライリリー&カンパニーは、一八八一年に会社組織となり、五人に株式が発行された。「すべてにおいて最高でなくてはビジネスを立ち上げる価値はない」という自身の哲学で、リリー大佐は会社を長期にわたって成功するように方向づけた。

会社はその後、この姿勢を決して崩していない。
一九世紀の終わりに、不況がアメリカに広がった。リリーの一族は、このとき人々に施しをしたことで知られる。彼はもともと独創的な薬の開発で有名であったが、気前のよさでも有名になった。金持ちになった人というのは、たいてい仕事熱心で倹約を信仰しているものだが、恵まれない人や貧乏人を助けることに熱心な経営者もいる。リリーは、ホームレスや失業者が市の仕事を斡旋してもらえるように、インディアナポリス商工会の設立に尽力した。彼らの給料は食料で支給されたので、家族もそれで養うことができた。リリーの大きな貢献は、強いリーダーシップと無私の心が表れたものと考えられるが、彼にとっては単純に当然のことをしただけだった。

会社はこの厳しい時代を、クリークインディアン伝承薬のヒットで乗り切る。商品名をサッカス・オーテランスといい、植物由来の成分で、性病治療で初めて科学的に有効とされた薬の一つであった。リリーの製品は、「研究を通して新しい優れた医薬品を開発し、医学の進歩に貢献する」という自社の使命に忠実なものであったので、リリーは医学界で常に注目されていた。

一八九八年にリリーは、一年間の闘病のあと、六〇歳の生涯を閉じる。死後ちょうど一カ月経って、一人息子のヨシア・K・リリーが社長に選出された。従業員たちからは「J・K」と呼ばれ、まだ三七歳であったが、会社を引っ張っていく準備は十分できていた。彼は若い頃、二年間会社を離れてフィラデルフィア薬学校に学び、会社に戻ると研究室の責任者となっていた。一八九〇年には父親が社会活動に熱中していたため、J・Kはこの成長している会社の事実上のトップになった。

一九〇〇年、会社は赤い文字「Lilly」のロゴと、スローガン「もし赤いリリーの文字があればその品物は正しい」を採用する。ロゴは大佐のサインから直接コピーしたもので、後に高品質と最新科学のシンボルとして世界中に知られるようになった。一九〇五年の売上げは一〇〇万ドルを記録し、一九〇六年には全米の州と都市をカバーする営業部隊を持つまでになる。

当時は、アカデミアとビジネス界のあいだには摩擦が続いていた。科学的発見を軽率に商売とすることは、神経質で無力な一般大衆によくない影響を与える、とアカデミアの〝純粋な〟科学者たちが心配したのだ。その点で優等生はリリーだった。会社が自身に求めている内部基準は、大学や研究所の権威たちを注目させ、この評判のおかげで会社は業務の科学水準をさらに発展させていった。リリーは、発泡性顆粒、皮下埋め込み剤、糖衣錠、家畜用ゼラチンカプセルなどの製品を開発し、業界をリードしつづけた。

一九〇〇年代初め、リリーは生物学研究所を設立する。ワクチンや抗毒素の製造を研究するところで、天然痘、狂犬病、破傷風、ジフテリア、しょう紅熱など、当時最大の不幸を治療、予防することを目的とした。もちろん、すばらしい成果は上がったが、これらとはまた別に一九二一年には、将来の成功につながることになる共同研究が始まった。人の命を救うことになる研究である。それは前述した糖尿病の研究であった。そして、インスリンの大量生産に成功する。

この大きな勝利から三年で、リリーは世界規模での自身の地位を確立する。会社はハワイ、上海、シンガポール、欧州全土など、一六〇の国と地域に販売員を置いた。この地球規模での発展は、J・K・リリーに「赤いリリーのあるところで太陽は沈まない」とまで言わしめた。

一九二六年、リリーは創業五〇周年を迎える。社員から愛情を込めて「ミスター・イーライ」と呼ばれた創業者と同名の孫、イーライ・リリーは、祖父の勤勉さと強い責任について取り上げて、次のように言った。「どんなことにも満足してはいけない。どんなものでも現在よりもよくできるはずだ」と。彼は、会社の成功法則を次のように定めた。

1. 高い目標
2. 進歩するためのプログラム
3. 高いレベルでの利己的でない個人
4. それを支援する豊富なリソース

なお、ミスター・イーライはまた、リリー社において一貫生産ラインを初めて導入したり、インスリンの新型注射針を発明したことでも知られる。

J・Kは、科学的に意味のある医薬品で業界をリードするという方針に基づき、会社の全製品について効力と安全性をテストできるよう臨床研究部門を創設した。これは、民間企業ではアメリカ初であり、有効な製品を開発するためには決定的に必要なものであった。これで開発されたものには、アメリカ初の鎮静剤アミタール、よく効いて人気のあった殺菌薬マーチオレート、中国植物マオウの抽出物から開発された血管収縮薬エフェドリン、また悪性貧血治療の救命薬などがある。

一九二八年のリリーは、世界六〇カ国以上で二八〇〇品目以上を販売していた。

一九二九年、株式市場での大暴落は、世界を壊滅させる。しかしリリーの社員は、この苦しい時期に一人も解雇されなかった。ポジションをなくさなければならないときは、その社員は別の部署に異動した。たとえそれが塀のペンキ塗りであっても。退職しない限り、会社にいた者は皆、仕事に就けた。この時期に社員が非常によく待遇されたことの感謝の印か、アメリカ国内のリリー工場のどこでも労働組合は組織されなかった。リリーは、他社が縮小しなければならなかったときでも、よりよい経営と堅実な財務基盤で事業を拡張できた。リリー一族はまた、慈善事業を継続した。世界中の貧しい人々に施しを与え、また家族基金と会社基金が設立され、医療給付や、教育補助プログラム、そして市民と文化の成長などに資金が使われた。

第二次世界大戦では大きな問題が起きたが、リリーはすばやく寛大に対応する。戦争前には多くの主要医薬品はドイツの企業から来ていた。敵対関係になるとそれらの輸入は途絶え、リリーは再びチャレンジに立ち上がる。戦争協力では主に、血漿（アメリカ全体の二〇％を利益なしで出荷）、脳炎や腸チフスやインフルエンザのワクチン、殺菌薬のマーチオレート、ガス壊疽の抗毒素などの供給で貢献した。

リリーがもう一つ、伝説的な貢献をしたのも戦時中である。連合軍にペニシリンを供給した九社の一つとして、大量生産するのに牛乳ビンサイズから八〇〇〇ガロンタンクまでの各種容器を使って革命的な製造工程を考案、二、三年のあいだに三〇種以上の仕様のペニシリンを出荷した。

一九四五年から四八年にかけて、リリーの売上げは七一五〇万ドルから一億一五〇〇万ドルに急成長し、研究を推進するための会社の安定性と資金力をさらに強固なものにした。タイミングは非常によかった。ノーベル賞級の科学者ジョナス・ソークが、当時大いに恐れられていたポリオの「安全で強力な」ワクチンを開発していた。おそらく、一九二〇年代初頭の名誉ある日々とインスリンの大量生産を思い出したのだろう、リリーはソークのポリオワクチンの大量生産に挑戦する。それは危険で厄介な仕事で、熟練した労働者を必要とした。しかしこの困難でいやな仕事を行うシステムができ上がり、一九五五年には最初の製品が出荷される。フル生産に入ると、五〇年代終わりから六〇年代初めにかけて、ポリオワクチンの半分以上にはリリーのラベルがあった。六〇年代前半には、年間のポリオ発生件数は一万八三〇八件から数十件に激減した。

利益は増え、熱心な仕事と優れたビジョンは報われる。これに後押しされ、リリーは生命関連製品の開発、製造を続けた。一九五五年にはコーン・ステイト・ラボラトリーズを買収し、家畜用製品の販売も始める。数年後には五〇〇〇万ドルをかけて新しい農業と獣医学の研究センターを開設した。こうした努力の結果、リリーには新しくエランコ・プロダクツ社という農業関連部門ができる。

一九五五年、リリーはV-シリンという、従来のどれよりも安定して有効な新しい経口ペニシリンを発売する。重症院内感染症に対する強力な抗生物質バンコシン（バンコマイシン）も、一九五八年に発売された。バンコマイシンは現在も、ある種の薬剤耐性菌に対する最終防御ラインとして知られている。

会社は一九六〇年代に行った大きな研究開発投資の見返りを次々と収穫した。リリーは最初のセファロスポリンであるケフリンを発売する。セファロスポリンは、セファロスポリウム属のある種のカビが産生する新しい抗生物質で二〇種以上あるが、その最初のものをリリーが出したのだ。セファロスポリンはペニシリンにアレルギーがある患者に有用で、淋病から髄膜炎、ブドウ球菌感染など、幅広い細菌感染の治療に使われた。一九七〇年のリリーは、一五カ国に生産工場を持ち、海外販売高は全体の二六％、従業員の三分の一はアメリカ国外にいた。

一九七〇年代は製薬会社にとって難しい時代だった。多くの有名医薬品の特許が切れ、マーケットには多くのジェネリック薬品が氾濫した。この時期多くの製薬メーカーは沈滞したが、リリーは会社の規模を二倍にし、多角化に乗り出す。一九七〇年、リリーは化粧品会社のエリザベス・アーデンを買収する。保守的なリリー一族三世代の哲学によって磨かれた経営理念、すなわち実践された真の経営手法が導入され、この小さな化粧品会社は大企業に成長した。売上げは四年間で九〇％増え、利益は倍増し三〇〇〇万ドルになった。アーデン社は後にファーベルジェに買収され、現在も化粧品業界で存在感を保っている。

リリーはアイバック社を獲得し、医療器械の分野にも進出する。この会社は、病院での患者のバイタルサインをモニターして静脈注射するシステムを製造していた会社である。この成功を足場にして、リリーは他の会社も自己のグループに取り込んでいく。カーディアック・ペースメーカーズ社、フィジオ・コントロール社、アドバンスト・カーディオバスキュラー・システムズ社、ハイブリテック社、デバイシズ・フォー・バスキュラー・インターベンション社、パシフィック・バイオテック社、ハート・リズム・テクノロジーズ社。これらの会社は、リリーの医療器具、診断部門の心臓部を形成した。この多角化にもかかわらず、リリーは自身のコアとなっている強み、医薬品製造の研究開発から決して軸がぶれなかった。

このコアである分野での注目すべき成果には、一九八八年から九一年にかけて世界一売れた経口抗生物質、第二世代セファロスポリンのセクロール、バイオテクノロジーで作られた最初の医薬品であるヒトインスリンのヒュームリン、うつ病治療の新しいクラスの最初の医薬品プロザック、食後の急速なインスリン分泌を巧妙に模倣するインスリン製剤のヒューマログ、統合失調症を治療する抗精神病薬ジプレキサ、閉経女性の骨粗しょう症薬の新しいクラスの一番手エビスタ、死亡率の高い重症成人敗血症の治療薬で一番手のザイグリス、非中枢刺激性で指定管理物質でない注意欠陥多動性障害の治療薬ストラテラ、勃起不全症の新薬シアリス、躁うつ病治療で最初にＦＤＡ承認を受けたシンビアックス、非小細胞肺癌の二次治療薬で手術不能の胸膜中皮腫にも使われるアリムタ、大うつ病と糖尿病性神経因性疼痛に使われるシンバルタがある。

現在、リリー従業員は全世界で四万四〇〇〇人を超え、うち八〇〇〇人以上は研究開発に直接携わっている。年間経費の二〇％以上は進行中の研究に回される。なおリリーは、連続六年フォーブス誌の「アメリカで働くのにベストな一〇〇社」に選ばれた。ワーキングマザー誌の「働く母親にベストな一〇〇社」にも選ばれていて、九年間で五回はトップテンに入っている。

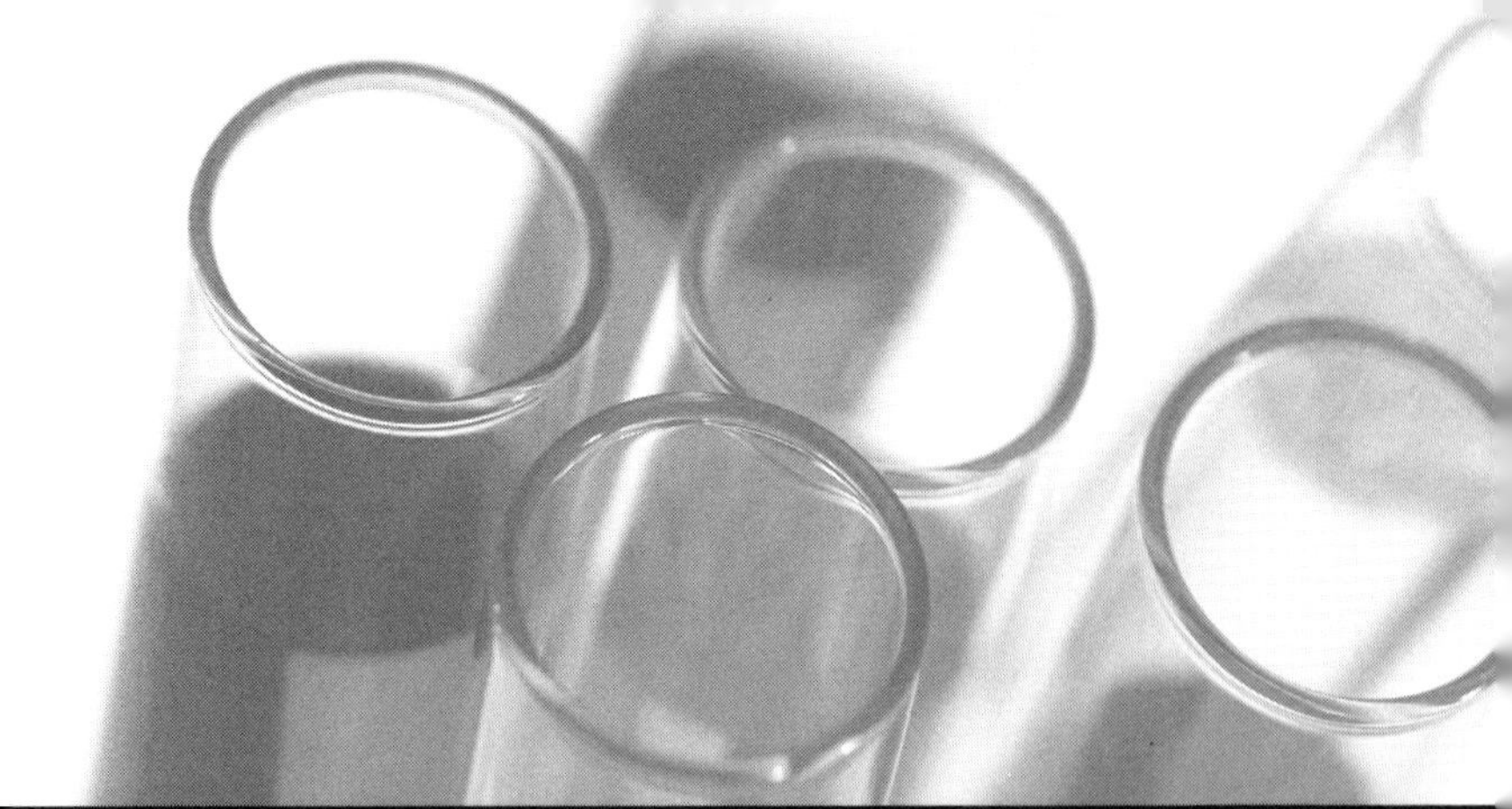

第4章

喘息のつらさを救った薬

——アドエア

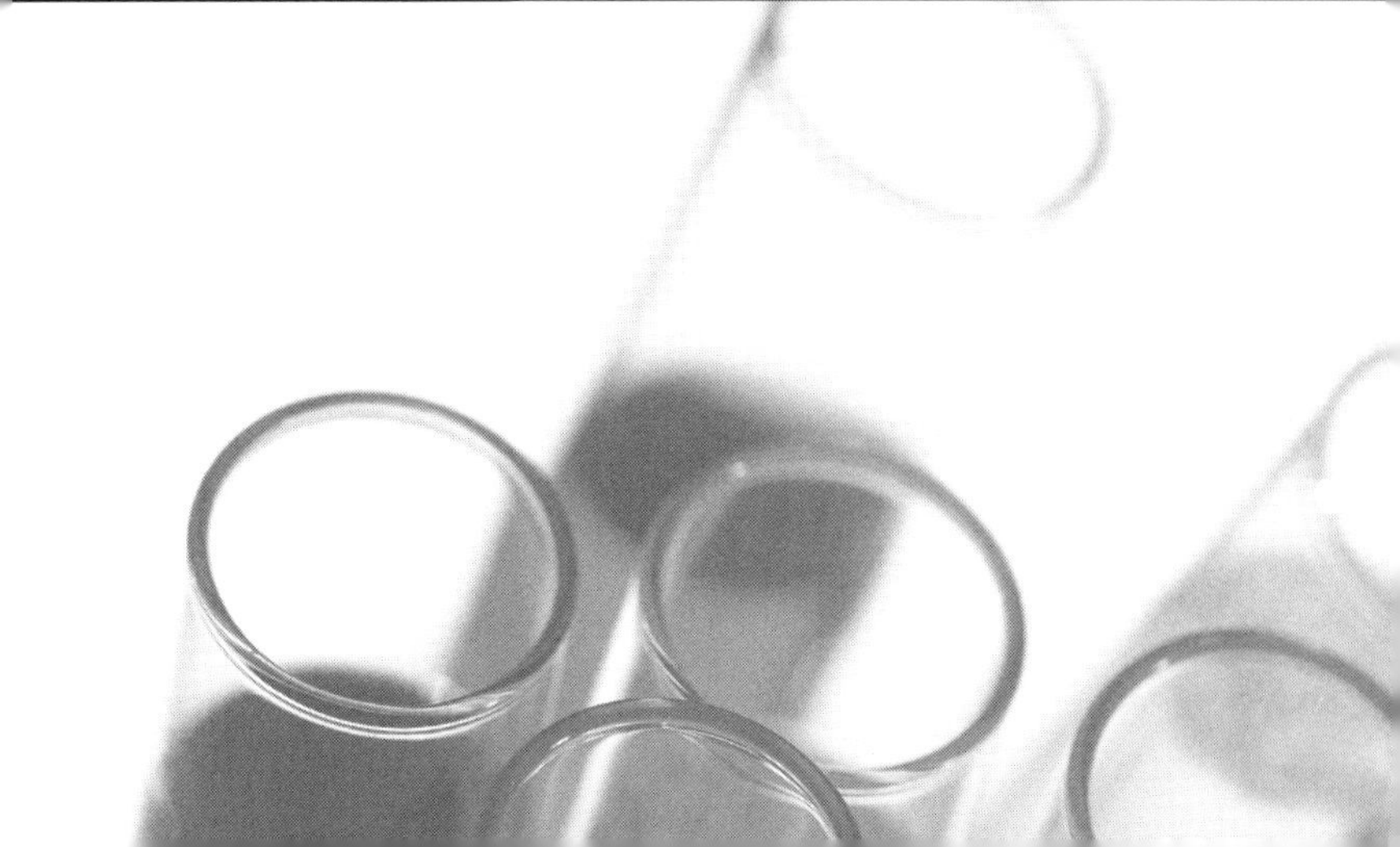

古代ギリシャ人は喘息にたいそう興味を持っていた。神々からの使いを表す神聖な病気と信じていたからだ。一世紀後半のギリシャの医師アレテウスは、重い喘息発作に特徴的な呼吸の苦しみを、生き生きと記述している。

彼ら戸外に出づ。息するに十分広き家なき故なり。あたかも空気全てを吸ひたき有様にして、其の欲すること甚だしければ口広くあく。顔蒼白なれど頬のみ赤し。額と鎖骨に汗ぞ噴くなる。咳こそ止まざれ、力を要す。小さく薄き痰は冷たくして、泡の花咲きたるに似たり。呼吸、炎症を生み首をして腫らしむ。

一世紀以上経って、やはりギリシャ人の医師ガレノスは、喘息を肺の発作性不調だと記述する。彼は気管支が脳につながっていると間違って推定したが、喘息の原因はおそらく気管支の閉塞だと主張した。彼が閉塞の原因となる粘液を薄めようとしたことは、他の者より数世紀も早い。一二世紀には、エジプトのラビであり哲学者でもある医師、モーゼ・メイモナイズが、初めて喘息について特別な治療法を書き残している。彼が推奨したのは、食べ物、飲み物、睡眠を適度にとり、汚れた都市環境から逃れ、全身運動をし、チキンスープを大量に食べるというものだった。

一六〇〇年代、生化学の父といわれるベルギーの高名な医師、ヨハネ・ファン・ヘルモントが初めて煙と刺激剤を喘息に関連づけた。自身も喘息だったヘルモントは、喘息が肺の気管で起きると記録している。一七〇〇年代には当時の名医ジョン・フロイヤー卿が、初めて喘息を他の呼吸器疾患と区別した。フロイヤーはまた、喘息の状態にはいくつかの要因が関与するとした。それは、遺伝、気候、季節、大気汚染、タバコ、職業的な影響、体質、精神状態である。

大きな進展

一八一六年、フランス人医師レーヌ・レネックが聴診器を発明し、医学の発展に大きな貢献をした。この発明によって、喘息の特徴であるゼイゼイ鳴る音を聞くことができるようになった。最も重要なことは、これによって胸郭内部の診断ができるようになったことだ。一八五〇年には、ドイツ人医師ポール・ゲルハルトが、強い香水などの化学的においや温度湿度の変化が、喘息発作を起こすことを示し、一八六四年にはイギリス人医師ヘンリー・サルターが動物の毛によって喘息が起きると断定する。世紀が変わる頃には喘息とアレルギーの関係が確立した。二〇世紀の初めは、喘息が精神的な不調によるものだと漠然と考える学派もあったが、その後の研究者はすべて、喘息とは複数の原因を持つ肉体的な疾患だと結論づけた。

喘息治療の大きなブレークスルーは、二〇世紀に変わる頃に起こる。フィラデルフィアの医師、ソロモン・ソリス・コーエンが喘息発作の治療に副腎抽出物を使い、日系アメリカ人研究者ジョーキチ・タカミネ（高峰譲吉）がウシの副腎髄質からホルモンのアドレナリンを精製単離したのだ。これはだれもなし得なかった偉業である。タカミネは、一九〇〇年に血圧上昇作用を持つという ことで「副腎腺抽出産物」の特許申請を行った。彼はこの結晶を「アドレナリン」と名づけ、この名称で一九〇一年、アメリカで商標登録がなされた。アドレナリンはβ（ベータ）受容体作動性の最初の気管支拡張薬である。その後まもなく、デトロイトの小さな研究開発型製薬会社であったパーク・デービス社が、「アドレナリン」の商品名で製造、販売を始めた。これは二〇世紀最初の大型ブロックバスター医薬品となる。手術時の止血剤、心臓停止時の刺激剤というだけでなく、アドレナリンは心臓内科、産科などでも使われ、喘息やアレルギーなどにも効果があった。喘息の激しい発作に対し、医者のオフィスや救急室などでこの薬は注射された。しかしアドレナリンは、心臓に頻脈と動悸を起こす。いらだちやふらつき感、頭痛や血圧上昇の副作用もあった。アドレナリンの一般名はアメリカではエピネフリンで、アメリカ国外ではアドレナリンである。この薬は今でも喘息とアレルギーの治療に、気管支拡張と攣縮（れんしゅく）抑制の目的で使われている。

　エピネフリンが精製され、一九〇四年に医学目的で初めて化学合成されて以来、β受容体アゴニストの開発にはかなりの成果が見られている。最初の大きな進歩は、全身血管を収縮させ血圧を上げるというエピネフリンの副作用をなくすための化学修飾だった。イソプロテレノールというエピネフリンの誘導体はこの目的を達成し、一九四八年に発売される。ブランド名はイスプレルである。この薬は、イスプレル・ミストメーターという装置で投与された。この装置は、ポケットサイズの用量可変の吸入器で、薬物の霧を作って気管支の中まで送り込む。吸入器の出る前は、薬物はゴム球つき噴霧器や、タバコ、蒸気の出ているポットなど、旧式な方法で吸い込まれていた。

　一九六〇年代半ば、イソプロテレノール（アメリカ国外ではイソプレナリンと呼ばれた）は喘息治療の人気薬剤となった。しかし、これも生体の「闘争、昂揚」ホルモンであるアドレナリンから大きく離れた化合物というわけではない。イソプロテレノールはアドレナリンとは異なり確かに血圧は上げなかった。しかし拍動を速め、また作用時間が短くて二〇分ほどしか効かなかった。

息することの困難さ

気道の炎症と閉塞を起こしている喘息発作は、文字どおり息を求めて喘ぐ状態である。気管支を囲む筋肉がけいれんを起こし、粘液層の膨張、分泌が始まり、呼吸を困難にしていく。この困難さというのは、狭くなった管で空気を移動させるという余計な仕事をしなければならないからである。しばしば、ゼイゼイ、あるいはヒュウヒュウ鳴る音が聞こえるが、これは狭い管を空気が通るからだ。気管の壁に来ている神経を刺激すれば、過剰な咳や粘液の排出となり、これが痰になる。軽い喘息の場合は、慢性的な空咳しか症状として出ないかもしれない。

喘息を議論するとき、「トリガー（引き金）」という言葉をよく耳にする。医者は患者に対し、気道狭窄を起こして症状を悪化させるトリガーや刺激について話す。湿った日に散歩することがトリガーになったり、タバコの煙、強い香水、あるいはダニ、犬猫の毛、季節の花粉やカビなど、アレルギーを起こすものもトリガーになり得る。喘息は一年を通して起きるものだが、冬が特につらい。まず冷たい空気がある。これは気管支をよりいっそう収縮させる。寒いことはまた人々を室内にこもらせる。そこでは窓を閉めて換気をしないので、埃、暖炉の煙、カビや刺激物質を吸い込みやすい。ある種の薬や精神的ストレスも喘息発作のトリガーになり得る。

発作を抑えるために環境をコントロールした初期のケースの一つは、一五五二年まで遡る。長年喘息を患っていたスコットランドの聖アンドリュース大司教が、医師ジロラモ・カルダーノを呼び、ゼイゼイいうのを治すよう頼んだ。適当な食事と運動プログラムを処方したことに加えて、カルダーノは、革の枕と羽毛布団を大司教の寝室からなくした。これで呼吸が劇的に改善されたという。おそらく彼は、大司教が喘息トリガーに触れるのを減らすことに成功したのだ。

喘息は遺伝する。しかし予測可能な遺伝形式に常に従うとは限らない。ある世代から飛び越して伝わったり、あるいは従兄弟、叔父叔母などとつながっていたりする。喘息の家族歴のない喘息患者は、両親、祖父母に慢性気管支炎、肺気腫などと誤って診断された人がいる場合もよくある。親の片方が喘息なら、特にアレルギータイプなら、子供が喘息になる確率は五〇％である。両親が患者なら確率は四分の三に上がる。

喘息は世界中でありふれた病気である。しかし、ある場所が他所より患者が多いことはある。患者が多いことで有名なトリスタン・ダ・クーニャは、南大西洋の小さな島だ。三〇〇人ほどの住民の三人に一人は喘息である。このように割合が高いのは間違いなく近親交配によるものだ。島の最初の入植者一五人のうち、三人が喘息持ちだった。

喘息は郊外よりも都市に多い。都市部の黒人は、重度喘息患者の割合が驚くほど高い。郊外の白人に比べて、多くの者が入院を必要とし、死亡率も高い。黒人における高発症率は、主に低所得からくる健康管理の不備によるものだろう。また、理由はわからないが、アメリカ原住民、カナダイヌイット、アジア人、第三世界の国々には喘息は少ない。スカンジナビアも周りの西欧諸国と比べて喘息が少ない。これはおそらく、母乳による育児が、幼児、小児における喘息や湿疹、その他のアレルギー疾患の発生を減らしているからだと思われる。

政府の数字によれば、二〇〇〇万人のアメリカ人が喘息にかかっていて、毎年五〇〇〇人が死亡しているという。喘息患者の約五〇%は子供である。その三〇%は大人になっても続く。一〇歳以下の子供では、男児が女児の一~二倍である。しかし一八~五四歳までは男女比が逆転し、女性が二倍になる。

喘息における進歩

喘息の薬は、世紀の変わり目以来、ほとんど進歩がなかった。しかし一九六九年、グラクソがイギリスでベントリンを発売する。その一二年後、一九八一年には食品医薬品局(FDA)で承認された。ベントリンはもともとイングランドのウェアにあるアレン・ハンベリーズ社によって開発され、販売されたものだ。アレン・ハンベリーズはイギリスで最も古く最も有名な製薬会社である。一七一五年に設立され、一九五八年グラクソに買収された。

ベントリンのアメリカでの一般名はアルブテロールである。気管支拡張薬であるが、ブレークスルー医薬品とされた。最初の選択的β2アゴニストであるために得た名誉である。β2アゴニストは、β1受容体に作用しないため、非選択的アゴニスト医薬品と比べて循環器系の副作用を起こしにくい。ベントリンは気管支の平滑筋を弛緩することにより気道を拡張する。

グラクソ・スミスクライン（ＧＳＫ）とその前身の会社たちは、抗炎症薬の分野でも長い歴史があった。グラクソが皮膚疾患にコルチコステロイドの局所適用製剤を作ったのは一九六〇年代に遡る。ベントリン発売の三年後、グラクソ研究陣は、プロピオン酸ベクロメタゾン（ＢＤＰ）という抗炎症ステロイドの呼吸器疾患への局所投与を研究していた。当時の研究所長はデビッド・ジャック卿であった。イギリス製薬業界で最もすばらしいプロフィールを持つ人物である。今は故人のジャックは、グラスゴー大学で薬学と薬理学の学位を取り、一九五三年にメンリー・ジェームズという製薬会社に入社する。この会社は後にスミス・クライン・フレンチに買収される。一九六一年、彼はアレン・ハンベリーズの研究所長に任命され、一九七八年から八七年までグラクソの研究開発の責任者を務めた。

独創的な研究者ジャックは、ステロイドが皮膚の炎症に局所投与で使えるなら、気道の炎症にも使えるかもしれないという、当時まったく新しいアイデアにたどり着く。もし地位の低い研究者がそのようなアイデアを出せば、よくあるように無視されただろう。しかし、デビッド・ジャックから出たため、グラクソの研究者たちはこのアイデアに同意した。プログラムはスタートし、ステロイドを吸入器で肺に送り込む研究が始まる。ジャックの仮定は正しかった。ＢＤＰは、吸入する抗炎症薬として気道内で効いた。彼の頭脳は、最終的に喘息の治療を変える。このアプローチ以前、ステロイドは全身投与で使われたが重い副作用を引き起こした。しかし、吸入装置を使ってステロイドを直接肺に送り込むことは、作用してほしい場所だけにごく少量の薬を送り込むことを意味し、このことは副作用を少なくする。これによってグラクソは、β2アゴニストの気管支拡張薬に加えて、最初の吸入コルチコステロイドに到達した。

タチ・ヤマダ（山田忠孝）博士は、二〇〇六年六月に引退するまでGSKの研究開発の最高責任者だった。「巨大製薬企業の有利な点は、多くの治療分野に、かなりの専門家を抱えていること」と彼は指摘する。「これは、新しいターゲットに対する化合物を、将来の適応症をはっきり決めなくとも開発できることを意味する。あとになって適応症が、スタートしたときに考えていたものとまったく変わることもある。たとえば我々は、膀胱過活動、糖尿病、過敏性腸疾患のすべてに対して研究されるべき一つの化合物を得ている」

コルチコステロイドの局所投与の話も同様である。もともと、この薬剤は、皮膚疾患の治療に使われた。しかし会社はまったく別の適応症にたどり着き、気道の炎症を抑えるのにも使った。こうした例は、この業界で珍しいことではない。ヤマダは続ける。「たとえばファイザーは、バイアグラの開発を高血圧治療薬としてスタートしたが、勃起不全の治療にも使えることが明らかになった。しかし、もしファイザーが勃起不全の生理を理解していなかったら、バイアグラは生まれなかったかもしれない。だから繰り返すと、最終的に違う適応症に持っていけたのは、専門家を手当てできる巨大製薬企業だったからだ。そしてそれはブロックバスターになった」

一九八〇年代前半、グラクソのベントリンは、アメリカや海外で大いに売れていた。ただ、ベントリンは喘息のコントロールには役立ったが、作用時間が短く、約四時間から六時間しか効かなかった。再びデビッド・ジャック卿は、次世代の喘息薬を心に描いた。それは作用時間が長い

βアゴニストで、一日わずか二回ですむ薬である。これは便利というだけでなく、多くの患者が悩んでいた夜間の発作にも対処できる。彼らは夜中に肺機能が低下し、睡眠が十分とれないでいた。一回で一二時間効く薬があれば、夜間の発作がなくなるか、減ることになる。

ジャックは、目標を定めて、会社の研究者チームを新しい分子の創出に取りかからせた。このグループのメンバーにラリー・ランツがいた。彼は以前、例の革命的喘息薬を作った経験を持つ。すなわち一九六〇年代、グラクソの合成化学者として短時間作用型のβ2アゴニスト、アルブテロールを合成したのだ。今度は作用時間を延ばすため、肺のβ受容体に長時間結合する新しい分子を開発しなくてはならない。これを実現する一つの理論は、分子の脂溶性を増すことだ。脂溶性とは、受容体付近の細胞膜の脂質部分に薬物が吸着される能力といってもよい。

ランツは、経験豊かな合成化学者や生物系研究者からなるチームの中で仕事をした。その中には生物系研究者のイアン・スキドモアがいた。彼らは長時間作用するβ2アゴニストを求めて無数の化合物を合成し、試験した。最終的にまったく別のプロジェクトの合成化学者チームの洞察により(彼らは自分たちの分子の中で予期せぬβアゴニスト作用を持つものを見出していた)、ランツは、両方のチームのさまざまな化学構造を組み合わせて、まったく新しい分子、サルメテロールに到達した。

ジェームズ・パルマーは、若き呼吸器専門医として一九八五年に入社し、現在の呼吸器系疾患薬を開発するのに重要な役割を果たしている。グラクソ研究グループに加わった二年後、パルマーは、呼吸器系臨床研究グループの部長に昇進し、一九九二年には医療事業担当の上席副社長、主任医学役員に昇任した。二〇〇〇年にGSKができたときには、新製品開発担当の上席副社長に就任し、世界中に五〇〇〇人以上の部下を持った。

パルマーも、一日二回という長時間作用型の薬を開発するというデビッド・ジャック卿の考えに賛同した。また、長時間作用型βアゴニストのサルメテロールとステロイド剤のプロピオン酸フルチカゾンで治療している患者を、一つの配合薬で治そうとしたのは、パルマーの洞察だった。会社は喘息治療のためにそれぞれの薬を別々に売っていた。これら二つは肺に対してまったく別の作用をする別のタイプの分子であるが、彼は両者を併せて使うというアイデアを進めていった。パルマーのアプローチは、投与量比が決まってしまう配合剤はよくないというごく普通の考えに反するもので、薬の組み合わせで一つの薬を作るのは成功しないという常識と対立するものだった。

GSKの呼吸器研究部門の責任者マルコーム・ジョンソンは、薬理学の博士号を持ち、ゼネカになる前のICIに勤めていた。一九八〇年、彼は循環器・呼吸器系薬理部門の責任者としてGSKに入社、デビッド・ジャック卿とジェームズ・パルマーの二人と深く関わって仕事をした。ジョンソンも他のGSK研究者も、この二人の優秀な科学者について賞賛をもって思い出す。新製品アドエアの開発を回顧して、ジョンソンは次のように言及している。「ステロイドを気管支の炎症に使う方向に我々を動かしたのは、デビッド・ジャック卿の天才だった。彼は後に会社を動かして、一二時間効く長時間作用型βアゴニストを開発させた。それから二つの薬を合わせて一つにするコンセプトを推進したのはジェームズ・パルマーだ」

ジャックはまた、薬を発売するまでの時間を短縮するのに貢献した。これはGSKにとって最大の貢献かもしれない。サルメテロールはセレベントの商品名で一九九〇年、イギリスで発売された。これは研究室で初めて合成されてから、わずか七年後である。一九八〇年代から九〇年代前半において他社が要した平均一四年の半分である。方法は尋常でない。ジャックは、リスクある方法で時間を半分に短縮した。研究開発のいろいろなステージを通じて、試験を順に進めたのではなかった。普通は、たとえば、最初に遺伝毒性を試験してから二つの動物種で一カ月毒性を見て、次に多くの試験の結果が出揃うのを待って、次の試験をスタートする。ジャックはそのようなアプローチを取らず、できるだけ多数の試験を同時に進めたのだ。ある試験の結果を待たなくても、次の試験を始めてもよいということで、大幅に時間が節約できた。

彼のアプローチはリスクがないわけではない。もし何か都合の悪いことが途中で起きれば、プログラム全体が棚上げになり、より多くの資金が浪費されることになる。この方法のいい点は、もしすべてがスムーズに進んだ場合、会社は新製品をマーケットに出している時間を多く獲得できることだ。大型商品の場合、これは最終的に莫大な売上げがさらに増えることを意味する。特にその新薬が競合品よりも数年先立って発売されることになるなら、なおさらである。医薬品開発におけるジャックのアプローチは、これ以来、他社でも採用されている。

「配合剤による治療は、医学界、特に中年から年配の医師の強い抵抗にあった」と、ジョンソンが説明する。

「彼らは医学校で、配合剤の治療はあまりいいアイデアではないと教わってきている。なぜなら、配合剤で割合を決められてしまうと、二つの薬の投与量を自由に調節できないからだ。たとえ彼らが投与量を変えて処方するとしても、結局それは我々がアドエアでしたことと同じだったのだが。とにかく、彼らは単純に悪い薬だと信じ、これは我々が破らなければならない障壁だった。

配合剤を作るということは、製薬学的なチャレンジでもある。薬を混ぜることはいつも簡単というわけではない。なぜなら、個々の成分は違った性質、異なる安定性のプロフィールを持っているからだ。二つを一緒にするとき、両薬の安定性を維持するのに、大きな製薬学的問題を抱えるかもしれない。これだけでなく、どうやって受け入れてもらえるかについても難しい仕事がある。すなわち二つを合わせることの意義について、上層部やFDAのような規制当局を納得させる仕事だ。我々は成功するという確信などなく、海図のない海を航行していた」

ビジネスの基本原理は、リスクを最小にして利益を最大にすることである。しかし製薬業界の場合、新しい薬に対して早期に進んで投資しなければならない。いい薬になる可能性を持つ特定の分子に対して、勝つ公算が大きくあるときはなおさらである。「釣り餌をいかに早く見限るか、人より早く判断できることにプライドを持っている人々がいるようだ」とヤマダは強調する。「しかし製薬業界では、彼らのようにすれば、新しい薬のパイプラインに何もなくなってしまうだろう。難しいのは、勝ち率が有利でないとき、いつまで魚釣りを続けているかを見極めることだ。

今日マーケットには、研究開発初期には抵抗があっても、頑張ったおかげで消えなかった薬が多くある。正直言ってその数はわからないが、世界最大の売上げを誇るリピトールでさえ、社内的に多くの抵抗があったという。なぜなら、強力な競合品があり、マーケットシェアは四番手か五番手くらいに予想されていたからだ。ファイザーではこの薬に期待した者はほとんどいなくて、そのうちにリピトールの開発を中止する話も出たという。だれでも中止にできる。早期にやめれば、だれでもスマートに見える。しかし本当にスマートなのは、せっぱ詰まったときにいつまで製品にこだわるかを知っている人だ。この分野でリスクを取りたくないようなら、仕事を変えたほうがいい」

キャスリーン・リカード博士は、フィラデルフィアのハーネマン医学校を卒業後、ネブラスカ大学で呼吸器疾患のトレーニングを受けた。彼女は大学のファカルティに数年いて、プロクター・アンド・ギャンブル（P&G）で仕事をした後、一九九三年にグラクソに入社する。P&Gでは喘息と他の肺疾患について研究したという。今日、彼女はGSKの呼吸器臨床の副責任者である。なぜ医師にならなかったのかと聞かれて、彼女は答えた。「病気を治す新しい薬を見つければ、何百万人もの人をもっと有効に助けることができると思ったから。今でもノースカロライナ大学で、患者を少しだけ診ています。でも私のメインの仕事はここ、リサーチ・トライアングル・パークのGSKで研究すること」

リカードは、会社に入ったとき、GSKがプロピオン酸ベクロメタゾン（BDP）とアルブテロールしか市場に持っていなかったことを思い出す。「BDPはフルチカゾンと同じ仲間のコルチコステロイドです」。彼女は説明した。「アルブテロールは救命医薬です。つまり、喘息患者が胸を締めつけられるような激しい発作を起こし、呼吸困難に陥ったときに使われます。専門家から見れば、このような発作は命に関わる状態です。このようなときは、正常な呼吸を回復するために、救命吸入器を使って速やかに薬を効かせなくてはなりません。激しい喘息発作は患者を弱らせるだけでなく、生命に危険が及ぶことがあります。アドエアは、危機的状況にならないようにする維持管理の医薬です。この薬の目的は、呼吸困難な発作の回数をゼロにしないまでも、少なくとも大きく減らすことです。ただしひとたび発作が始まってしまえば、維持管理の薬はほとんど、あるいはまったく効きません。これが、ベントリンのような救命医薬の携帯を指示される理由です。二〇〇回分のベントリン吸入器は、週一回か二回使われるか、あるいは長期にわたってまったく使われないかもしれません。しかし喘息患者は、人々が消火器を持っているのと同じ理由で、吸入器を持つべきです」

勝利の配合剤

一九八〇年代の中盤から後半に話を戻すと、長時間作用型βアゴニストのサルメテロールとステロイド剤のフルチカゾンは、まったく別の薬として研究開発され、発売された。二つの喘息薬を一緒にすることは、概念的にはもっともらしく簡単そうだが、実際に成し遂げることは複雑で困難だ。むしろ、上手くいかないことのほうが多い。サルメテロールは、数年かけて数百の化合物から選んだものであるし、同様にフルチカゾンも別の数百の化合物を合成してその中から得たものである。なぜ、これら二つを一緒にすれば相補的になると期待されるのか。

二つの薬を配合剤にすると、化学反応が起き、片方、あるいは両方の薬効を全滅させることがある。あるいはもっと悪いことに、副作用を起こす物質ができることもある。さらに複雑なことに、会社の研究陣は、この配合剤を吸入器を使って直接気道に入れるようにしたかった。ここで方程式には二つの薬物と吸入器が関わってくる。三つを一つの製品として働かせるのは、実際冒険的な仕事だった。しかし、後にわかったことだが、サルメテロールが気道の周りの筋肉を弛緩させながら、フルチカゾンが同時に炎症を抑えるということは、すばらしく上手くいく。

「二つの薬を一緒にして配合剤にしたら、それぞれを単独で使うよりもよく効くとは、まったく予想外だった。我々はだれもそんな風に考えていなかった」とタチ・ヤマダは言う。「当初我々は、配合剤なら単一治療薬になり、かなり便利だという点だけに注目していた。しかし、配合剤と使いやすい吸入器を使う初期の臨床試験で、アドエアで患者が期待以上によくなっているという確証を得た。この理由の一つは、薬が肺に入ると、どの部位に行くかわからないということがある。しかし、アドエアに関しては、すなわちサルメテロールとフルチカゾンは、両方とも同時に同じ場所に行く。それぞれ独立で投与されれば、片方はある部位によく吸収されるが、片方は必ずしもその場所に行かないことがある。アドエアが吸入器で肺に入れば、患者は両方の薬を常に同時に受けることになる」

二〇〇一年四月、アドエアはアメリカで発売された。二〇〇〇年の巨大合併以来、ＧＳＫにとって最初の製品の一つである。ダレル・ベーカーは、当時アメリカのマーケティング担当副社長だった。彼がこの新薬の大きな特徴と考えていたことを、次のように説明してくれた。「アドエアの意味するところは、最初に吸入気管支拡張薬で大いに気分が改善され、抗炎症ステロイドでどんどん容態がよくなることを実感しつづけるということだ。実際、患者はよくなったと思うようだ。『アドエアのおかげで自分が喘息だということを忘れてしまいます。まるで喘息などないような生活ができています』と彼らが言うのを何回も聞く。すぐよくなったと感じるだけでなく、アドエアを続けることでステロイドの長い作用が効いているからこう言うのだ。私自身、発売されてからずっとこの薬の世話になっているので、個人的にもわかっている。ステロイド剤というのは、初期の喘息薬では、よくなったと感じると患者はやめる傾向があったが、配合剤では片方やめて片方だけ飲むというわけにいかない。それから、もちろん便利という特徴もある。二つ飲むより一つ飲むほうが簡単だ。便利さは確かに患者のメリットになっている」

製薬会社は、薬でよくなった患者から、感謝の手紙、メール、電話を受けることがよくある。GSKの場合も、アドエアを激賞する多くの患者から証言が届いたが、その中に、「九・一一」の生存者からの手紙があった。この人は現場から避難したときの危険な体験を書いてきた。もし普段からアドエアを飲んでいなかったら、生還できたかどうかわからないと、手紙に綴っている。この種の手紙が届くと、研究者から製造現場の人まですべての人に伝えられた。社員の努力の結果、患者がどのように恩恵を受けたかを知らせるためだ。患者と接触のない何千人もの従業員にとって、このようなフィードバックは歓迎され、心に深く残るものだ。

よいステロイド

アドエアが登場したとき、これはコルチコステロイドを含むため、一部の人が抵抗感を持ったとマルコーム・ジョンソンは指摘する。「人々はステロイドを摂取するという考えが好きではない。ステロイドに関する知識は勘違いがあり、吸入ステロイドと他のステロイド療法の混同もあった。また、ステロイドには誤った情報が多い。一般の人々の多くは、運動選手が強くなるために取るステロイドと、喘息治療で使われるステロイドを混同している。運動選手が能力を高めるために乱用するのはタンパク同化ステロイド、つまり、体重を増やし、特に筋肉を作るステロイドである。それで彼らは運動機能を高めている。そのような人の話題は、新聞にもよく出ている。あの野球選手やあの陸上選手などだ。しかし、彼らの薬はフルチカゾンのようなコルチコステロイドとは大きく違う。飛行機と車を比較するようなものだ。両方とも交通の手段だが、まったく違う」

多くの人は、人間の体が正常に機能するにはステロイドが必要だということを知らない。我々の体は三種類のステロイドを作っている。最初のグループはミネラルコルチコイドで、電解質バランスを調節している。第二のグループはタンパク同化ステロイドで、筋肉量とか性的特徴に関わるものをコントロールしている。三番目のグループはグルココルチコイドで、糖、脂肪、タンパク質のレベルを制御している。コルチゾールはグルココルチコイドの仲間で、体内で炎症をコントロールしているが、これは喘息の治療にも使われている。喘息治療のコルチコステロイド類には、タンパク同化作用はない（それらは発毛を促進しないし、筋肉量も増やさない）。また、電解質バランスにもほとんど影響しない。

ジョンソンは言う。「我々の業界では、これをステロイド恐怖症と呼んでいる。その結果、GSKでも他の会社でも、ステロイドを使わずに炎症をコントロールする新しいアプローチの研究が多く行われている。実際、ステロイドでない喘息治療薬としてアメリカで最も成功したのは、一つはメルクのシングレアだ。メルクは優れたマーケティングをし、シングレアはステロイドを気にするアメリカ市場でよく売れている。今日でも、多くの人にステロイド恐怖症があるようだ。たとえば、ステロイドを飲んでいる運動選手が不妊になったり若くして心臓を患ったりする記事を見る。あるいは、喘息治療に初めてステロイドが使われた頃、経口投与であったが、骨粗しょう症、皮膚萎縮、白内障など、いかにひどい副作用が出たか、話に聞く。確かに経口ステロイドでは、これらの副作用はすべて事実である。しかし、フルチカゾンが直接肺に行けば、患者はごくわずかしか投与されない。そう、口から投与される量のわずか二％にすぎない。その結果、吸入はより有効というだけでなく、何倍も安全なのだ」

「それから、吸入ステロイドを使用した子供たちの成長が遅くなったという話を聞いて、心配する親たちがいる」とダレル・ベーカーは説明する。「成長が早くない子供はいるかもしれないが、薬を飲んでも、飲まない場合と同じ身長までは成長するというデータはある。実は私も娘も喘息で、アドエアを服用している。安全性について少しでも疑いを抱くなら、私たちはその薬を決して飲まない。親というものはすべての成人患者と同様、治療薬に関する情報を十分持っているべきだと、私は強く主張したい。病気ということは、どんな病気であれ、決してリスクと無縁ではないことをすべての人が頭に入れておくべきだ。薬を飲むには、そのリスクとメリットを考え適当な決断をしなくてはいけない。私たちGSKは、患者が十分情報を得て啓蒙されることに責任がある」

「吸入ステロイドは、かなり前から有効だと考えられてきた」と、ジョンソンが説明する。「しかし、配合剤治療で喘息をコントロールするという考え方のほうは、そのまま受け入れられるようになったわけでは決してない。医学界には配合剤治療そのものに対する抵抗があったからだ。しかし会社は、サルメテロールとフルチカゾンの配合剤の開発を進めることを決定した。それが最終的にアドエアになる。一九九四年になってようやく、エジンバラ大学の呼吸器専門医アンドリュー・グリーニングたちの研究結果が報告された。彼らは吸入ステロイドを使用していてまだ効果が十分でない患者を集めた。この半数の患者には吸入ステロイドを増やし、残りの患者にはステロイドの量はそのままにして長時間作用型βアゴニストを新たに処方した。グリーニングらの得た結果は、懐疑論者が多くいた呼吸器学会をはじめ、すべての人を驚かせる。ステロイドの量を増やすよりも、ステロイドは少量のまま二種類の薬を同時に与えたほうが、はるかによい治療効果が得られたからだ」

「グリーニングの試験にはアレン&ハンベリーズ社が資金を出したが、これは勇気あることだった」とジョンソンは強調する。

「なぜならこれは当時の最も信じられていたことに反していたからだ。試験の結果がこうならずに、呼吸器学会が考えていたことを補強しただけで終わる可能性もあった。グリーニングはわが道を進み、正反対の結果に終わったことで、皆の注目を集める。製薬会社の外にいて予想外のことを発見した医師として、彼の研究はかなり注目され、多くの医学雑誌に発表され、医師や製薬業界の者に広く読まれた。

グリーニングの一九九四年の論文は、効かない患者にはステロイド量を増やしていくものと信じていた呼吸器専門医にとって、それまでの考え方を一変させるものだった。オーストリアの教授アン・ウールコックは、グリーニングの論文に強い疑いを持っていて、彼女自身で真偽を確かめようと試験を実施した。ウールコックは、グリーニングのときより重症の患者を対象にした。しかし結果は、彼女もまた同じ結論に至る。このほぼ同時期に重症度の違う患者に二つの試験が行われたという事実は、世界中の呼吸器学会の衆目を集めたと思う。グリーニングとウールコックの仕事は喘息治療を本質的に変えた。二つの独立した試験は、正しい治療に向けて確固たるデータを与えたが、これらの試験が行われたのは、ジェームズ・パルマーが初めてこの考えを思いついてから数年後のことだった」

二つの薬剤が同時に喘息を治療するときに貢献する三つ目の要素がある。GSKは最適な治療効果を得るためにディスカスというユニークな吸入装置を開発した。これは、アドエアを乾燥粉末のまま肺に送り込むものである。

喘息は薬を直接肺に吸入したほうがより効果的だということは、五〇年以上前から知られている。喘息患者はこのために、以前からいろいろな吸入器具を使ってきた。喘息を緩和する吸入物質に関しては、かなり昔まで遡る。文明の始まりの頃は、原始的な何か、たとえば薬草を組み合わせて煮て、その蒸気を吸い込んだらしい。スコットランドの「エジンバラ医学雑誌」の一八五九年の記事に、「喘息の薬で最もよく知られていて最も評判がよく、多くの場合で他の薬よりよく効くのは濃い紅茶とコーヒーである」とある。不幸なことにこの賢明なアドバイスは、なぜ喘息患者が強い紅茶やコーヒーでゼイゼイ言わなくなるのかについて、ドイツとアメリカの研究チームが解明に着手するまで、五〇年以上も注目されなかった。

さらに研究が続けられ、最終的にはテオフィリンと呼ばれるカフェイン類似物質の創製につながった。これは重要な発見で、急性発作を楽にする。またエピネフリンは一九二〇年代前半から使われ、喘息タバコとしては一九五〇年代まで使われた。煙を通して医薬成分が肺まで吸入される。吸入医薬で喘息を治療するというコンセプトは長いあいだに広まっており、吸入装置は多くの種類のものが使われてきている。

肺や鼻腔に薬を送り込む計量式吸入器（ＭＤＩ）は一九五五年以来よく使われている。これは、ある一三歳の喘息の少女が父親に、なぜ薬がヘアスプレーのようにスプレー缶に入っていないのかと聞いたことに始まる。その父親とは、リカー・ラボラトリーズの社長ジョージ・メイソン博士である。この会社は、レクサル製薬（現在の3Ｍファーマシューティカルズ）の完全子会社であった。メイソンはこのアイデアを会社の研究者たちに持ち込み、数カ月後、最初の圧力式ＭＤＩが臨床試験に進んだ。ＭＤＩを使うと、短時間作用型気管支拡張薬が作用し出すのにわずか五分から一〇分しかかからず、経口投与で一時間から三時間かかるのに比べて劇的に短縮された。Ｍ

DIでの吸入の際は患者が薬物吸入に合わせて呼吸をしなくてはならない。このことは患者が、息をしながら同時に器具をどう使うか、医療従事者から教わらなければならないことを意味する。MDIは数百万人の喘息患者に使われているが、子供や老人には使うのが難しく、もちろん錠剤を飲み込むより面倒である。

呼吸器系医薬品の分野は競争が激しく、喘息治療の大型製品を出すためには、GSKは優れた化合物を作るだけでなく、吸入装置を開発することも必要だった。吸入器には五〇年以上の歴史があり、新型の改良されたものは一九八〇年代に出ている。アドエアのディスカスの原型はロタヘイラーとディスクヘラーである。両者ともに粉末吸入器だが、ロタヘイラーは原末が入ったカプセルを一つずつ使い、ディスクヘラーは数回分が含まれた円盤型のカセットを使う。

吸入器ディスカス

GSKはディスカスの開発を一九八八年に始めた。中心となったのは、現在GSKの医療用具技術部長を務めるアンドリュー・グラントと工業デザイン主任のポール・ランドだ。二人ともイギリス出身である。

グラントは一九七三年、薬学部を卒業してアレン＆ハンベリーズに入社した。しかしその後、一般消費者向けジェネリック医薬品メーカーに転職する。そこはアスピリンの錠剤、粉末、調合品、クリーム、軟膏などを作っていた。二年後、グラントはアレン＆ハンベリーズに戻り、GS

Kの吸入エアロゾル製造部門を指揮することになる。一九八四年、彼はノースカロライナ州ゼブロンのグラクソの工場でエアロゾル製造部門をスタートさせ、後にイギリスに戻り、そこでエアロゾル用器具と吸入用粉末の開発に従事した。

ポール・ランドは一九七三年、製品デザインの学部を卒業し、イギリスのコンサルティング会社に就職した。この会社は、庭いじり用品からレーザーまで、幅広い消費財のデザインをする会社で、彼は九年間勤める。ちょうど顧客の一つがグラクソで、会社は、グラクソ最初の粉末吸入器のロタヘイラーをデザインした。ランドは一九九三年、グラクソに転職、当時の包装技術の部門に属し、装置デザイナーとして働く。最初の仕事がディスクヘラー粉末吸入器だった。

ロタヘイラーやディスクヘラーと違って、ディスカスは三〇日分のアドエア、朝と夕方の二回吸入で一カ月六〇回分の吸入薬が入っている。カウンターがついていて、患者は薬がなくなるまでにあと何回分あるかが正確にわかる。カウンターの数字は六〇からスタートし、一回使うごとに数字が減っていく。数字がゼロになるか、あるいは保護袋を破ってディスカスを取り出してから一カ月経つか、どちらか早いほうで捨てることになっている。ディスカスは呼吸だけで作動するので、手と息の動作を一緒にする必要がない。呼吸で動くから、エアロゾルは含まず、環境にも優しい。患者は基本的に思ったとおりに息を吸うだけでよい。子供や老人、息を吸うのが困難な重症患者にとって大きな利点である。使用方法も簡単で、指示は「開けて、押して、吸い込む」だけである。医療従事者が使い方を教えるのにも簡単だ。ディスカスの形はホッケーのパックに似ていて、少し小さく上着のポケットに入る。

「ディスカスの開発で一番のチャレンジだったのは、ばらつきなく正確な量の粉を放出させるという安定性の担保だ。また、薬を一番よく効かせるために苦労したのは、粉の粒子を気道の最適部位で吸収させることだった。そのため粒子は二ミクロンから五ミクロンのサイズに調製された（一ミクロンは一ミリメートルの一〇〇〇分の一）。もしこれより小さければ、肺のうんと奥まで入ってしまい血液に吸収されて副作用を起こす。もし大きすぎれば肺の中まで入らず、効き目が出ない」とグラントは説明する。

「ディスカスは、湿気が入らないよう精密に作らなければならなかった」とランドは言う。「なぜなら湿気が入ると、中の薬がくっついて径が大きくなる。だから、すべての投与分の包みについて、それぞれを二重のアルミ箔で包んだ。薬の保管を最高にするというのは、最も基本的なことだ」

ハイテクの時代なのに、ディスカスは人間が吸い込むという以外、何のエネルギー源も必要としない。おそらく、この単純さが一番の特徴で、非常にユーザー・フレンドリーだと呼吸器専門医たちが激賞した理由でもある。しかし、ローテクであるゆえに、デザインは非常に難しかった。「我々はディスカスをどこにでも楽に持ち運べてスマートに使えるよう、できるだけ小さくデザインした」とランドは説明する。「しかし、コンパクトにしてなお三〇日分の薬を入れられるようにするのは簡単ではない。これを解決するためにいくつもの違った方式を検討したが、ある日、突然ひらめいた！　小さな容器に物を詰め込んだいろんな製品を見ていたときだ。私はカメラにフィルムが収まっている方式に注目した。このときアイデアが生まれたのだ。個々の包みに入った一定量の粉を一つずつ放出していく装置、カメラのフィルムのように、六〇個の水ぶくれが並んだテープを使う装置のアイデアができたのはこのときだ。もし一つのディスカスに三〇日分の薬が入れば、患者にとって大いに便利だ。たとえばディスクヘラーは四回分または八回分しか入らないから、患者は頻繁に薬を入れ直さなくてはならなかった」

ランドの独創性はすばらしかったが、言うより行うのは難しい。「大きな問題は、患者がゆっくりした吸入しかできないときがあっても一定の十分な薬の吸入が確保されなくてはならないことだ」とグラントは説明する。「そして別のときは、その患者は力を振り絞って勢いよく吸い込むかもしれない。そのときでも同じ量が肺に入らなければならない。だから薬の送達は、吸入する空気の量に無関係に一定でなければならなかった。製品が有効であるためには、投与量が一定であることが最も重要だ」

開発過程で、この装置をさらにユーザー・フレンドリーにするために、ディスカス開発チームは患者を使って競合他社製品と比較する人間工学的研究を行った。研究の目的は、患者にとってさらに簡単で使いやすく、考えられる誤操作が起こりにくい装置を作ることである。この試験において患者は、ディスカス内に残っている薬の回数を示すカウンターの虜になった。ロタヘイラーやディスクヘラーでは、患者は飲んだ回数を忘れないように気をつけなければならない。グラントは言う。「『ディスカスを使うようになって、あと残り一〇回になると、次の処方箋のことを自分で考えるようになりました』などと患者が言うようになった。また、親たちからも好意的なメッセージが来た。『娘を学校に送り出したあと、彼女がちゃんと薬を飲んだかどうか、これまではわかりませんでした。でも今はカウンターの数字が小さくなっているのを見て、少なくとも装置が使われたことは確認できます』。私はこのカウンターが親たちにとってこれほどまでに重要で、強く望まれていたものだと知って、個人的にも驚いた」

グラクソは、コンピュータを使った三次元イメージのデザインなど、最先端のハイテク技術を駆使していたが、ディスカスのマウスピースのデザインはまったく正反対のローテクからきた。「我々は簡単で便利で、人間の口にぴったり合う形を作りたかった」とグラントは言う。「でも、理想の形を工作機械が使えるような設計図に表現することは難しかった。デザインに悪戦苦闘したが、まったく進まない。そんなとき、アフリカの遺跡から出土した女性の首輪を偶然見た。数千年前のものだったが、我々が考えていたマウスピースの形とほとんど同じだった。これでようやく複雑な形を幾何学座標で表現でき、さらに器具と金属片に正確に翻訳し、部品を作ることができた」

「それからまた、ディスカスはできるだけ頑丈に作ろうと思って、開発に時間をかけた」とランドは説明する。「特に子供は、広場で蹴ったりするし、コンクリートに落としたり、乗っかってしまったりする。ある人がジョークで、『ディスカスは薬がなくなったら、子供たちはホッケーのパックに使うよ』と言った。私も答えてやった。『そのとおり。でも使いきらなくてもホッケーに使えるよ』。もちろん、子供も年寄りもディスカスをパックに使う人はいなかったが」

アドエアのディスカスは一色、紫だ。なぜ紫か。GSKも他の会社もいろんな色の吸入器を出しており、一九九〇年代、複数の薬を処方されている喘息患者は何色もの吸入器を持っていた。

つまり、あまりない色を使えば、患者が引き出しや財布の中から間違った吸入器を取り出す確率が減るかもしれないと思ったからだ。

ランドは、ディスカスの仕事で、チームメンバーと共に特許の共同発明者になっている。功労は他の形でも認められた。彼らはデザインとパッケージに関するいくつかの受賞に加えて、一九九五年、国際製薬工業会から表彰された。さらに一九九九年、彼のチームは技術部門のイングランド女王賞を受ける。この栄誉ある賞は、女王の代理である州総監の手から、ディスカスの開発、製造施設の場所で、会社に手渡された。後にグラント、ランド、そして彼らの上司はバッキンガム宮殿に招かれ、表彰されるにあたり女王に拝謁した。

GSKの呼吸器系疾患薬事担当副社長として、イレーヌ・ジョーンズは、FDAや他国の規制当局からアドエアの承認を取るのに責任ある立場にいた。ジョーンズは、ロンドン大学で薬学の学士号を取り、そのままそこで博士号も得た。一九八九年、グラクソの医薬開発部門の採用面接で、彼女は人事部のある女性から「もし開発業務で上手くやっていきたいなら、社内では販売部門的な環境から仕事をスタートさせたほうがいいわ」とアドバイスされる。

「開発部門に入ったら後戻りはできないから、MRからキャリアを始めるようにと彼女は言ったのです。私はこのアドバイスに従いました。翌年、私はMRとして、主に吸入ステロイドのベクロメタゾンを医師に売りました。彼女は私にすばらしいアドバイスをくれました。なぜなら、医師や薬剤師の視点から物事を見ることにより、このビジネスがはっきり理解できるようになりましたから。一九九一年、私は開発部門に異動し、それ以来ずっと薬事を担当しています」

三つで一つ：ＦＤＡの承認

「私は一九九三年にアドエアに関わるようになりました。ちょうど動物での試験が行われたあとです」とジョーンズは続ける。

「アドエアに関しては、サルメテロールとフルチカゾンの合剤であることに加えてディスカスがあり、これら三つをすべてＦＤＡに申請し、承認を取らなければなりませんでした。これは会社が薬と装置の両方で臨床試験をしなくてはならないことを意味します。

私の仕事は臨床試験を監督することではありません。部屋へいらっしゃれば、大量に積み上げられた書類の中に埋まっている私を見ることができるでしょう」と、ジョーンズは肩をすくめる。

「臨床試験をするときは、製薬会社は何を見たいか前もって決めなくてはなりません。私の仕事は、臨床試験の申請書を準備し、計画していることを前もって述べることです。我々は試験で示すつもりの事柄をＦＤＡに知っておいてもらわなければなりません。こうした情報はプロトコールという形でＦＤＡに提出され、そこには我々が評価するつもりの第一、第二のエンドポイントが示してあります。これらの手続きはすべて試験が始まる前に完了していなくてはならず、それから我々はプロトコールの目的に合うよう仕事をするのです。ＦＤＡはこれらプロトコールと示されたエンドポイントによって承認するかどうかを決めます。試験の結果が出たとき、我々は申請書に書いたプロトコールとエンドポイントに従ってデータを解析しなくてはなりません。また、臨床試験ではフェーズⅠの試験結果が出るまでは、フェーズⅡ試験はできません。フェーズⅢ試験も同様に、フェーズⅡの結果が得られるまでは始められません。ブロックを積むようなものです。より低いブロックは上のブロックを支える。フェーズⅢは承認前の薬物開発過程で最後の部分ですが、アドエアで驚いたことは、データが非常によかったことです。すべてが上手くいくなんてことは異常ですが、この薬は本当に、全面的にそうだったのです」

ディスカスとアドエアは両方ともFDAの承認が必要だった。ひとかたまりの案件である。ディスカスは独立した医療器具としては承認されず、成分薬と一体となった医薬商品のパーツとして承認された。「吸入医薬品を作るのは、錠剤よりかなり難しい」とジョーンズは説明する。「一番難しいのは、粒子が気道の吸収されるべき場所に行き着くよう、ちょうどいいサイズにすることです。FDAは粒子の大きさを規定した仕様書を要求しました。また、我々は三種類の強さのものを作ろうとしていました。このことは、それぞれの強さについて臨床試験することを意味します。薬の量が違うので、我々はディスカスを三種類用意しなければなりませんでした。本当に複雑です。錠剤の場合の投与量を変えるのと比べるとたいそう面倒で、そしてそれぞれの強さのアドエアについて別々にFDAの承認を取るのです。FDAの呼吸器アレルギー薬部門には専門の化学者がいて、器具と医薬品の両方を審査します。主に吸入医薬品と点鼻薬の審査です」

フェーズⅡ試験のあいだ、ディスカスの器具はパイロット工場で小規模で作られていた。アドエアがフェーズⅢ試験に進んだとき、試験全体でディスカスが数千個必要となった。供給を確保するため、アンドリュー・グラントとポール・ランドは、チームの皆と残業して、会社の製造施設で大量のディスカスを確実に作れるよう尽力した。フェーズⅢ試験だけでなく、将来製品として生産することも考慮していた。

「我々は製造プロセスの発明から始めなくてはならなかった」とグラントは説明する。「つまり、ディスカスを作る装置を開発しなければならなかった。我々は自ら器械をデザインして、最初の二台を造った。これらをモデルに、工作機械のメーカーにアプローチして、我々のために製造装置を造ってくれるよう働きかけた」

臨床試験終了に向かって、会社の製造工場はエンジンがかかった。FDAはまた、製薬会社に製造データを出すよう求めている。臨床試験に必要な量を作れるだけでなく、発売後の大量生産にも対応できることを示すデータを要求するのだ。もちろん、大量生産になっても品質が落ちないことが証明されていなければならない。

そのクラスでの一番手はもちろん、新薬はFDAの諮問委員会で審査され、承認されるべきかどうかの勧告がFDAに出される。アドエアも二つの薬の固定した合剤ということで「十分新しい」とみなされ、GSKは十人以上の当分野の専門家からなる諮問委員会でプレゼンすることになった。この委員会には、呼吸器病専門医、アレルギー専門医だけでなく、専門看護師も一人含まれていた。この専門家のグループが審査後、FDAに承認か否認かの勧告をするのだ。FDAはその勧告を覆すこともできるが、たいていは従う。「我々はこの一日のために、二カ月くらいかけて準備しました」とジョーンズは言う。「これにすべてがかかっているのです。委員会メンバーは、アドエアに関して質問を浴びせかけてきて、一日中やむことはありませんでした。本当に爪を噛むような経験でした。この日の最後に委員会は採決を行い、満場一致でアドエアを承認してくれました。それは異例のことであり、本当に名誉なことでした」

アドエアは三種類の強さでFDAの承認を取った。サルメテロールは五〇マイクログラムで一定だが、フルチカゾンは一〇〇、二五〇、五〇〇マイクログラムの三種類のものがある。これで医師は、患者の症状に応じてステロイドの量を加減できる。病状の進行によっても使用量を変えられる。他の薬同様、薬は患者に応じて必要最小限の量で病気をコントロールするのがよい。しかし、三種類でFDAの承認を取るには、会社は臨床試験をそれぞれしなくてはならないので、金もかかるし仕事も大変なのである。

アドエアの臨床試験が行われているとき、会社はディスカスだけでなく、オゾン層を壊さないスプレーのエアロゾルの開発も行っていたが、ディスカスのほうが早く進み、先に承認された。ダレル・ベーカーは言う。「最初はディスカスに少し抵抗する医師もいた。MRは偽薬の入ったディスカスを医師に配り、患者の前で使い方を教えるときに医師自身で実演してもらうようにしたのだが、使い方が簡単だということがわかると、医師たちはディスカスを安心して処方するようになり、問題もまったくなかった。患者たちも、より簡単でより効果あるものとして進んで受け入れた」

それを作る

ノースカロライナ州ゼブロンのGSK工場でアドエア製造の承認を取るにあたり、規制当局による厳格な査察が行われた。GSKはアドエア承認の二年前、一九九九年に製造工場の建設を始めた。

ウィル・ボイキンは、ゼブロンにある複数用量粉末吸入装置の生産工場で製造主任を務める。この立場で彼は、FDAがアメリカの医薬製造に果たしている「役割」にじかに触れている。「FDAはここで行われることすべてを規制する。すべてだ。ディスカスとそこへ入れる活性成分」と彼は強調する。「当局は二、三年に一回の通常査察をする。そしてもし問題があれば彼らは改善されたかどうか、あとでまた確認に来る。ところでFDAの査察は事前に通告されるときとされないときがある。だから常に準備していなくてはならない。ここの空気はHEPAフィルターを通して微生物や埃、浮遊粒子などを除いている。中に入るには特別な服と靴をつけ、ドアを開けてエアロックの部屋に入る。最初のドアが閉じて初めて次のドアに入れる。これで中の空気をきれいに保っているのだ。こんなきれいな空気は吸ったことがないはずだ。普通、休憩に外に出てフレッシュな空気を吸うものだが、我々の場合はきれいな空気を吸うなら中に入らなければならない」

「ここですることはすべて記録されていなくてはならない」とボイキンは続ける。「FDAが求めたらすぐに出せるようにだ。このことは製造原末、それからもちろんディスカスとその部品のバッチについての正確な製造記録も意味する。ここのコンピュータシステムはここから出荷されるすべてのユニットの記録を管理し、もし何かあったときには、追跡調査できる。成分がどのバッチから来ているのかわかるので、特定できるのだ。すべてのユニットが製造された日まで追跡できるのでどこに出荷されたかもわかる」

一つのディスカスは一五の部品からなり、最終製品はゼブロンとイギリス、フランスの工場で組み立てられる。粉末原料のフルチカゾンとサルメテロールは、シンガポールのジューロン工場で作られ、イギリスに出荷されてウェア工場で微粒子化される。それからゼブロンに輸送され、ディスカスあたり六〇または二八回分のアルミホイルのテープに詰められる。「六〇個の錠剤をビンに入れるのと比べたら格段に複雑だ」とボイキンは断言する。

二〇〇五年には二一〇〇万ユニットのアドエアがゼブロン工場から出荷された。これとは別に四〇〇〇万ユニットがイギリスで作られて、アドエアが販売されている国々とアメリカに出荷され、三五〇〇万ユニットがフランスで作られアメリカ以外の国々に出荷されている。ゼブロン工場は四交代制で、週に一二時間労働を三回する。通常は土曜の夜から日曜にかけての操業はないが、この時間は臨時生産のために空けてある。ボイキンは説明する。

「ここでは皆、自分たちが競争の激しい業界で働いていることを自覚している。アメリカ社会は医薬品コストに関心があるから、我々は高品質の製品を低いコストで生産する方法について常に模索している。また、同じ製品を作っている工場が海外に二つあるので、我々は地球規模での経済性についても考えている。もし我々の生産コストが高くなりすぎれば、経営陣にとってこの工場を続けるのはビジネスとしてはマイナスだ。このようにイギリスとフランスの姉妹工場とは、社内的には友好的な競争をしているが、仕事に関しては連絡を密にしている。我々は頻繁に電話で話をする。我々は一つのチームとして仕事をしていて、よい製品を効率よく作るという目標を共有しているのだ」

別の適応症でも承認取得

アドエアが二〇〇一年にアメリカで喘息治療薬として発売された頃、会社はなおも臨床試験を行っていて、最終的にもう一つの適応症でFDAの承認を取った。慢性閉塞性肺疾患（COPD）の治療である。「喘息は比較的試験がしやすい」とダレル・ベーカーは言う。「なぜなら割と短い期間で試験できるからだ。アドエアの喘息に対する効果を示すには数週間から二、三カ月あればよい。患者が薬に早く反応するからだ。しかしこれはCOPDの場合にはあてはまらない。

COPDは、治療するにはもっと難しい。確かにCOPD患者は、喘息とよく似て、肺にある種の炎症が起きている。それから彼らはアドエアの気管支拡張薬にも反応する。しかし彼らの反応は喘息患者ほど早くはない。これは、臨床試験の結果を得るのに時間が余計に必要だということだ」

「長い期間をかけて、COPDをステロイドと気管支拡張薬で治療するという標準指針ができ上がってきた」とタチ・ヤマダは説明する。「この指針はアメリカよりヨーロッパで普及していて、このことがおそらく、アメリカよりヨーロッパで早くCOPDの承認が取れた理由であろう。ヨーロッパにおける臨床試験の結果と追跡調査の実績は、アメリカでもアドエアがCOPDでFDA承認を取ることに貢献したと思う」

「つい最近、一九九〇年代まで、COPDは『無視された病気』として知られていた。この病気は喫煙と関連づけられ、患者の自業自得とされた」とマルコーム・ジョンソンは指摘する。喫煙者の六四%はCOPDの危険について関心を持っていない。半数以上（五五%）が少なくとも症状の一つを週一回以上経験していても、である。アメリカ肺学会二〇〇四年の調査によれば、COPDであるかもしれない喫煙者の大多数は症状を無視するようだ。COPDは喘息ほどよく知られた病気ではないが、アメリカ肺学会によれば、アメリカでは死因の四位であり、年間一二万人がこの病気で死亡している。二〇二〇年には世界の死因の三位になると推定されている。

COPDという病名は、慢性気管支炎、慢性閉塞性気管支炎、肺気腫、あるいはこれらの混じったものを含んでいる。喘息とCOPDは両者とも呼吸器系の障害だが、異なる二つの病気である。COPDの症状は、慢性的な咳と痰程度のものから、重症の呼吸不足や胸の痛みに至るものまである。気道は喘息のように腫れて刺激感がある。それから気管支の周りの筋肉が収縮し、肺に出入りする空気の流れを狭めている。アメリカでは、喫煙が最大のリスク要因である。ほかには喫煙の別の形、たとえば他人のタバコの煙などが原因となっている。職業的な塵、埃、化学物質の吸い込みも原因になる。COPDは、肺活量計での試験で調べられ、気道閉塞が明らかになれば診断が確定する。ひとたびCOPDになれば治ることはない。しかし治療は症状を軽くし、生活の質を高める。でも傷害を受けたところはそのままである。

FDAはアドエアのCOPD適応症を二〇〇三年の終わりに承認し、GSKのMRは二〇〇四年初めから、呼吸器専門医とアレルギー専門医の訪問を開始した。アドエアは、一〇〇／五〇、二五〇／五〇、五〇〇／五〇の三つの強さがあったが、COPD治療で承認されたのは二五〇／五〇で、一日二回、朝と夜の服用である。

喘息と対照的に、COPD治療薬の開発は過去にあまりなされてこなかった。その理由の一つは、イレーヌ・ジョーンズが言っている。

「COPDは進行性の疾患で、初めは症状がなく、検査を受けなければ病気であることを知ることさえないでしょう。自覚症状と発作は同時に起こり、このときになって初めて恐ろしくなり治療という選択をするのです。ある患者は『呼吸の四分の三で息をしているようだ』と述べていました。吸う途中で一旦止めて吐き、またそのレベルまで吸い込む。どんな感じかわかるでしょう。

COPDの主な原因は喫煙なので、喫煙者は医師に『息が苦しくなっている』とはなかなか言えません。なぜなら、医師に『じゃあ、タバコをやめなさい』と言われたくないからです。もちろん罪の意識もあります。病気が自分自身で招いたものであることから、患者は恥ずかしいのです。喫煙に関するあらゆる警告を無視してきたことへの恥があります。病院に行くよりむしろ、タバコを減らしたり禁煙したりするものです。しかしもう遅い。健康を回復することはないのです。気道閉塞の特徴は、閉塞が固定したものであることです。たとえCOPD患者が禁煙しても、失われた肺機能の大部分は戻ってきません。それは肺の機能、すなわち血中二酸化炭素と酸素の交換をしている肺胞が破壊されてしまっているからです。せいぜいアドエアを使えば病状が悪化しない可能性がある、ということくらいしか言えません」

ＣＯＰＤの悪化は命に危険を及ぼす。五年生存率は三〇％である。しかし、アドエアのＣＯＰＤ患者での成績は非常によかった。薬効は優れていて、症状をコントロールし、有意に症状悪化を抑えた。

ＣＯＰＤは治療を受けない人が多いため、まだ診断されていない人の数がどのくらいか明示するのは難しい。多くの専門家は、約二〇〇〇万人のアメリカ人がＣＯＰＤだと推定している。これは喘息患者の数とほぼ同じである。

アドエアは、喘息治療と共にＣＯＰＤの適応症でも、アメリカの多くの患者に恩恵を与えている。五五〇万人のアメリカ人が、世界では一〇〇〇万人がアドエアを服用し、二〇〇四年度売上げはアメリカ国内で二四億ドル、世界では四五億ドルであった。アドエアは常にＧＳＫのトップ商品であり、世界で最も売れている薬の一つである。

グラクソ・スミスクラインの歴史

グラクソ・スミスクライン（GSK）は、今日、イギリスで最も成功し、最も有名な企業とされている。GSKを語るには、他の多くの多国籍巨大企業の物語と違って、市場占有率とかキャッシュフロー、純利益などよりもむしろ、八人の男の五つの物語をしたほうがよい。彼らは皆、世界各地でゼロから事業を始めた。その仕事ぶりは勇気、創造、リスクある冒険に富み、後に彼らを世界的な成功に導く。

以下は人間の物語であり、これから何人かの毅然とした起業家のビジョンと、猛烈な努力を明らかにしていく。彼らは皆、それほど豊かでない環境から出発した。八人の登場人物は、ジョセフ・ネイザン（グラクソ）、シーラス・バロウズ、ヘンリー・ウエルカム（バロウズ・ウエルカム）、トーマス・ビーチャム（ビーチャム）、ジョン・スミス、ジョージ・スミス、マーロン・クライン、ハリー・フレンチ（スミス・クライン・フレンチ）である。彼らの元気な事業は、二〇世紀の終わりに一つに集まっていく。それがグラクソ・スミスクラインの物語である。

グラクソ

グラクソの物語は、ロンドンの東地区、荒れ果てた貧困街で始まる。ジョセフ・ネイザンは、貧しいユダヤ人の仕立て屋の息子として生まれ、成長して後に巨大世界企業が生まれるきっかけをつくる人物になっていく。彼の父、エドワードは「ほとんど脳みそのない（資料文のまま）チャーミングな老人」といわれ、母レイチェルは「教育を受けていないが非常に知的な女性」と伝えられている。信仰厚い一家は、窮乏生活に耐えることを強いられた。反ユダヤ主義の環境にあっては当時よく見られた、ひどい社会風潮であった。

ジョセフは一八三五年に生まれた。喘息持ちの子供で、ロンドンの湿気もよくなかったかもしれない。空気が体に悪いということで、彼はイングランドを出たいという欲望を膨らませていった。ここでは階級的、宗教的差別も深刻だった。彼は体が弱く、教育も受けていなかったが、商売に格別の関心を見せ、一二歳の頃、父親に「燕尾服とシルクハットで馬に乗ったらどう？　大売り出しの演奏もしよう」とけしかける。その頃、彼は海外に物を売るということに関心を持ったが、父親は乗ってこず、ジョセフ少年の夢はしぼんだ。

一八五一年、オーストラリアで金鉱が見つかった。母親が一八五二年に死ぬと、ジョセフ・ネイザンはロンドンを出て、富を地中に見つけようと決心する。彼はすっかり成長して一七歳になっていた。

オーストラリアは非常に厳しい場所だった。金鉱山での競争は恐ろしく、危険でさえあった。商売の機会をうかがっていたネイザンは、二年後にニュージーランドに渡る。彼も驚いたことに、ニュージーランドはもっとひどいところだった。オーストラリアよりもっと未開で、移民の船も一〇年前に初めて来たというくらい。島外への渡航手段もほとんどなく、まったく孤立していた。年に、二、三隻の船が三カ月から五カ月かけて商いに来るくらいのものだった。

義理の兄弟ヤコブ・ジョセフ（ネイザンはニュージーランドで結婚した）と一緒に、彼はウエリントンで店を開いた。この町は守備隊の駐屯地で、荒っぽい、落ちぶれた開拓民たちが三五〇〇人ほど住んでいた。コンビは一八七三年に解消され、数日後には、ジョセフ・ネイザン・カンパニーという社名でネイザンは貿易商店を立ち上げ、クジラの骨から専売医薬品まで幅広い商品を扱った。

徐々に取り扱い商品の種類を広げ、地元産物、おしゃれ雑貨、時計、宝石、金物製品なども商いする。彼はまた一般的な強壮剤や当時の万能薬も売った。たとえば、当時ヨーロッパで流行っていたエキゾチックな調合薬「ウルフ・ロマンチック・シーダン・エキス」などである。彼の扱っていた専売薬は、ビタミン剤や飲み薬の初期のものだった。

ネイザンは、信心深い男と評判で、公正で正直、すばらしい商人ともてはやされた。彼の追悼記事には、「ネイザンは、冷静な頭脳、不屈のエネルギー、そして広く深いビジネスの知識を、実直な性格に結びつけた、豊かな才能と判断力の男だった。彼はまっすぐに仕事を信じ、未来への陽気な自信を持ち、正直な手段で正直な結果を得ることを信条としていた」とある。

ネイザンは一八九〇年以降ロンドンにいることが多くなる。彼が一番夢をかけた事業は、粉ミルクの販売で、一九〇四年ニュージーランドのバニーソープに工場を建て、新しく発見された技術を使って粉ミルクの生産を始める。当初、事業はなかなか上手くいかなかった。しかし、衛生的なミルクが医師によって推奨されてくると、ベビーフード商品の需要は瞬く間に大きく伸びてくる。新しいマーケットに展開するため、ネイザンの末の息子アレックスがニュージーランドからロンドンに来た。この場所は、今日のGSKの世界本部である。会社はミルクをラクトというブランド名で売った。しかし、すでに他社が似た発音の名前で粉ミルクを売っていたため、商品名を変更せざるを得なくなる。ネイザンがラクト（LACTO）の文字をいろいろいじっているうちに、グラクソ（GLAXO）という名前が生まれた。

アレックスは、販売戦略を一歩進めることに決めた。彼は先頭に立って、一九〇八年『グラクソ・ベビーブック』を発行する。この種のものでは最初の乳児育児書だった。この本は、わずか二、三年で一〇〇万部以上売れ、六〇年以上にわたって出版されつづけた。そればかりでなく、グラクソという言葉を家庭でもなじみのあるものにし、会社は、社名をグラクソに変えた。

一九〇八年、イギリスでは三〇〇種類以上の粉ミルク商品が売られていた。シェアを増やすため、会社はロンドン・デイリー・メールに全面広告を出した。スローガンは「骨太の赤ちゃんをつくる食べ物」だ。このキャッチコピーは受け、長年にわたって使われた。しかしイギリスの母親の心をつかみ、最終的にイギリス全土でグラクソの名前を家庭に浸透させたのは、育児書だった。

この、健康製品の世界への進出が信じられないほど大成功したことは、会社の成長と最終的には方向性に決定的な影響を与えた。一九一二年ネイザンはロンドンで死去。一九一九年、会社は薬剤師ハリー・ジェフコットを雇った。彼は、すぐに製品の品質を上げ、そしてグラクソを深く医薬品分野に導いていく。最初の医薬品は、魚の肝臓から抽出したオステリンというビタミンD製剤だった。第二次世界大戦中は、ペニシリンの開発に貢献する（ある時期、イギリス国内分の主要な生産者だった）。栄養ドリンク、家畜用ワクチン、家畜用製品、リウマチ患者のためのコルチコステロイド製品、そしてワクチンなども会社の製品だった。数十年後、グラクソの研究陣は、胃潰瘍治療で有名なザンタックを創出する。

大いに成功する一方、グラクソは人々に奉仕し、最も有効で科学的な製品を供給するというビジョンは失わなかった。これは時の試練に耐えてきた会社の最優先方針だという。

バロウズ・ウエルカム

シーラス・バロウズとヘンリー・ウエルカムの二人はロンドンに移り住んで大製薬会社を立ち上げたアメリカ人である。

バロウズは、若き夢見るビジネスマンだった。フィラデルフィア薬科大を卒業した後、フィラデルフィアで小さな薬局を始めた。最初から彼の夢は、この小さな店の壁をぶち抜いて広がっていくような製薬会社をつくることだった。まもなく彼は、アメリカ製薬会社の革命、特に専売医薬品の海外進出の可能性がなくもないことを認識する。一八七〇年代後半、バロウズはイギリスでアメリカ人業者の代表を務めるまでになり、自分の発明した圧縮錠剤に基づく操業を計画していた。

ヘンリー・ウエルカムは、一八五三年、ウィスコンシン州の丸木小屋で牧師の息子として生まれた。まもなく一家は、ミネソタ州の静かな大草原に移った。ここで彼は、叔父の外科医ヤコブと先生でもあり助言者でもあったウィリアム・メイヨ（有名なメイヨ・クリニックのメイヨ）の影響を受ける。若きヘンリーが、医薬品開発の科学的側面を理解して育ったのは、彼らの導きだった。あるときメイヨは、ルイ・パスツールの「実験室のない男は武器のない兵隊と同じだ」という言葉を引用した。ウエルカムはこれをずっと忘れず、彼のその後の研究活動に反映されたという。

ウエルカムも一八七四年、バロウズと同じくフィラデルフィア薬科大を卒業した。しかし、その後の進路は違い、彼は医薬品のセールスマンになる。彼の最初の仕事は、南アメリカでの行商だった。彼は社交的で大きな考えをする男で、この二つの性格は、南米で新しい市場を開拓するようなときには大きな利点となった。当時外国への旅行は困難で時間がかかったが、彼の魅力的な性格は、地のかなたにおいても成功するのに役立った。ウエルカムが多くの珍しい植物を研究したのは、南米にいたときである。これらは、後に彼の研究活動の一部になる。

二人が国外に出て仕事をすることに心地よさを感じたことは、後に彼らが世界規模で成功することにつながっていく。二人は一八八〇年にロンドンで出会い、バロウズ・ウエルカム社を立ち上げた。最初の仕事は、自らが工夫した圧縮錠剤に商標をつけることで、彼らは「タブロイド」と命名した。不幸なことにこの言葉は、ある種の新聞を指すこともあり、普通の辞書でもそのような意味に変わっていき、彼らはこれを守れなかった。このことで衝突したり、ほかの要因などもあったりして、二人の仲はぎくしゃくしていく。バロウズが一八九五年に四九歳で死んだ後、ウエルカムがただ一人のオーナーとなった。

ウエルカムは、快活なショーマンで芸人だった。彼は情熱を抑えることができず、率先して多くの記憶に残る宣伝を考えたり、製品を売るための屋外イベントを仕切ったりした。骨董品や異国の珍品の熱心な収集家でもあり、慈善事業の旅行などにも出かけ、彼の心はしばしばビジネスから離れた。

しかしウエルカムのエネルギーは無限である。特に自分のお気に入りのプロジェクト、「タブロイド薬箱」などには熱心だった。これは、当時最も効いた薬の「タブロイド」錠を詰めた気の利いた小さな箱であるが、彼のような人間、探検家、開拓者、飛行士、船乗りなどにやたらと売れた。英国王室やアメリカ大統領テディ・ルーズベルトも愛用したという。彼はこの薬箱を、ヘンリー・スタンリーのアフリカ探検隊をはじめ、北極やヒマラヤへの探検隊にも持たせた。

ウエルカムは大きな研究を奨励し、資金も投入した。彼は、世界一流の薬学者を何人か集めることに成功し、免疫系の治療、インスリン生産、ジフテリアワクチン、黄熱病ワクチン、心臓病のジギタリス、そしてクラレ抽出物などを研究させた。彼の最もお気に入りの冒険事業の一つは、「ウエルカム熱帯研究所」である。これはナイルに浮かんで川を上下して、人跡未踏地の病気を研究するものだった。彼はまた、一流の医学研究施設などを造ることに、自分の個人財産を惜しげもなく使った。

研究は、抗ヒスタミン薬アクチフェド、広域スペクトル抗生物質セプトリン、エイズ治療薬レトロビルなどの創出に貢献した。バロウズ・ウエルカム社研究陣のレベルの高さは、ノーベル賞受賞者を何人も輩出していることでも証明される。一九三六年、ヘンリー・デイル卿が神経インパルスの化学的伝達の研究でノーベル賞を受賞した。一九八二年には、ジョン・ベイン卿（と二人の共同研究者）がプロスタグランジンと関連生理活性物質の発見で受賞。一九八八年のノーベル医学賞は、バロウズ・ウエルカムの研究者、ジョージ・ヒッチングス、ガートルード・エリオン、ジェームズ・ブラック卿の「薬物治療における重要な原理の発見」について与えられている（ブラックは、スミス・クライン・フレンチで働くと同時に、ウエルカム財団でも仕事をしていた）。

ビーチャム

トーマス・ビーチャムは、羊飼いとして人生が始まった。一八二〇年、イングランドのオクスフォードシャーで生まれ、わずか八歳の頃、彼は自分の羊を見ておかしなことに気がつく。羊たちは食べる草の好みにたいそううるさいのだ。好奇心の強い彼はいろいろな草で試し、薬草としての価値を見出していく。続く数年の間に自分の情熱が医薬品化学にあることを確認し、巧みに自分を導いて、薬の行商人としてビジネスの世界に入っていった。

一八四二年、二二歳のとき、すでにビーチャムはよく売れる商品を持っていた。羊飼いのときの経験に基づいた便秘用の錠剤「ビーチャム薬」である。このよく効く下剤を彼はいろんなキャッチコピーで売った。たとえば「一箱でギニー金貨と同じ価値」「生きる価値ある生活を」「健全な精神で走りつづけよう」「気持ちよくなった。ありがとう」などだ。この時代の多くの同業者と異なり、彼は自分のコアビジネスに焦点を据え、決してぶれなかった。彼は一九〇七年に亡くなる。

その後も商売は繁盛し、一九一三年には一日あたり一〇〇万錠も生産していた。どんどん大きくなる可能性に魅せられ、一九二六年、資本家のフィリップ・ヒルが会社を買収する。彼はすぐに製品ラインの拡大にとりかかった。数カ月後には、頭痛、神経痛、インフルエンザ、かぜ、リウマチに効く「ビーチャム粉末」を発売する。

この後数年にわたってヒルは、あらゆる種類の消費財の会社を買収し、ビーチャム傘下に収めた。たとえば、マクリーンの練り歯磨き、ルコゼイドの栄養ドリンクは、両方ともイギリスで人気があった。ホーリックの麦芽乳、リベナと呼ばれた黒スグリのジュースもヒット商品だった。一九三九年、ビーチャム社は、ブリルクリームという有名男性整髪剤のメーカー、カントリー香料社も買収した。

一九四三年、医薬品の基礎研究だけに特化したビーチャム・リサーチ研究所が設立された。ここでの最初の大きな発見は、多くの感染症の治療につながる。それらは奇跡の薬ペニシリンでも効かない感染症であった。彼らはペニシリン構造の活性部分を同定することに成功し、ここを出発点として特定の方向に活性を持たせた無数の半合成ペニシリンを作り出した。続く数十年のあいだにビーチャム研究陣は、感染症治療のリーダーになる。

一番印象的な発見は一九七二年のアモキシシリンである。これは広域抗菌スペクトルを持つペニシリンで、瞬く間に世界で一番処方される抗生物質となった。そのブランド名はアモキシルといい、特に子供の耳、喉の感染に有効であった。

感染症治療薬の開発という伝統を維持したビーチャムは、一九八〇年代前半に配合剤オーグメンチンを発売する。当時、耐性菌による重度感染症、特に呼吸器疾患の治療でゴールドスタンダードと賞賛された。

一九八〇年代半ば、ビーチャムはアメリカ企業のノークリフ・サイヤーを買収し、二つのヒット商品タムズとオキシ（スキンクリーナー）を、強力な製品ラインナップに加えた。一九八九年には、スミスクライン・ベックマンとビーチャムグループが合併し、スミスクライン・ビーチャムができる。新会社は、世界最大の研究開発企業の一つだった。合わせた製品ポートフォリオ、パイプライン、地理的ネットワークは、同社が世界的健康産業の先頭にくるのにふさわしいものだった。

スミス・クライン・フレンチ

ジョン・スミスは弟のジョージと一八三〇年頃、フィラデルフィアで薬局と薬品卸のビジネスを始める。仕事はすぐに繁盛し、薬、医薬品、化成品、染料、ペンキ、油、ガラス、専売薬など当時の標準的な薬学的製品をすべて扱った。彼らはまた、親切で信用できるサービスを重んずる商人として知られた。

店は発展し、数年後に二人は、簿記係として一九歳のマーロン・クラインを雇う。これは転機となる選択だった。というのはマーロンは、ただの簿記係をはるかに超えていたからだ。ビジネスの才覚、マーケティングの理解力、セールスマンシップは、彼の年齢では信じられないほどだった。貪欲さときっぱりした性格で、彼はセールスなど、さらなる責任ある仕事を求める。そしてすぐに新しい取引先をいくつも開拓した。彼の貢献は甚大で、ついには会社のオーナーシップを与えられることになり、社名もスミス・クラインと変更された。

仕事は順調に発展した。成長しながらも主力ビジネスにフォーカスしつづけるために、一八九一年、同じように繁盛していた医薬品卸フレンチ・リチャード社を買収し、事業の拡大をはかった。合併により新しい会社、スミス・クライン・フレンチができ、一夜にして数百種類の新製品が加わった。それらは高級な香水、軟膏、強壮剤、整髪油、咳薬、家庭常備薬の配給権などである。

買収が終わると、マーロン・クラインは業界を長いこと煩わせてきたある問題を解決するのに夢中になった。それは注文処理である。彼は簿記係というバックグラウンドを使って、業界で初めて、朝注文を受けたら午後には発送するというシステムをつくり上げた。当時このスピードは前代未聞であり、かなりの人気を博した。クラインはまた、会社の製品には最高品質のものだけを使いたいと主張した。たとえば、彼は、劣化しやすい製品はすべて(未精製薬品、ワックス、バルサム〈液状樹脂〉、テレビン油など)、実験室の化学者が分析してから保管するように求めた。この高い品質基準が、顧客すべての信頼を勝ち取ることにつながった。

会社は長年のあいだ、一般消費財と優れた顧客サービスにフォーカスしつづけてきた。しかし、この原則と共存しつつ、会社は医薬品の基礎研究にしっかり関与していくことになる。そして第二次世界大戦に至る数年は、かなりの投資を行った。

一九四五年という早い時期に配当を出すことができたのは、この投資が賢い選択だったからだ。また、当時業界の大きな挑戦といわれていたのは、一日の全部にわたって少しずつ成分が放出される徐放薬の開発だった。スミス・クライン・フレンチの研究陣は、その解決策を見つけた。それは小さな顆粒を数種類混ぜ、溶けやすいカプセルに入れるのだ。それぞれの顆粒はそれぞれ別の速さで溶けるようデザインされており、その結果「徐放」が可能となる。

これは大きなブレークスルーだった。一九五二年、徐放カプセル、スパンスルが発表され、抗うつ薬デキセドリンに初めて使われる。それは大成功し、同じスパンスル徐放カプセルで他の薬も売り始めた。一番有名なものはコンタック風邪薬で、一〇～一二時間にわたって有効成分を放出しつづけた。今日、徐放カプセルはありふれたものになったが、この投与法を開発するのに七年の歳月と三万五〇〇〇時間の研究が費やされた。

一九五〇年代の研究開発は他の分野でもなされていた。特に注目すべきは、新しい抗精神病薬ソラジンの発売である。これは第一世代の中枢神経系薬であった。当時、精神疾患に薬物を使うのは不合理であると信じられていたため、最初はこの薬は受け入れられなかった。しかし、実際の患者で精神機能が改善されたといくつかの臨床試験が示すと、この目的で処方するアイデアは大いに注目された。ソラジンは最終的に、他のすべてのトランキライザーの効力を測るときの標準薬という地位を得る。

一九七六年、スミス・クライン・フレンチは、もう一つのブレークスルー製品を発表する。タガメットである。この薬は、消化性潰瘍の治療を一変させた。これは会社のブロックバスター薬の一つとなり、世界で最も処方される薬の一つとなる。ジェームズ・ブラック卿はタガメットの発見につながった研究をここで行っており、一九八八年ノーベル賞を受賞する。一九八二年会社はベックマン・インスツルメントと合併、社名をスミスクライン・ベックマンとした。その後ビーチャムグループとも合併する。

一九九三年、スミスクライン・ビーチャムは、ヒューマンゲノムサイエンス（ＨＧＳ）と契約し、数百万ドルの共同研究プロジェクトに参加する。合意したのは、会社がＨＧＳで得られた遺伝子配列情報に基づく医薬品の開発に一定の権利を持つことだった。

今日のグラクソ・スミスクライン

グラクソ・スミスクラインが生まれた合併劇は一度に起きたわけではないが、それらの巨大さを考えると比較的短い時間になされたといってよい。それは一九八九年にスミスクライン・ベックマンがビーチャムと合併して、スミスクライン・ビーチャムができたことに始まる。一九九五年にはグラクソがウエルカムと合併し、グラクソ・ウエルカムができた。そしてついに二〇〇〇年、今日グラクソ・スミスクライン（GSK）として知られる巨大企業ができたのである。

これら大企業が合併する目的は、資産を合わせることと、医学研究を進めて新しい薬を作るための頭脳をプールすることであった。最終的に、この合併はすごいものになった。GSKは現在、医薬品マーケットの約七％のシェアを持つ。会社はまた、一般消費者向けヘルスケア製品にも重点を置きつづけている。それはOTC医薬品、口内ケア製品、栄養ドリンクなどだが、いずれも市場でのトップ製品である。二〇〇四年度の業績によると、GSKの売上げは三七三億ドル、税引き前利益が一一一億ドルである。世界中で一〇万人の従業員を抱え、そのうち四万人はセールスとマーケティング担当であり、業界で最大規模の販売部隊を誇る。約三万五〇〇〇人が三七カ国八二の製造工場で働き、一万五〇〇〇人以上が直接研究開発に関わっている。GSKの研究開発機関は一一カ国、二四カ所。巨額の研究開発予算（二〇〇四年度で約五〇億ドル）により、会社はゲノム／遺伝子創薬や薬物探索などの新テクノロジーで先頭を走っている。

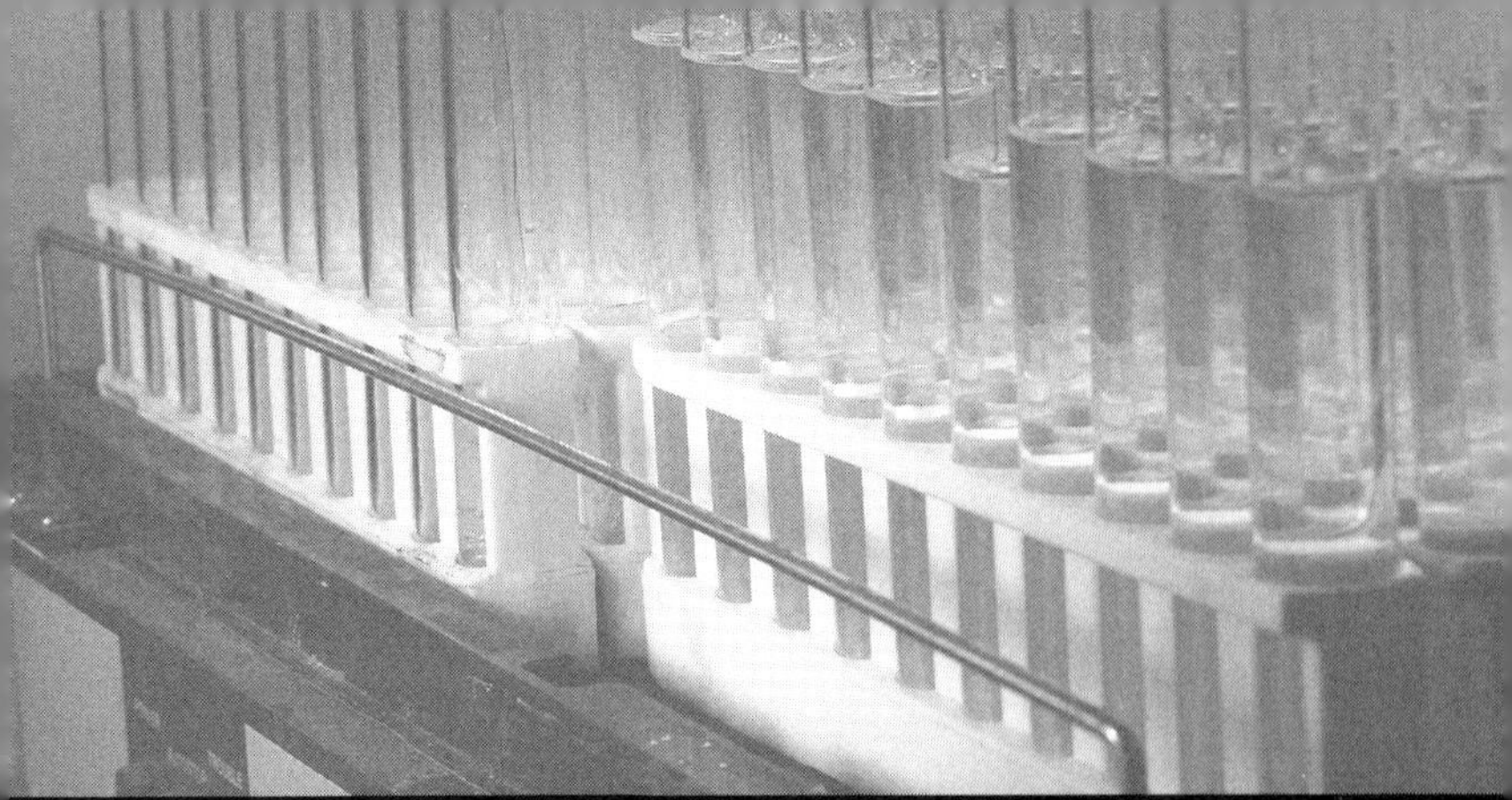

第5章

奇跡のバイオ医薬品

——レミケード

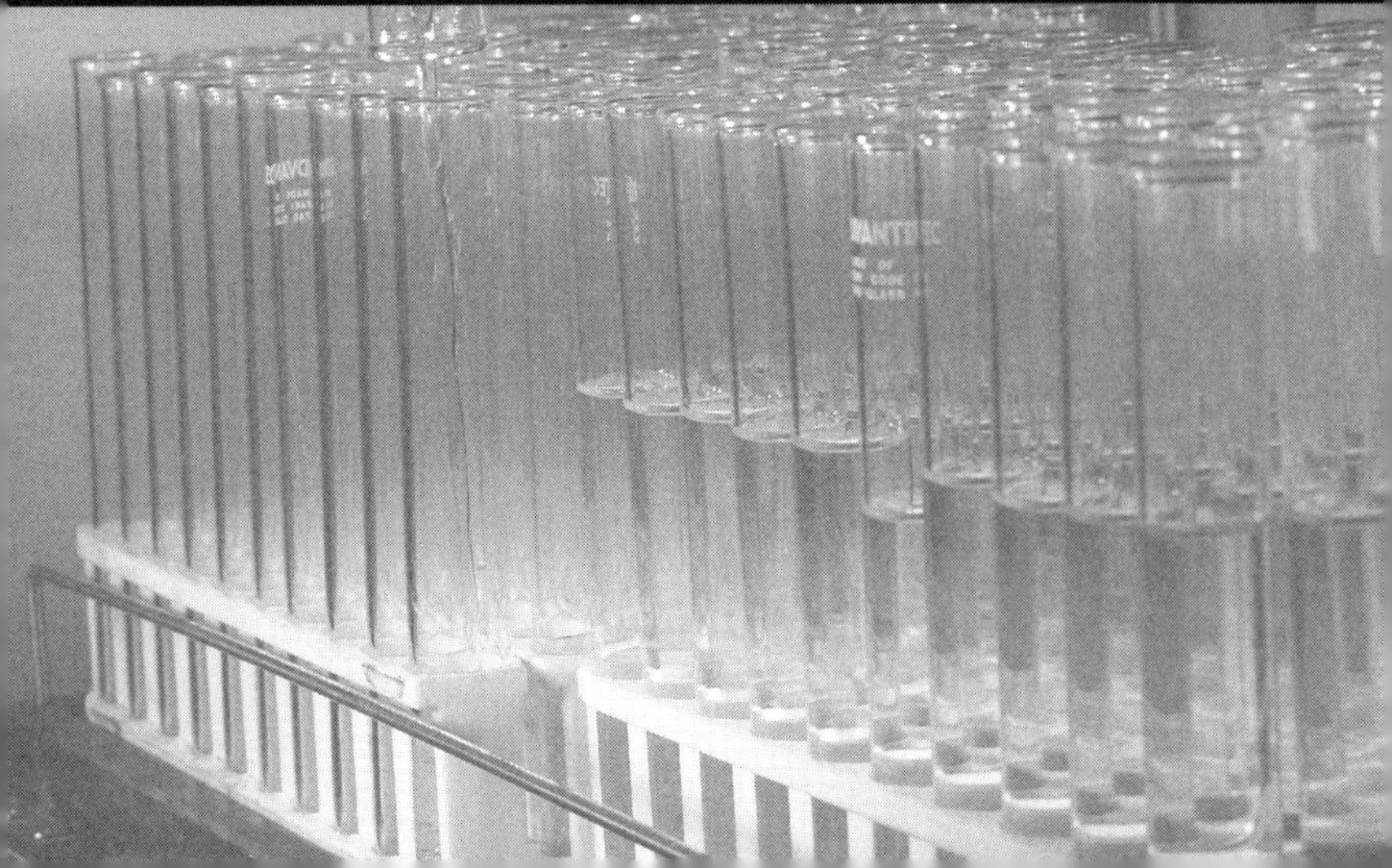

レミケードはジョンソン・エンド・ジョンソン（ジョンソン&ジョンソン）の子会社セントコアによって作られた奇跡の医薬品で、一九九八年、最初にクローン病治療薬として承認された。今日、レミケードはさらにリウマチ、乾癬(かんせん)、潰瘍性大腸炎、強直性脊椎炎など、多くの病気に使われている。

一つの薬が、なぜそんなに多くの違った病気に効くのか。クローン病と乾癬はどういう関係があるのか。あるいは、同じ問題だが、リウマチと潰瘍性大腸炎が共通に持っているものは何か。素人にはこれらの病気は互いに関係がないように見える。しかしバイオテクノロジーのおかげで、関係があることがはっきりしてきた。レミケードを作った研究者は、ある病気の根底にある原因が、関係がなさそうに見える病気のそれと共通していることを発見した。

先に述べた病気はすべて（ほかにもいくつかあるが）、免疫介在性炎症疾患（IMID）と呼ばれ、普通に体内にある物質や組織に対して免疫反応が起きてしまう病気である。言い換えれば、体が自分の細胞を攻撃しているのだ。この種の病気で共通に関与しているものはサイトカインである。これは体内で作られてホルモンのように働くタンパク質で、本来は感染や癌細胞に対する防御反応をコントロールする。サイトカインの一種に腫瘍壊死因子（TNF-α）がある。TNFは、もともと健常人の体内で炎症や免疫活動に関係しているタンパク質だ。しかし、これが過剰に生産されると有害となり、特に慢性炎症状態や自己免疫疾患などでは非常によくない働きをする。だからTNFの作用を抑えることは、炎症反応を抑えることになる。

これは割と先端のサイエンスが関係することで、つい二〇〜三〇年前まではよくわかっていなかった。つまりTNFの抑制は、バイオテクノロジー産業での飛躍的な進歩によって可能になってきたもので、ほんの一〇年ほど前まではサイエンスフィクションにすぎなかった。

近年、バイオテクノロジーは以下のように定義されている。

細胞が持つ物質合成などの能力を利用したり、DNAやタンパク質など生物学的分子を我々のために使ったりする技術の集合をいう。

また、これは薬を作るプロセスにも関係してくる（生物学的方法 vs 化学的方法）。生物学的治療物質あるいはバイオ医薬品は、生物を起源とする医学分野の製品である。たとえばワクチン、血液、血液製剤、モノクローナル抗体、その他のタンパク質、そして遺伝子組換え技術で作られた製品がこれに該当する。

この本の取材中、多くの研究者が、普通の医薬品とバイオ医薬品を比較して話してくれた。彼らはこの二つを、低分子医薬品と高分子医薬品に対応させて区別した。その話からすると、製薬企業は普通、化学的に合成される低分子を扱う。一方、バイオ企業は高分子を扱い、化学的反応では製造できない医薬品を作っている。製造過程で見ると、伝統的な医薬品は多くの化学的部品を結合させ、精製して作る。精製された化合物は何回作っても常に同一である。一方、バイオ医薬品は、生きている生物を使って作る。でき上がる分子は、化学合成されるものよりはるかに大きい。レミケードについて言うと、タンパク質を作るのにマウスの細胞が使われた。このタンパク質はマウスのものとヒトのものをつなげたもので、遺伝子レベルで細工し、それに対応するタンパク質を得るためにマウスの細胞に導入する。そしてできたタンパク質がレミケードである。

セントコアの初期

セントコア社は一九七九年、ペンシルベニア州フィラデルフィアで設立された。主役は二人だ。二八歳の生化学者フーベルト・シューメーカーと、ベンチャー投資家マイケル・ウォールである。シューメーカーはオランダに生まれ、一〇代後半に英語を磨くためアメリカにやってきた。しばらく滞在して、ノートルダム大学の正規の学生になる。ビジネスのクラスが満員だとわかると、化学で学位を取ろうと決めた。大学を卒業してマサチューセッツ工科大学に移り、生化学の博士号を取る。その後、コーニング・ガラス工業の子会社で、診断キットを開発していたコーニング・メディカルに入る。ここで彼は、免疫アッセイプロジェクトのリーダーを務めた(免疫アッセイは、生化学的な分子を検出し定量するのに、簡単で、速くて、特異性があって、信頼できる方法である)。その後、彼はセントコアを立ち上げ、初代CEOとなった。

ウォールはマサチューセッツ工科大学を卒業。専攻は電子工学だった。一九五〇年代に大学を出て、電子関係の新興会社のいくつかで働く。六〇年代に生物学関連に転向し、仲間とフロー・ラボラトリーズという会社を立ち上げた。六九年、会社は医学生物関連会社のゼネラル・リサーチ・グループに売られ、ウォールはそこで一〇年働いた。彼がバイオテクノロジーという新しい分野に興味を持ったのは、ゼネラル・リサーチにいたときである。生まれつき起業家精神の強いウォールは、シューメーカーと力を合わせ、セントコアを設立する。二人はまったく違う技術と才能を持ち、それがよいパートナーシップの源となった。

バイオ企業を興すにはいい時期だった。セントコアが設立された頃、ウォール街の投資家たちはバイオテクノロジー産業を、可能性を秘めた大鉱脈とみなしていた。組換えDNA技術の発見で投資アナリストたちは、遺伝子編集の技術が多くの医学上の価値を生むのに使われるのは時間の問題だとはっきり述べた。この技術は、関係のないDNA断片を切り出して、それらを一つにくっつけるというようなことを可能にする。最初の組換え生物体は一九七三年に作られた。ポール・バーグは、この組換えDNA技術への貢献により、八〇年にノーベル賞を受賞する。これら一連の大きなブレークスルーがセントコアの設立と同時期に起こった。八二年、売上げもないのに多額の研究開発費ばかり必要なセントコアが、新規株式公開して二一〇〇万ドルを集めたのは、設立してからわずか三年後の話だ。さらにその後数年で各種の株式、社債を発行し九億二三〇〇万ドルを調達した。セントコアは八二年に初めての製品として、狂犬病ウィルスを検出する診断キットを発売する。同じ年、同社はより大きな本社屋を求めて、フィラデルフィアのすぐ西のマルバーンに移転した。

セントコアは、モノクローナル抗体が多くの病気を特異的に治療・診断するのに使われ得るという前提で設立された。モノクローナル抗体とは、実験室で作られる抗体で、体内のある決まった物質のところに集まり結合する。その物質を抗原という。抗原は本来外から入ったタンパク質とか、細菌、ウィルス、花粉などであるが、生体成分を抗原とすることもできる。一九七九年当時、モノクローナル抗体は、比較的新しい技術だった。その狙ったものに対する高い特異性ゆえに、それはしばしば魔法の弾丸といわれた。化学合成で作られる低分子化合物と違い、モノクローナル抗体にはほとんど副作用がなく、未来の薬として期待されていた。会社のビジネスプランは、ある抗体を発見、発明した外部研究者とライセンス契約を結び、その権利を得て、自社で臨床的な有用性を証明することであった。限られた資金力のためとられたこのビジネス戦略は、ほかのバイオベンチャー企業のそれとは異なっている。他社は普通、内部で研究するために費用がかかり、ベンチャーキャピタルから資金を調達していた。

「最初の頃は自分のところで全部するなんて、できないことはわかっていましたから」とジョン・グライェブは言う。彼は一九八〇年代に前臨床段階の研究に携わっていた。「外部と共同研究するため、アカデミアにいる優秀な人々に近づいていかなければなりませんでした。我々の仕事は、彼らのサイエンスを製品にまで持っていくこと。これはアカデミアの研究所ではできないことです」

発見段階から臨床試験を経て上市まで、新薬の開発は非常に費用がかかるため、シューメーカーとウォールは、治療する製品よりむしろ診断製品にフォーカスするビジネスモデルをつくり上げた。しかし、当時、診断キットの市場はアボットやワーナー・ランバートなど健康産業の巨大企業が押さえており、二人の計画はずいぶん向こう見ずなものだった。これら大企業は自社のアナライザーだけに合う独自のキットを開発し、研究室や血液バンク、病院などに販売していた。

この市場で直接競争するには、自社のアナライザーを開発するため数億ドルの投資をしなければいけない。

セントコアは、他社のアナライザーでも使える診断キットをデザインすることで、このコスト障壁を切り抜ける。つまり、アナライザーを売っている大会社にキットを売ったのだ。会社の戦略は、大手製薬企業との提携を必要とした。そういった大会社は、セントコアの製品が狙う領域に対し、熟練した販売組織や強力な顧客関係を持っていた。

ハーラン・ワイスマン博士は、現在ジョンソン&ジョンソンの医療機器・診断薬部門の科学技術担当最高責任者である。彼はジョンズ・ホプキンス大学医学部の助教授から一九九〇年にセントコアに入る。九〇年代にセントコアの臨床開発部門の責任者を務め、後に研究開発全体の責任者になった。彼は内科と心臓学を学び、循環器病とその薬について専門雑誌や書籍の分担執筆などで九〇編以上の論文を書いている。八九年夏、ワイスマンはヘッドハンターからの電話で、セントコアの名前を聞かされた。「そんな会社は聞いたこともなかった」とワイスマンは言う。

「それで、『ジョンズ・ホプキンスでの仕事にたいへん満足している』と彼に言いました。ところが、『ちょっと来るだけでも来て、そこの人たちと会ってみないか』と勧めるのです。私は放っておいたのですが、とうとう決心し一〇月になってフィラデルフィアに行きました。そこで会社の重役や研究者と会って、すっかりセントコアが気に入ってしまった。以前は、ジョンズ・ホプキンスのような、名声ある最先端のアカデミアの研究施設にいれば、何か面白いことにぶつかると信じていました。私は研究臨床医でしたが、そのような地位にいる者は、引退して初めて、草を食べに外に出るのです。それは、外では大したことは起こらず、モチベーションは金銭しかないと考えたからです。そう、私は新聞に書いてあることをすべて信じるような人間だったのです。

セントコアの人たちに会ってみると、そのエネルギー、わくわくした感じ、そして情熱が信じがたいものでした。まるでサイエンスに常に革命が起こっているように見えるほどでした。特に私の関心を引いたことが二つあり、一つは、モノクローナル抗体は当時あったけれども、だれも臨床に使っていなかったことです。当時一つだけFDAで承認されていました。ジョンソン&ジョンソンのOKT3です。臓器移植の拒否反応を抑えるのに使われる医薬品でしたが、副作用がとても多かった。二つ目は、このOKT3はマウスの腹水で作られていたことです。彼らは、抗体を作るモノクローナル細胞をマウスに注入して作っていました。当時抗体はインビトロ（試験管内）では上手く作れなかったから、モノクローナル抗体の製造法を発明することが必要になってきていました。当時の製造方法は、今日から見れば原始的で、それによる副作用もあって、ごく少数の患者にしか使われませんでした。抗体はどうにも発展しないというのが共通の認識でした。この抗体はマウスで作られる外来タンパク質ですから、ヒトの免疫システムで攻撃されてしまう。しかしこれ以外に簡単に作る方法はなかった。それゆえに抗体は役立ちそうもなかったのです。研究の観点から見たら面白そうだが、ヒトの治療として考えると、抗体は行き詰まっているようでした。しかし、たとえそうであっても、私は割と世間知らずで、この会社に夢中になっていきました」

「私は、ジョンズ・ホプキンスにいるとき、心臓疾患のメカニズムを探るためにモノクローナル抗体を使っていました」とワイスマンは説明する。「ある分子、ある細胞が病気の進行でカギとなると仮定したとき、我々は標識したモノクローナル抗体を使って、光学顕微鏡や電子顕微鏡、あるいは血液検査で抗体の存在を調べるのです。つまり、組織や血液の中で何か光っているものがあるかどうか観察するのです。高い選択性によって、これらの抗体はターゲット、すなわちカギとなる分子だけに結合します。だから我々は病気の進行の過程を調べることができるのです」

ワイスマンは続けて、どのように抗体が働くかを説明した。「抗体は自然に存在するタンパク質の分子です。それは、体を襲うウィルスや細菌に対する防御ラインである免疫細胞で作られます。抗体はまた、IMIDにも関係している。この病気では抗体がいわゆる自己抗原に向かうようになっています。それは、ワクチンでできる抗体同様非常に限られたものを狙うという高度に進化したシステムで起きている。ほとんどのワクチンの目的は、抗体反応システムの構築だということを覚えていてほしい。ワクチンを例に取れば、抗体反応の第一波は、それほど特異的ではありません。しかし時間が経つにつれ、反応する免疫細胞の選択過程を通して、抗体もターゲットに対してどんどん特異的になっていく。そしてその特異的な分子ターゲットは抗原と呼ばれます。抗原は、細胞壁あるいは細菌の構成部分、ウィルスの一部などの表面に存在します。抗体がターゲットを殺したり、無毒化したりすることに参加できるのは、この特異的なターゲティングのおかげです。抗体を高度に特異的にする変化は、一定の時間をかけて起きますが、それは体内で起きるミニ進化、ダーウィン的進化過程です。同じ抗体を作る細胞は、それぞれ同じ親細胞からきていて、いわゆるクローンを形成しています。もしその中で一番特異的になった細胞だけ得られれば、それらは同じ細胞からきていますから単一クローン、すなわちモノクローンです。ここから『モノクローナル抗体』という用語ができました」

「この技術が開発されて初めて、研究者は、ヒト抗原に対するマウス抗体の作り方を知りました。ターゲットである抗原をマウスに注射すると、マウスの免疫システムがそれに対する抗体を作り始めます。そして研究者は、高度に特異な抗体とそれを作る細胞を選ぶ方法を知るようになります。こうなると、その選んだ細胞を増殖しつづけることもできます。こうして、研究者はターゲットを中和――あるいは相手が細胞なら破壊――する最も特異的な抗体を作る細胞を手に入れます」

「私が今説明したのは、セントコアがスタートしたときの基盤技術です。我々は、これらの抗体がターゲットを診断学的に照らし出すのに十分使えると考え、会社はこの前提でスタートしました。たとえば、ラボでの血液診断試験で、目的のタンパク質や他の高分子を検出するのに使うのです。それはまた、造影剤や、核医学での検査にも応用できます」

診断ビジネスにフォーカスして、セントコアはモノクローナル抗体を製品にした。最初のものは、肝炎診断キットだった。しかし競合の激しい領域で、これといった特徴がなかったため、あまり売れなかった。業界地図でセントコアが認識されるようになったのは、卵巣癌を検出するCA125の成功である。ダナ・ファーバー研究所で見出されたが、開発するためにセントコアにライセンスされ、会社の最初のヒット商品となった。基礎研究の費用が節約できただけでなく、研究室から市場まで製品を持っていく時間も大いに短縮できた。今日、CA125は、卵巣癌の診断薬で最も使われるものの一つである。会社は初期の頃、ほかにも膵臓癌や乳癌の診断キットを発売した。

フーベルト・シューメーカーは、すばらしい科学者だった。活動的で、カリスマ性もある。この品のよいオランダ人は、CEOの角部屋にいるより、アカデミアの研究室にいるほうが似合いそうだが、洞察力あるビジネスマンでもあった。彼は偉大な才能の持ち主で、機敏な研究者であることに加え、クラシック音楽を愛す一方、優れたスポーツマンでもある。テニス大会で優勝もするし、ハンディゼロのゴルフプレーヤーでもある。あらゆる階層の人々と会話ができる魅力的な男、シューメーカーは、男性も女性もこの小さな会社に引きつけた。いつの日か大きなことがセントコアに起きるという彼の信念は、しっかり広まっていった。まず、社内で浸透する。彼の夢は同僚たちの夢になった。セントコア本社のホールや実験室がいかに活気があるか、従業員や訪問者たちは一様によく話題にした。この環境のおかげで、数年間売上げも利益もない生まれたばかりのバイオ企業に多くの才能ある男女が集まった。

多くの起業まもないバイオ企業と同様に、セントコアもちゃんとした製品を出すのに数年を要した。初期の頃、かさむ一般経費とほとんどない売上げで、成功する勝ち目はないように見えた。このような競争の激しい分野で勝つことは、賢明な決断をいくつも続け、取るべく進路を正しく選ぶことにかかっている。もちろん仕事を完璧にすることは必須である。なぜならそれなくしてはすばらしいアイデアも実らないからだ。

それは実行可能なプランだった。数年後には赤字が消え、セントコアは年間で利益を上げられるようになった。

お金はどこにあるか

一九八三年、デビッド・ホルベックがフーベルト・シューメーカーに説得されてセントコアに入った。二人はコーニング・メディカルで働いているときに出会った。ホルベックは、コーニングのマーケティング部門にいて、七八年に退職、GEメディカルに移った。ちょうどシューメーカーもコーニングを辞めてセントコアを始める二、三カ月前のことだ。GEでは、ホルベックはCTスキャン装置を売っていた。診断用のイメージング装置である。

ホルベックは、独学した後、ペンシルベニア州南東部のウェスト・チェスター大学という教養系の小さな大学で体育を学ぶ。「私の志望は、理学療法士でした。しかし、時はベトナム戦争のさなか。私は海軍基地に勤務しました。現役期間を終え、結婚して家庭を持ちます。そして医療関係のセールスをするようになりました。なぜなら理学療法士より給料がよく、私には養うべき家族がいたからです」

かつての大学の運動選手は、身長約一九〇センチ。ホルベックは今なおきちんとしている。薄くなった白髪だけが、六〇歳を超えていることを示す。彼は論理的でよく響く声で話す。情熱のある声だ。いかに仕事を愛しているか、すぐわかる。なぜGEメディカルのようなちゃんとした会社を辞めて小さなできたばかりの会社に行ったのか、としばしば聞かれたそうだ。「セントコアには、何人かのすばらしい研究者がいたからです。ここは、診断薬でも治療薬でも、何か意味のあることをしでかす潜在的可能性が大いにあると思ったのです。小さな会社では、個人的に自分らしさが出せる。GEのような大きな会社だと、会社の成功に自分が果たした役割がはっきりしない。私くらいのレベルだと、自分がどれくらい貢献したかがわからない。しかし、ここに来たら、たった五〇人しかいませんから」

セントコアに入社するにあたり、ホルベックは、診断薬部門の責任者を任された。当時、会社にはセールス部隊がなく、製品は代理店や他のメーカーを通して売っていた。その後彼は、働きつづけ、セントコアの社長、そしてCEOとなる。現在彼はジョンソン&ジョンソン・デベロップメントコーポレーションの社長として、投資や買収の対象となる有望な会社を調査する仕事に従事している。設立まもないバイオ企業に勤務した経験で、彼は現在の場所にいても、何を見るべきかがわかっているのだ。

セントコアの成立期に、すでにホルベックは、会社が取るべき方向について抜け目なく観察していた。「最初の頃、銀行家たちと仕事していくうちに、診断薬より治療薬のほうがかなり利益の出る事業だということが、明らかになっていきました。治療薬を作るにはずっと金がかかり、参入するにはかなり難しいが、薬が成功すればリターンはものすごい。結局、我々は意識的にビジネスモデルを変えようと決断し、徐々に診断薬から治療薬に移行しました」

これは、有名な銀行強盗、ウィリー・サットンが、なぜ銀行を襲うのかと尋ねられたときの返答に似ている。「そこに金があるからだ」。銀行強盗ほどエキサイティングには感じないかもしれないが、バイオテクノロジーの世界で病気を治す薬を手に入れることは、実は同じくらい興奮することなのである。

小さなバイオ企業が診断薬製品から治療薬に移行することは賢明な選択だった。ハーラン・ワイスマンは説明する。「抗体で面白いことは、きわめて特異的であるがゆえに、病気のメカニズムの仮説を調べるために使われる抗体分子が、そのまま治療薬としても使われ得ることです。だから診断プローブ（検出用試薬）でありながら治療薬にもなる。このことは、初期の抗体を開発していくときに都合がよかった。同時にまた、研究している我々が大いに楽しい理由でもあります」

「セントコアの初期の頃、我々は小さな家族会社のようでした。働く原動力はサイエンスです。分析装置のマーケットがどうだとか、どこそこの資金力はすごいとかの話には関心がなかった。赤字が続き、製薬業界から新しい人が雇われてくるようになると、我々の文化も変わっていきましたが」とホルベックは付け加える。「八〇年代後半、会社のビジネスは診断薬と治療薬に等しく二分されていましたね。金を稼ぐのは診断薬でしたが、我々が実際に収入のあるバイオ企業だという事実は、ウォール街では大変な話で、株価は上がっていきました。よく考えてください、当時会社は正味の年間利益はなかったのです。しかし、成功しているような印象を与えていて、だれも問題にしなかった。でも、我々の何人かは、あまり気持ちよく思っていなかった。ちょうど似合わないスーツを着ているようなものでした」

セントコアとバイオ産業全体は、一九八〇年代前半、腕に大きな栄養注射を受ける。最高裁の判決が出て、遺伝子組換えで改変した細菌が特許対象になったのだ。これにより、もし、バイオテクノロジーでの発明が商業的に価値ある処置や治療薬に関係するようになったら、大きな報酬を得ることが保証された。判決は投資家たちの注目を集め、大量の資金がこの業界に流れ込み、その結果、バイオ企業は、以前よりずっと多くの研究開発費を使えるようになった。しかし実際は、市場でインパクトある商品は一つもないという状態のままだった。

一九八五年、セントコアの売上げは、二〇〇〇万ドル、主に受託研究と製品の売上げだった。八六年には売上げは二七〇〇万ドルに上り、八七年に五五〇〇万ドル、八八年には七二〇〇万ドルに達した。八〇年代半ばに開発され成功した製品は、心臓発作を診断するマイオシントである。会社が利益を何かに使える状況になると、経営陣はもはや診断薬を作っているだけでは満足しなくなっていた。彼らは、一人前のバイオ企業、すなわち医薬品を開発、製造、販売する会社になることに視線を据える。ゲームプランは変わった。新しいビジネスプランは、診断キットの利益基盤で、モノクローナル抗体を使った医薬品の研究開発エンジンを回すことだった。

セントキシンの惨事

一九八〇年代に入ると、バイオ企業は、不治の病に効くという「魔法の弾丸」医薬品を大いに宣伝し始める。そのいくつかは、癌遺伝子に関係した制癌剤だった。癌遺伝子がそれほど注目されなくなると、サイトカインの一種であるインターロイキン2が大きなブレークスルーとしてもてはやされた。しかしこれは、臨床試験で非常に毒性があることがわかる。そしてTNFαが、次の魔法の弾丸として癌との戦いでスポットライトを浴びる場所に出てきた。一九八五年、セントコアは成功しやすい診断薬ビジネスの新たな構築をやめ、治療薬の分野に乗り換えた。そして大学や研究所から新しい発見のライセンスを積極的に買うことにより、将来の製品候補の入った宝石箱を積み上げていった。その中で最も有望だったのがHA－1A、すなわちセントキシンである。これは、グラム陰性菌による敗血症の治療用にデザインされたヒト抗体である。この細菌による感染症は、アメリカ全体で年間二〇万人が診断され、約八万人が死亡していた。敗血症の症状は、発熱と血圧降下で敗血症ショックが続き、臓器不全から死に至る。発熱は、大手術のような大きな外傷によっても起き、敗血症は集中治療室で最も多い死因である。

HA－1Aは、一九八五年、スタンフォード大学のヘンリー・カプラン博士、カリフォルニア大学サンディエゴ校のエイブラハム・ブロード博士、スタンフォード大学のネルソン・テン博士によって開発された。彼らの報告では、実験室および動物実験で有効で、細菌の細胞壁成分である目的の高分子、エンドトキシンに結合し、動物を敗血症ショックから守ったという。カリフォルニア大学サンディエゴ校のエリザベス・ジーグラー博士もこの抗体の開発者の一人であり、セントコアの顧問だった。

アメリカだけで年間二〇万人の患者がいることから、セントコアの経営陣は、一九九〇年代半ばの年間売上げを一五億ドルと予想した。これらの数字は、セントキシンがセントコアにとって大手製薬会社になるためのチケットであることを意味する。もともとシューメーカーとウォールは考えが小さいとはだれにも批判されたことがないくらい楽天的だったし、社内における開発状況と試験の結果から見て、だれもがセントキシンは成功すると確信した。彼らは、たくましく暮らしていける起業家である。リスクに尻込みする者はだれもおらず、セントキシンに巨額の投資をした。最終的には相当な額になり、失敗すれば会社が破産するくらいだった。

すでに他の会社も、敗血症の薬を一番先に発売しようと、競争に参加していた。しかし次々と問題にぶつかり、レースから脱落していく。そんな中、セントキシンはインビトロの試験ではきわめて有望だった。試験の結果はウォール街を賑やかにし、セントコアの株価は上がり始めた。経費もまた増大した。「我々はゲームプランを信用していました」とハーラン・ワイスマンは説明する。「それにより我々は人材にも大金を投資しました。一九九〇年だけで、マルバーン本部の従業員だけで三四〇人から五〇〇人以上になっています。また、数億ドルかけてオランダのライデンに製造工場を建てました。我々自身で工場を造らなければ、製品をマーケットに出す方法がないことがわかっていたからです。バイオ製品を製造するのは、低分子の医薬品よりも非常に複雑です。我々は資金的に苦しかったけれども、製造を外部委託にしたくない理由が二つあった。一つ目は、我々はほかのだれかに依存するという立場に立ちたくなかったことです。将来、供給不足になるリスクをとりたくなかった。そうなれば在庫品を持つ会社のなすがままになってしまう。二つ目は、単純なことで、バイオ医薬品を作れる会社はあまりなく、我々の選択肢はあまりなかったからです。運命は自分で決めたほうがよいと考え、敢然と立ち向かい、フェーズⅢ臨床試験の結果が出る前に、製造工場の建設という大きな投資をしてしまいました。投資しない理由などなかった。我々は、セントキシンがＦＤＡの承認を取れると信じていたのです」

　セントキシンがＦＤＡに承認されたらセールス部隊が大量に必要になると予想される。会社は、三〇〇人を採用、訓練した。かなりの出費であり、リスクある冒険だった。採用と訓練の経費に加えて、承認されるまでまったく売上げを出せないセールス部隊に払わなければならない給料がある。一九九二年、セントコアの従業員は一六〇〇人に膨れ上がった。九一年、九二年を合わせて、会社の出費は三億ドルを超えた。

　一九九二年、セントキシンの承認申請が行われ、二月、ＦＤＡの諮問委員会は支持してくれたが、セントキシンは承認されなかった。ＦＤＡは会社に、もう一度試験を行い、安全性と有効性を示すよう求めた。

　屋根が落ちた。セントコアの株価は、ＦＤＡが追加試験を要求する直前の高値、一九九一年一二月の一株六〇ドルから急降下し、九二年四月にはわずか六ドルになった。時価総額も二三億ドルからやせ細って二億五〇〇〇万ドルになる。それでも経営陣は敗北を認めなかった。会社にはなお一億五〇〇〇万ドルのキャッシュがあり、診断薬の売上げもいくらかある。しかし、会社の経費と一六〇〇人の従業員を支えるため、現金の消耗速度は四半期で五〇〇〇万ドルであった。会社は、ひざを地につけカウント「９」を聞いた状態だった。九二年の春、ホルベックが会社の取締役会で社長に選任され、キャッシュの減少を最小レベルに落とすよう指示された。

壁にぶつかって、当時経営陣を引退して名誉職に就いていたマイケル・ウォールが、投資銀行との交渉に引っ張り出された。会社はイーライリリーと交渉し、リリーがセントコアに五％出資することで、五〇〇〇万ドルを手渡すことになった。契約では、セントコアは、セントキシンの将来の利益の半分を取る代わりに、海外での販売権を放棄することになる。さらに、リリーは、セントキシンが承認されなかった場合、開発中の二番手医薬品レオプロの販売権も取ることになった。リリーは強力なパートナーである。インディアナポリスに本拠を置く資金豊富な会社というだけでなく、豊富なノウハウを有し、他の製薬企業との提携関係も多数あった。

しかし、一九九三年一月一八日、会社は突然二回目の臨床試験を中止する。すでに承認されていたヨーロッパ一〇カ国からも薬を回収した。理由は、試験で薬を飲んだ敗血症患者の一つのグループで、飲まなかった患者より死亡率が高くなってしまったからである。

シューメーカーによれば、「セントコアは医薬品市場への重要なきっかけを失った。敗血症は、だんだん複雑な疾患になってきていた。生化学的な一連の複雑な反応で起こるというだけでなく、原因がいくつもある感染症だということがわかってきた。たとえばグラム陰性菌、ウィルス、カビなど多種類の原因で起こるのだ。さらに複雑なことに、臓器移植で盛んに使われるようになった新しい免疫抑制剤のおかげで、多因子感染がぐっと増えてきた。敗血症の感染原因を決定するには高度に特異的な診断が必要である。それもしないで単一療法を施しても成功するとは思えない。他の製薬会社やアカデミックな研究所が、セントコアに続いて二〇件も試験していたが、これらがすべて失敗したことでも敗血症治療の困難さがわかる」。

セントコアは、ずっと高い株価を維持し、バイオ株の中でも人気があったが、笑いものの株になってしまった。現在ニュージャージー州、ニューブランズウィックのジョンソン&ジョンソン社本部のホルベックの部屋には、フィラデルフィア・ビジネス・ジャーナルに載った漫画が額に入れられ、壁にかかっている。漫画には便器が描いてあり、「敗血症ショック」というタイトルがついている。「我々は落ちた。この漫画を見て心が痛みました」とホルベックは言う。「セントコアのことをセントコープス社ともじった記事もありました。core（核）でなくてcorpse（死体）のように見えたようです。しかし我々自身はそんな風には感じていなかった。実際、その種の報道を見て、むしろ世界に対して自分たちがしていることの正しさを証明してやろうという決意がますます強くなりました。我々は自分自身のことを他人の意見で左右されたくなかった。このことをいつも思い出すように、私はこの額入り漫画を壁に飾っているのです」

「私は一九九〇年一月に入社しました」。ワイスマンは話す。「当時、株価はちょうど二〇ドルでした。セントキシンに期待が集まり、九一年一月には株価が五〇～五五ドルになる。ちょうど私の一周年記念だったからよく覚えています。そして、株をもらった。これは国税庁で収入とみなされる。しかし九二年に税金を払うときには、株価は五・五〇ドルに急落していました。しかし私は五五ドルの値段で税金を払わなくちゃならないのです。税金は持っていた株の総額より高かった。税金を払うために、会社から金を借りなくてはならなかったんですよ」

ホルベックは一九八三年以来セントコアにいた。初期の頃からの重役の一人で、社長としての立場から、ワイスマンよりもっと低い株価のときから何回ものストックオプションを受け、貯め込んでいた。彼は計算上ではかなりの財産を失う。巨額の潜在的財産が急落したのを見たときどう思ったかと聞かれて、彼は無頓着に答える。「正直に言うと、それ（お金）は一度も持ったことがなかったんです。だから数えたこともなかった。もともとないも同然です。確かに何人かは金銭的な理由で乗り込んできたし、彼らは船から飛び降りるのも一番先でした。しかし留まりつづける核となるグループがあった。なぜなら我々はサイエンスを愛し、自分たちが今していることを強く信じていたからです。我々は成功することがわかっていました。だから株価はそれほど気にしていなかった」

「我々の『死亡追悼』記事は一九九三年に書かれました」とワイスマンは言う。「この会社が生き延びるとはだれも思わなかった。しかしパイプラインにはあと二つ、薬がありました。一つはレオプロ、危険な血管形成術に使われる。もう一つはレミケード、免疫関連の病気に有望でした。確かにセントキシンは旗艦プロジェクトでしたが、もはや視界にない。そして我々は寝返りを打って死んだような状態を演ずるつもりもない。ほかにすることがありました。私のグループは、将来レオプロになる薬について、循環器への作用を研究してきていましたが、あのがっかりするニュースを聞いた翌日、グループ全員を招集しました。『いいかい。昨日の朝、我々は皆、自分たちのしていることを信じていた。この製品を信じていた。会社を信じていた。これらの信念を変えるようなことは、この二四時間に何も起きていないんだ。だから続けようじゃないか』。そして彼らは続けてくれました。退職したのはほんのわずかです。奉仕の精神と責任感にあふれたチームでした。彼らは耐えました。一時のつまずきに負けるわけにはいかなかったのです」

墓場は、ある薬に期待をかけ、そしてＦＤＡ承認を取れずに終わったバイオ企業や製薬会社でいっぱいだった。神経が細い人に務まる仕事ではない。空が落ちてきたときに会社を前に進ませるには、強力な指導力を必要とする。会社の未来に対するシューメーカー、ホルベック、ワイスマンの強い信念は、組織に浸透していた。彼らの信念のおかげで、他の者も大きな災いが自分たちに降りかかることはないと思うようになっていた。

セントキシンを乗り越えて

ジェイ・シーゲルは、スタンフォード大学医学部を卒業したあと、カリフォルニア大学サンディエゴ校で内科を、スタンフォードに戻って感染症と免疫学のトレーニングを受けた。医学部に進学するかなり前から、彼は医学研究の道に進もうと決めていた。しかし、卒業、研修が終わってすぐ、彼は就職しＮＩＨ（国立衛生研究所）とＦＤＡの両方で働く。彼の受けた教育とトレーニングを考えると、もし臨床医になっていれば、政府に雇われるよりずっと多額の金を稼ぐことができただろう。しかし、この若い医学博士は、公的な健康関連部局で働けば、より多くの人々に影響を与えることができて、人類により多くの貢献ができると信じた。一九九六年、ＦＤＡは彼を昇進させ、治療薬研究審査局（ＯＴＲＲ）の責任者にした。この役職で、彼は、すべての生物学的治療薬の評価と承認に責任を持つことになる。過去にセントキシンを却下したＦＤＡの部局を管理することになったわけだ。彼は以前に数年間、バイオ製品に関わった。この経歴と能力で、彼はセントコア社とその問題、つまりセントキシンで承認をもらえなかったことに関する問題に非常に詳しかった。

二〇〇三年、政府に二〇年間勤めたあと、シーゲルはセントコアに入社した。以来、昇進して、ジョンソン&ジョンソンのバイオテク、IMID、癌領域の研究開発部門の責任者となる。彼はFDAにいたとき多くの製薬会社から勧誘された。長期間にわたってFDA内部の人間だったということで、シーゲルには人脈があったし、規制当局といかに仕事をするかについてコツを知っていたからだ。なぜセントコアに入ったかという質問に、彼は次のような面白いコメントをした。

「私の部局はすべてのバイオ企業を統制していました。それで私はそうした会社の人間、製品をじっくり見ることができた。私はしっかりとした注意深いサイエンスをして、最も高い倫理観を持つ会社と関わりたかった。セントコアがそういう会社だということはわかっていました。私はセントキシンの審査に深く関わったからです。多くの人が、承認を取れないことは会社にとって死の前兆だと考えていました。私は、ここの経営陣がこの悲惨な失敗に対してどのように反応したかを観察し、そして大きな変革が行われたのを見ました。会社は三分の一に規模を縮小し、さらに、デイブ・ホルベックを社長にしたことを皮切りに、経営にも大きな変化があった。新しい経営陣は、真面目に意識調査をし、すべての業務を見直して、そして何が悪いか、それはなぜかということをまともに問い質しました。それは大きな目覚まし時計です。最終的に、彼らは以前よりずっと強い会社になりました。その後数年間で、この会社には、綿密なサイエンスを行い、優秀な人材を持ち、FDAに直結しているという確固たる評判ができていきました。この会社には科学的な好奇心を持つ心が広い人間がいる。私はこの事実が好きです。セントキシンの失敗のあと一〇年間にわたって、自らをバイオ企業の手本であることを証明しました」

ほかに選択肢がない

経費を切り詰めて、一億五〇〇〇万ドルの預金で、セントコアは息をするだけの余裕はあったが、それだけだった。イーライリリーの融資に加えて、一九九三年秋にはイギリスのウエルカム社が、癌治療薬パノレックスの販売権を取得する代わりにセントコア株の五%を引き受けた。さらにウエルカムは、この薬の開発に一六〇〇万ドルを投資することに合意した。

支出を大幅にカットし、リリーとウエルカムから資金援助を得て、セントコアは「戸口に狼のいない時間」を買うことができた。しかし、その時間も尽き果てつつあり、会社には大きな売上げを生む新しい薬がいよいよ必要となった。それが得られなければ、この会社は、カウント「10」を聞いて消えていったバイオ企業のリストに加えられるだろう。そのリストは長くて、どんどん伸びていた。

セントキシンがダメだとはっきりしてきたとき、今度はレオプロの存在が、会社にとって最大のチャンスに見えてきた。それはまた、リリーが強い関心を持った要因でもある。この頃、セントコアは強力な提携相手を必要としていた。

レオプロはもともと、ストーニーブルックにあるニューヨーク州立大学（SUNY）の血液学研究者で、ファカルティメンバーのバリー・コーラー博士によって見出された。NIHの資金援助を受けていたが、セントコアは一九八六年に開発権を買う。コーラーとSUNYは小額の一時金を受け取り、将来FDAに承認されて発売されたら、セントコアから権利使用料が支払われることになった。その開発権を取るのはたいした金額ではなく、特にセントコアが投資した（後に一部をリリーが負担）臨床試験と製造工場建設の費用と比べたら、まったく少ないものだった。

財政的な援助をしたリリーは、すばらしい医薬品を市場に出してきたことでも長い歴史を持つ。その豊かな経験を持つ管理チームは、FDAから承認を取るという難しい過程でも、セントコアの力になった。FDAとのやりとりのとき、セントコアは関連した資料を準備することだけに集中しろとアドバイスされた。より少ないことが大きな力になるというケースである。それほど必要でもない書類まで揃えようとすれば、全体の進捗が大きく遅れるというのだ。実際、会社はセントキシン申請のとき、申請書を準備するのに熱中するあまり、多すぎる情報を盛り込んでしまって作業が遅れた。また、レオプロはリリーの販売組織が売るため、セントコアは販売とマーケティングに時間と資金を使う必要はなかった。「我々の照準は主に製造と臨床開発に絞られました」とワイスマンは言う。「製造施設には相変わらず多額の資金を投入していました。なぜなら、もし発売されたときに製造を他の会社に頼ることになったら、いろいろな問題にぶつかることがわかっていたからです。一方、我々は製品パイプラインをまだ持っていなかった。しかし、製造施設を造ってしまった。ウォール街の人々は首を振りました。『お前の会社はいったい金をどこに使っているんだ』と彼らはいつも尋ねたものです」

八年の歳月、二億ドル以上の資金を注ぎ込み、一九九四年の終わりに、会社はレオプロのＦＤＡ承認を取った。ＦＤＡコンシューマー誌の一九九五年三月号によれば、この薬は「心臓冠動脈閉塞のあと血流を再開するため血管形成術を受けた人のうちで、合併症の危険が高い患者に使用を許可」されている。モノクローナル抗体を使った治療薬としては二例目の承認である。八六年にオルト・バイオテク社のオルトクローンＯＫＴ３が腎移植の急性期拒否反応を抑制することで承認を受けているが、レオプロは、より広い使われ方をされたモノクローナル抗体として最初のものである。これは血管形成術のような心臓手術において血小板凝集を抑え、生死に関わる血栓の生成を止めるという画期的な医薬品として賞賛された。しかし、発売されたときは、一部に抵抗が見られた。患者一人あたり一回の使用で一三五〇ドルというコストが、あまりにも高いという抗議である。しかし合併症を減らし、入院期間を短くするという全体の医療費減少を考えれば、レオプロのコストは反対されるものではなかった。ホルベックの戦略は、レオプロで収益を上げ、会社が自力存続できるようになることである。

会社は一九九五年度に六〇〇〇万ドルの売上げを予定していた。ところが出だしがぱっとせず、一年目の売上げはわずか二三〇〇万ドルであった。今までの巨額の投資をほとんど回収できない。後に医師がこの薬がよく効くことを理解してくると、売上げは伸びた。九七年は一億九六〇〇万ドルに達した。年間利益が一一〇〇万ドルとなり、セントコアはペンシルベニアで初めて利益を上げたバイオ企業になった。

「しばしば、セントキシンは失敗した薬として引き合いに出されます」とホルベックは指摘する。

「しかし、これは種だったのです。このおかげで我々はレオプロにフォーカスできた。ずっと残っている我々は、セントキシンがなぜダメになったか、よくわかっている。何が悪かったのかを理解し、そこから何かを学んで前進することができるはずだと思っている。それから、振り返ってみれば、セントキシンのおかげで我々は、TNFがいずれ有望な製品になるだろうと強く信じるようになりました。私は幸運な発見だと思う。もしセントキシンが成功していたら、おそらくレオプロは成功しなかったと思うし、レミケードも開発しなかったのではないか。

一九九〇年代の前半から中頃、血小板を抑えるのに抗体を使うのはメリットがないというのが業界の常識でした。血小板は血液凝固の主役で、悲観論者は、これを抑えたら出血を起こすと信じていたのです。我々がFDA承認を受ける直前、ニューイングランド・ジャーナル・オブ・メディスン誌は、レオプロのことを、アカデミックには意義あることだが商業的に使われる薬ではないだろう、とコメントしました。それまで抗体は、治療薬として市民権を得ていなかった。レオプロは、抗体が効くということを示し、この障壁を壊しました。つまりこの薬はまた、レミケード開発の扉を開いた。それでも、慢性疾患には抗体のようなタンパク製剤は使えないと言う皮肉屋は依然としていました。彼らは、繰り返し使うと免疫反応を引き起こすからダメだと言うのです」

レオプロのFDA承認は、セントコアの長い歴史に訪れた最初のよいニュースだった。しかし、悲しいことに、悪い知らせが来たのも同じ一九九四年だった。シューメーカーが髄芽腫と診断されたのだ。成長が速く、ほとんど死に至る脳の癌で、アメリカでは一年に数百人がかかる。患者はほとんどが子供である。診断されてまもなくシューメーカーは、この種の癌では生き残った人は一〇人しかいないと告げられた。しかし、彼は誓ったという。「よし、じゃ、一一人目になろう」。敗北を拒否するこの勇気ある男、シューメーカーは、積極的に癌と闘った。手術、化学療法、放射線治療、そして骨髄移植。病は、彼のエネルギーの多くを吸い取っていったが、彼は確かに生きた。九九年、彼はセントコアを去り、同じペンシルベニア州マルバーンで、新しいバイオ医薬品会社ニューロニクスを立ち上げる。しかし脳腫瘍は再発し、二〇〇六年一月一日、シューメーカーは帰らぬ人となった。

かつてのセントコアの重役、現在ケンタッキー州ルイビルのリトルクリニック社CEOを務めるブルース・ピーコックは、シューメーカーのことをこう話した。「もし、辞書で『楽天主義者』を引けば、その意味のすぐ横にフーベルトの笑顔が載っているかもしれない。FDAがセントコアの最初の大型製品に『ノー』と言ったとき、従業員はびくびく心配したし、株主は瀕死の状態になり、業界では不吉な兆候とみなされた。しかし彼はニュースを聞いたとき、『そう、じゃあ、もう一億ドル集めなくちゃいけないな。次の製品を進めよう』と言った。まもなく実際に、彼はやってのけた。本当に一億ドルを集めた。それがセントコア発展の大きなカギとなった」

シューメーカーは逝ってしまったが、彼は「決してあきらめない」という遺産、大きな財産を残した。これは会社の文化に深く染み込んでいる。

そしてレミケード登場

セントコアが最初の頃、アカデミアと共同研究したものの一つに、ニューヨーク大学（ＮＹＵ）医学部のジャン・ビルセック博士との研究がある。彼はサイトカイン一筋の研究者で、初めて同定された免疫関連タンパク質、インターフェロンを研究したパイオニアの一人でもある。ビルセックは、ニューヨーク大学の同僚、ジュンミン・リーと一緒にＴＮＦに結合しそれを不活性化するモノクローナル抗体を作った。シューメーカーは、このビルセックの仕事に感銘を受け、面談を申し込む。二人は討論して、炎症性の自己免疫疾患の治療薬には、ＴＮＦがすばらしいターゲットであるという見解で一致し、そしてビルセックは、セントコア社のために研究することに同意した。ビルセックは、数百もの抗体をマウスに注射して性質を見極め、抗体ｃＡ２が最も優れていると決める。しかし、抗体の結合部分は依然マウス由来のもので、当時の識者は、慢性疾患の治療のためにキメラ抗体を開発するなんて、成功するはずがないという意見だった。それでもビルセックとセントコアはこだわりつづけ、最終的にキメラ抗体インフリキシマブというＴＮＦα阻害薬に到達する。これが、レミケードの始まりである。

シューメーカーは、当面の出費を切り詰めるため、ビルセックに、一時金ではなくあとで特許権使用料を払うことを申し出た。この取り決めは後に、ビルセックすなわちＮＹＵにたいそう有利となる。ビルセックは、人は皆貧しい人に救いの手を差し伸べなければならないという哲学の持ち主で、二〇〇六年、セントコアからの特許料をNYU医学部に寄付した。全部で一億五〇〇〇万ドルであり、アメリカの大学への個人の寄付としては史上最大級のものである。

この慈悲深い考え方を理解するには、彼のバックグラウンドを知らなければならない。ビルセックはユダヤ人で、チェコスロバキアに生まれた。第二次世界大戦中、ナチス占領下の数年間、一家は小さな村の見知らぬ人たちにかくまってもらった。ユダヤ人をかくまえば死刑だ。勇気ある人々の助けによって、一家は収容所に送られることを免れる。一九六四年にビルセックは妻と、共産主義下のチェコスロバキアを離れてアメリカに来た。二人は、この世のすべての財産をたった二つのスーツケースに詰め、新天地に来た。そしてビルセックはアメリカで、並はずれた夢をさらに超えて成功した。しかし謙虚な男は、決して自分の生い立ちを忘れない。チェコの村の親切で勇敢だった人々のことを思い出し、自分の人生を他人のために捧げたのだ。

レミケードの進展

レミケード前臨床研究の責任者だったグライエブは説明する。「私のグループはビルセックとリーのところと密に協力して仕事をしていました。彼らのところから最初に来たレミケードはマウスの抗体でした。我々はそれを変えて、よりヒトに近いものを作ったのです。作るとすぐに臨床試験に進めるよう準備を始めました」。彼は現在、セントコアのライセンスと新事業開発部門担当の副社長で、レミケード特許の共同発明者としてビルセック、リーと共に名前が載っている。

「わが社の研究者は最初、レミケードが敗血症に使えるだろうと考えていました」と、セントコアの前社長ジュリー・マクヒューは言う。彼女は一〇年間ほど製薬企業のマーケティング部門に勤めた後、一九九六年に入社した。「しかし、セントキシンでの苦い経験があって、私たちはレミケードのターゲットはもはや敗血症ではないと学んでいました」

そもそもセントコアの研究陣がリウマチやクローン病などを適応症にして研究し始めたとき、競合他社は依然としてTNFを敗血症治療と関連づけて考えており、セントコアは一歩先を行く有利な立場にあった。

「敗血症は全身的な感染疾患で、確かにTNFの血中への遊離が全身で起きる」と、セントコア医事問題担当副社長のトム・シェイブルは説明する。「そして敗血症患者の抗TNF療法についての研究は、過去にいくつかあった。しかし有効であるという結果は得られなかった。一方、一九八〇年代中頃、ロンドンのケネディ・リウマチ研究所の二人の教授、ラビンダー・メイニとマーク・フェルドマンは、TNFが重要な炎症誘発物質であるという仮説を発展させていた。リウマチ学者のメイニと免疫学者のフェルドマンの二人は、専門分野の組み合わせとしては最高だった。彼らは、TNFの重要性を示す初期の動物モデルをいくつか開発している。そして、マウスで実験的に炎症性関節炎を作り、モノクローナル抗体がTNFを抑えることにより劇的な効果を上げることを示した。この結果は、前臨床でなおかつ簡単なデータであったが、八〇年代後半に知られていた数少ない例の一つだった。我々は彼らの発見を知り、また、もともと持っていた敗血症への興味もあって、それでNYUのビルセックのところへ向かったのだ」

シェイブルは一九七二年にトリニティー大学の生物学科を卒業し、七六年にラトガー大学で生理学の博士号を取った。彼は、ニューヨークのアルバート・アインシュタイン医科大学の生理学の助教授、バーレックス・ラボラトリーズ社の臨床研究者を経て、八七年にセントコアに入社する。臨床研究の主任として採用されたのだった。当時会社は水面から頭を出しているだけで、あっぷあっぷしていた。セントコアのどこがよかったのかと尋ねられると、彼はぱっと顔を明るくし、すばやく口走る。「単語二つだ。モノクローナルと抗体。それは有望な技術だった。モノクローナルは七六年に初めて文献に表れた。それは、生物学的なターゲットを特定するのに精密な選択性を持っているので、診断薬としても治療薬としても、その可能性は莫大なものに思えた。問題は、病気で起きている基礎生物学的な異状を理解することにある。もしそれがわかれば、ターゲットを探し出し、結合して異常を正す抗体、すなわち治療薬を作り出すことができるだろう。この考えは心を躍らせるものだった。私の研究分野において、これは『スターウォーズ』だった」

「セントキシンがつぶれて、デイブ（ホルベック）がセントコアのCEOを引き継いだとき、彼はどのプログラムを残そうかという決断に迫られた」とジョー・スコダリは説明する。彼は現在、ジョンソン&ジョンソンの医薬品部門の最高責任者である。「デイブは、製品を緊急に市場に出さなければならないことをよくわかっていた。しかし、いくらリソースが限られていても、たった一つの製品に全部賭けることはできない。我々は、レオプロに照準を当てつつ、レミケード分子でいい感触が得られていたので、もう少し研究を続けるのに予算をつけなければなるまいという結論に達した」

スコダリは、一九九六年にセントコアの副社長兼医薬品部門の責任者として採用され、翌年には、取締役社長（COO）に任命される。それ以前、彼はローヌ・プーラン・ローラー社（RPR）とスターリング社の重役だった。彼はヘッドハンターのアプローチを受けセントコアに入社した。彼は何回かホルベックとワイスマンに会い、入社を決心した。「私がここに来た頃、セントキシンのショックは過去のものとなり、すでにレオプロが発売されていた。デイブはトンネルの先に明かりを見始めていた。診断薬会社として出発して、会社の長期ビジョンは抗体を治療に使うことだった。そう、そのビジョンが実現したのはようやく九五年になってからだ。このときになって会社は医薬品ビジネスを立ち上げるのに役に立つ人間が欲しくなったようだ。そこでデイブに選ばれたのが私だということ」

転職するのは決して容易ではない。「特に家族にとっては難しい」とスコダリは言う。「それから、よくしてくれた会社を去るというのも、つらいものだよ。私はスターリングにもRPRにもよくしてもらったからね。同僚は『頭がおかしくなったのか。セントコアなんて、頭をやっと水面から出しているだけの会社じゃないか』と言った。でも今、彼らは、なんて上手い転職をしたんだ、って言っている。今でもデイブと私が報酬のことで話し合ったときのことを覚えているよ。私が彼に言ったことはただ一つ、家族を犠牲にしたくないので、現金の給与はほぼ現在もらっている額を保証してほしい、ということだった。そしてそれは実行された。ほかには、提示されても私が受け取らなかったものもあったし、受け取ったものもある。転職の話があったとき、株価は九ドルだった。入社したときは三五ドルになっていたから、値上がりを少し逃してしまった。

でも、だからどうだと言うんだい。私は、一日の終わりに何か少し変えられたと思えるような会社で働きたかったんだよ。デイブは会社を再構築するのにだれかに手伝ってもらいたかった。まさに私がしたかったことだ。我々は最終的に完璧なコンビになった」

ロンドンへの重要な旅

ジェームズ・ウッディは、一九八〇年代、セントコアの研究開発担当の上席副社長兼サイエンス担当役員であった。彼はこの地位に五年いて、退職、パロアルトにあるロシュ・バイオサイエンスの社長になった。ウッディの学歴を見ると、ロマ・リンダ大学医学部を出て、デューク大学、ハーバード大学で研修医として研鑽を積み、ロンドン大学で免疫学の博士号を取っている。彼は、アメリカ海軍の医学研究士官を務め、臓器移植、免疫治療、血液製剤、ワクチンなど、生物医学に関する世界一の研究機関にいる一二〇〇人以上のスタッフを監督した。華々しいキャリアで彼は、世界中との交流経験を蓄積していた。そこでウッディは、会社に対し、ロンドンのケネディ・リウマチ研究所のメイニとフェルドマンにコンタクトするよう勧めたのだ。二人は、マウスのモデルでＴＮＦの実験をして、初期の成果を上げたコンビである。

「レミケードは、ヒトＴＮＦに特異的であるから、ヒトとほぼ同じＤＮＡを持つチンパンジー以外、どんな動物にも効かない」とシェイブルは言う。彼は一九九〇年代初期、セントコアの臨床試験チームの一員だった。「しかし、チンパンジーはリウマチにならない。この点から我々は、マウスTNF、あるいはラットTNFのどちらかに特異的な抗体を作って実験してきた。そして患者に投与するときがくる。我々はメイニとフェルドマンにコンタクトし、前期フェーズⅡ試験を実施してもらおうと考えた。健常ボランティアで行うフェーズⅠに続く、フェーズⅡAとも呼ばれる臨床試験だ。二人は最初、ケネディ研究所の二〇人の患者に投与した。それは少数の試験であったが、かなり良好な結果を得た。レミケードは持続注入で投与され、七二時間以内に劇的な治療効果を確認できた。

私は、ほとんど階段を下りることのできなかった若い女性患者のビデオを思い出す。そう、ビデオでは、二週間後、そしてレミケードの二回目の注射を受けた四週間後に、彼女が同じ階段を下りているのだ。同じ女性とは信じられないくらいだ。彼女は、なんと階段を踊りながら下りていた。対応するデータでは、彼女の関節の状態が大きく改善されていることが明らかになっていた。これらの初期検討でレミケードは、リウマチに効き、即効性であることが示された。しかし、リウマチは慢性疾患であるから、問題はこの効果がどのくらい続くかということだった」

前期フェーズⅡ試験の結果は、マルバーンのセントコア本部に、喜びと一緒に届いた。すぐそのあと、CEOホルベックと社長スコダリは、フェルドマンとメイニに個人的に会うため、ロンドンに飛んだ。

「我々は結果をじかに聞きたかった。臨床試験について質問する機会を持ちたかったこともある」とスコダリは言う。「結局、それはリウマチ患者で示された実質的に最初のヒトでの試験だった。フェルドマンたちは、いかに劇的な結果であるかを詳しく話してくれた。どちらの処置かわからないようなブラインド試験に設定されているのに、どの患者がレミケードを投与されたか、だれが投与されていないか、簡単にわかってしまったのだという。一回か二回投与されただけで、ほとんどの患者は普通の生活に戻ることができたというんだ」

「当時、会社は生き残りに必死だった」とスコダリは続ける。「そのミーティングのあと、デイブと私は、市内から電車に乗ってヒースロー空港にあるヒルトンホテルに戻った。戻るのに乗り合いタクシーすら使わなかったことに注目してくれ。電車だよ。一六〇〇人の従業員を三五〇人までに減らして、我々はペニー硬貨を見つめるくらい苦しかった。一九九七年のことだ。コスト削減モードの最中だった」

スコダリは続ける。

「ホテルに戻る電車の中で、私はデイブに言ったんだよ。『今日聞いたことが本当なら、我々は画期的製品を持ったことになる。これを手放すなんてばかげていないかい？　そこは今まで治療法がなかった領域だし、患者にちゃんと効く薬は現在一つもない』とね。二人ともリウマチが体力を弱らせ、最終的に患者が物理的に動く能力を失ってしまう病気であることを知っていた。

デイブはじっと聞いて、うなずいた。私は販売でのリスクはほとんどないことを強調した。『リウマチ専門医の数は非常に少ない。中程度から重症のリウマチ患者を治療する専門医は、アメリカでわずか二五〇〇人くらいだ。割と少ない営業努力でいい。リスクは少なく、競争相手もいないと思う。デイブ、これを自分たち自身でやらないのは本当にばかだと思う。私にビジネスプランを立てさせてもらえないか？　そして私が作ったものを見て決断しよう』。

私は二、三カ月のあいだ、デイブと緊密に相談しながら戦略を立てた。我々はしょっちゅう会って、最終的にアメリカ国内では我々自身でやる結論に達した。しかし、資金力が限られていたので、国外においては他の製薬会社と提携することにした。

『君は取締役会議長として、それを議題にしなくちゃならない。フーベルトが支持してくれると思うから、取締役会は承認すると思う』とデイブは言ったよ」

スコダリはさらに続ける。「フーベルトは不死身の楽天主義者だった。彼は脳腫瘍と闘っている最中だったが、陽気に振る舞っていた。デイブと二人でどのように考えたか、どうして戦略を修正するべきだという結論に至ったか、私は彼に説明した。聞いたあと、フーベルトは言った。『ジョー、君の考えに千パーセント賛成するよ』。しかし彼は、ちょっと休んで付け加えた。『でも取締役会は、神経質な反応をするかもしれない』」

それは確かに難航した。セントキシンのあと、会社は頭だけでも水面に出していようともがいている。そして会社は業務見直しを図っていた。こぢんまりとした診断薬ビジネス——それ自身は黒字である——をする一方、有望に見えるレオプロも持っていた。我々のビジネスモデルは、小さな研究と大きな開発という路線だ。販売はしない。そして先に述べたように、我々の強みは製造だった。デイブはまた、会社がフォーカスするべき分子のリストを作っていて、計画では自力存続の会社になるということだった。取締役会はこの計画に納得していた。そこへ、レミケードの結果が入った時点で、取締役会に新しい戦略、かなり大きなリスクがある戦略の承認を求めることになったのだ。しかし、もし上手くいけば、利益は莫大なものになる。結局、我々のプランをのんでもらうためには、つまりレミケードをアメリカで保持しつづけることを取締役会に納得してもらうには、もう一年必要だった。その上、国外では他の会社と提携しなくてはならないという議論になって、問題はさらに複雑になった。ほとんどの会社は全世界での提携を希望したからだ。最終的に、日本、中国、その他アジアの小国を除いて、アメリカ国外では、シェーリング・プラウと提携した。日本では田辺製薬と提携している」

アムステルダムからも吉報

アムステルダムのアカデミック・メディカル・センターで、有名な消化器病と内科の専門医であったサンダー・バン・デベンターは、かつて一九九〇年代初期に、セントコアが実施した敗血症の臨床試験に参加したことがあった。バン・デベンターは、特に炎症性腸疾患に興味があり、モノクローナル抗体がＴＮＦに拮抗作用を示すという見通しに心を引かれていた。彼は、クローン病の動物モデルでＴＮＦレベルが高いことを示したセントコアの研究者と親しかった。セントコアの研究者はまた、患者組織でもそのことを示していた。バン・デベンター自身も、患者の腸のクローン病が起きている部分の組織で、ＴＮＦ濃度が上がっていることを観察した。

彼の患者で、重度クローン病の一四歳の少女がいた。「彼は、ロンドンのフェルドマンとメイニがリウマチ患者で治療した結果について、すでに聞いていました」とジョン・グライエブは言う。「そして、彼の理論では、リウマチは関節の病気だが、たまたま小腸に起きたクローン病も同様にTNFが関与していることになっていたのです」

クローン病は消化管の炎症性疾患であり、小腸、大腸に変調をきたすある種の慢性病である。症状は、腹痛、下痢、発熱、食欲減退、体重減少など。腸管における合併症は腸閉塞、腸管穿孔(せんこう)、膿の生成(膿瘍)、瘻管(ろうかん)形成などである。クローン病はまた、小腸、大腸の癌と同様に出血も起こす。大腸の重度な拡張や小腸の破裂は、生命の危機となる合併症である。

その少女は、ステロイドを含むいろいろな薬物治療を受けていたが、どれも効かなかった。手術も受け、小腸の一部を切り取られていた。症状は相変わらず重く、大腸の一部も切除しなければならないような様子だった。これでは彼女の命も危ないと考え、バン・デベンターは、レミケードを使わせてほしいとセントコアに連絡をとった。この薬は承認されておらず、発売されていなかったが、特別なケースとして、セントコアは彼の望みをかなえてやることにした。普通製薬会社は、臨床試験に参加している患者以外には、未承認薬物を供給することは許されていない。ただ、特別配慮の使用というものに該当すれば許される。

セントコアは、レミケードの一回分を一晩で送った。少女は注射されると、ぐったりした感じはなくなり、普通の生活を回復した。「バン・デベンターは、クローン病治療にレミケードが成功したことを論文に書き、それは影響ある医学雑誌、ランセットに載った」とシェイブルは言う。

「我々はそれから、最初の臨床試験を彼と一緒にアムステルダムで行った。患者は一〇人だった。そして再び、信じられないほどよい結果を得たのだ」

二つの適応症――どちらを優先するか

デイブ・ホルベックがＣＥＯに任命されたときに話を戻すと、レミケードの計画では、免疫介在性炎症疾患の最初の適応症はリウマチで進める予定だった。これは会社の最優先案件であった。ロンドンのメイニとフェルドマンによる最初の臨床試験の結果もこれを支持した。免疫介在性炎症疾患の薬を最初に出すことは、間違いなく大成功であるが、それがリウマチのような手足の不自由になる病気ならなおさらである。しかし、バン・デベンターの結果が知られると、クローン病のほうが最初の適応症としてふさわしいのではないかという議論が起こった。それは、失敗したプランＡをプランＢに置き換えるというようなものではない。臨床試験から来るすべてのデータは、レミケードがリウマチ治療薬として承認されるべくレールに乗っていることを、強力に示しているからだ。しかし今や、会社は非常に将来性のある薬を手にしている。適応症が一つではなく二つである。しかも両方とも治療する意義が大きい病気である。

会社にとって、これは決して悪い状態ではない。実際、非常によいポジションにいる。もし会社が豊富な資金を持っていれば、迷うことなくこの奇跡の薬を両方の病気に適応しようと、全速前進で開発を進めるだろう。しかし、それはまずあり得ない。選択が求められた。開発期間が長くなり、市場に出すのが遅れれば遅れるほど、他社が先に製品を出してしまう危険性が高くなる。製薬業界で一番手になるということは、間違いなく強い立場を得ることを意味する。

両方の適応症で承認を取ることの必要性は疑いない。両方ともひどく深刻な病気だ。そしてお互いに違って見えるけれども、両者とも免疫システムの異常で起こる。健康な免疫系は、体にとって最も頼りになる味方であり、ほとんどの侵入微生物を攻撃する生物学的兵器の自動装置である。しかし、他の兵器と同じく、コントロールが利かなくなると、敵に対するのと同じように味方に対しても危険になる。リウマチに関しては、免疫システムは関節を攻撃し、最終的には骨が脆くなり、激しい痛み、疲労、発熱といった症状の出る不快な毎日となる。我々の多くは、関節炎で関節が痛むことはある。しかし、リウマチの関節炎の痛みは、そういったものではない。それは手足が動かせないほどの慢性疾患で、ひどくなると生きる希望さえなくしてしまう。

クローン病はすでに述べた。人体と凄惨な混合物のあいだには細胞が並んだ薄い層しかない。小腸の壁のことだ。この層がバクテリアや胆汁酸などから体を守っている。クローン病患者では、腸の他の部分も含めて、この層に何か異常が起きる。進行すると腸から皮膚まで穴があき汁が出てくる。もちろん治ることはない。社会的にも不都合で患者の就業を困難にしている。座ることも難しく、非常に痛みを伴う。

セントコアは両方の適応症に必要性を感じていた。患者たちがレミケードを使えるようになれば、それは神様からの贈り物になるだろう。

「我々はどちらを先にするか苦しみました」と、ハーラン・ワイスマンは説明する。「しかし最終的には、クローン病で行くことに決めました。なぜなら、正直に言うと、そちらしかできなかったのです。同時にフェーズⅡ試験をしていても、フェーズⅢ試験をするときになれば、両方をするお金がない。我々は最初にリウマチでスタートしていたけれども、思ったより費用がかさみ、市場に出すのに予想より長い時間がかかることがわかってきていました」

当時のマーケティング部長、ジュリー・マクヒューは説明する。「『とにかく製品にしよう。そうすればレミケードの開発をもっと早く拡大することができる。なぜなら、発売すれば、お金を稼ぐはずだから』という結論になりました。とにかく、最初の抗ＴＮＦ製品というものを出したかったのです。そのためのベストな照準はクローン病でした」

「我々はセントキシンで貴重な教訓を得ていた。もし試験の規模が大きくなれば、薬の承認を得るのがより困難になるということだ」。スコダリは話す。「クローン病は、大きなニーズがあるというだけでなく、患者が限られ、はっきり定義されている。このとき我々は入念にデザインして、効果がはっきりわかるよう、限られた少数の患者集団で試験を開始した。つまりクローン病全体を治療する適応症でいくよりも、我々は、適応症を中程度から重症の患者、従来の治療法では効かない患者への適応に限定したのだ。そうすれば、この新しく遺伝子工学で作られた製品の効果は、より短期間でわかると思ったからだ。クローン病患者は、アメリカ全体で五〇万人以上いた。しかし、この適応症に限ることにより、患者数は二〇万人以下に減る。市場サイズが小さくなったので、希少疾患を対象とするオーファン・ドラッグの指定も受けられるようになった。そうなれば税金面での優遇措置もあるし、ＦＤＡではより速い優先審査が適応される」

レミケードがモノクローナル抗体ということも幸いした。この時点での治療法は、コルチコステロイドや他の免疫抑制剤、抗生物質であった。この三〇年間、新しい薬が出ていなかった。市場には、実質的に競争相手がいない状態だった。

「高コレステロール治療のリピトールのようなケースでは、患者は実際に病気になっているわけではない」とシェイブルは言う。「リピトールは病気にならないようにする薬だ。しかし、レミケードの場合、クローン病は現実の病気で、実際患者は毎日大変なのだ。臨床試験に参加した患者は全員、症状が表れている状態だった。一日八回の下痢に苦しんでいる患者や、激しい腹痛に見舞われている患者がいた。それぞれの患者は皆、薬の助けを待っている。しかし、臨床試験でリスク─メリットの点でよい成績を得るのに必要な患者の数を決めるのは別の話だ。だから、臨床試験をすべて終えた時点で我々が試験したクローン病患者の数は、約二〇〇人だった」

「一九九八年、我々は、医療ニーズが高く、既存薬のないオーファン・ドラッグの申請を行った」。シェイブルは続ける。「FDAは六カ月で審査してくれることになった。通常の医薬品よりかなり速い。しかし、諮問委員会の会議に行かなければならなかった。私が発表者だ。ここに来てわかったことは、スピード審査の推薦をもらうということは、必ずしもこの薬が有望というわけではないということだ。自分たちのデータは特に問題がない。劇的とはいかないまでも、レミケードが患者に効くことはわかっていた。ただ、ひょっとしたら委員会は、患者数が十分ではないと考えるかもしれない。こう我々は予測した」

諮問委員会は、一九九八年五月、メリーランド州ベセスダのホリデイ・イン・ホテルのバンケットルームで開かれた。委員はFDAの職員ではなく、大学や企業の研究者、臨床医だ。同じような委員会が二つあるわけではないので、何を言われるか予測するのは不可能だった。シェイブルとセントコアのチームは数週間かけてこの会議のために準備をした。用心深い男シェイブルは、会議でのやりとりがどちらの方向に進むか予測できず、過剰なまでに準備することになった。彼をはじめとするセントコアの出席者が不安に思うのは当然だった。好ましい推薦が一回で取れなければ、レミケードの承認は少なくとも数カ月遅れ、限りある予算の中では、そのような結果は致命的な損失になる。

連邦法では、諮問委員会のヒアリングは、一般公開され、かつ意見を述べる時間も出席者全員に割り当てられなければならないと規程されている。委員会の議長は、ヒアリングの最中、適当な時点で尋ねることになっている。「聴衆の皆さんも何かご意見がありますか?」と。たいていの場合、聴衆は少なく発言する人もいないので、議長は議事をそのまま進めていく。

「この特別の日は」とシェイブルは話す。「クローン病の患者が数人、聴衆の中にいた。彼らは頼まれたわけでもなく、我々はまったく予期していなかった。彼らがそこにいるなんて、まったく知らなかった。議長が聴衆に質疑の機会を与えるときになると、三人の患者が立ち上がり、個人的体験を話し始めました。いかにこの病気が生活に支障をきたしているかと。彼らは四五分間も話しつづけたが、彼らの語ったことはすべて真実だった。この病気がいかに悲惨か、いかに苦しいか、彼らの話は病気の特徴をはっきり述べていた。彼らは統計的なデータではなく、顔を持った実際の人間なのだ。もちろん、我々は、カギとなる研究者、国際的にクローン病の権威とみなされている者を出席させており、我々のために委員の質問にてきぱきと答えていた。しかし、患者がそこにいたことは、ヒアリングに計り知れないインパクトを与えた。彼らは言った。『これは悲惨な病気です。私たちは、今ようやく、はっきり効く薬を手にしたのです。それを奪わないでください。それは確かに効きます。私たちには本当に必要なのです』」

委員会は、会社にレミケードの開発を進めるべきだとアドバイスした。オーファン・ドラッグとして、FDAの優先的スピード審査に回され、一九九八年八月、レミケードは承認された。

一九九七年三月、シェイブルは、リウマチの三つの適応症で臨床試験をスタートさせていた。これは「ATTRACT」と呼ばれ、Anti-TNF Trial in Rheumatoid Arthritis with Concomitant Therapyの略である。一年に及ぶATTRACT試験は、リウマチ患者を対象としてきちんと管理された臨床試験では最大、最長のものであった。この試験では四二八人の患者を対象に、レミケードとメトトレキセートの併用群を、プラシーボ(偽薬)とメトトレキセート併用群と比べた。当時はメトトレキセートが標準的治療薬であったからだ。ATTRACTは、北米、ヨーロッパの三四施設が参加した二重盲検、プラシーボコントロール、無作為割り付けによる試験であった。ここでは、骨破壊と関節空間の狭さを指標として、構造的損傷の防止度合いが評価された。試験に参加した患者は、手足を動かすのが難しいというレベルの病状だった。病気の期間は中央値で八・四年、全員がメトトレキセートを飲んでいて、半数は三年以上飲みつづけていた。三分の一は関節の手術を受けている。半数は機能レベルが三または四と認定され、進行性、重度の患者だった。治験医師は、最初の投与で有意な改善を認めた。

「我々はATTRACTをローリング申請試験としてデザインした」。シェイブルが説明する。

「つまりデータを見て、六カ月後にデータベースを閉じ、FDAに提出、臨床像と兆候の改善効果について承認をもらい、そして試験を続ける。一年間ブラインドで（結果を見ずに）続けて、データベースを再び閉じ、関節の構造的破壊についての治療効果について申請、承認を取る。試験をブラインドでさらに続け、二年後に終了、以前のデータとは別に、運動能力についての改善作用を申請するのだ。一つの試験で三つの承認申請をすることになる。

臨床試験の登録は一九九八年で締め切ったが、試験は続き、最後の患者は二〇〇〇年一月に終わった。患者の病状進行やその他の構造的損傷について二年のあいだ追跡したところ、臨床症状の改善以上にリウマチの治療に効果があることがわかった。関節がよくなっただけでなく、その部分の腫れもなくなったのだ。もはや痛みもなく、レミケードは関節での破壊過程を実際にストップしたようだった。試験は疑っていた人々に、レミケードは短期間だけでなく長期間でも効く、ということを示した」

一九九九年一一月一〇日、ＦＤＡはレミケードの二つ目の適応症を承認する。メトトレキセート単独では治療効果が不十分なリウマチ患者に対して、レミケードとメトトレキセートの併用を承認したのだ。

それを作る

レモ・コラルッソ・ジュニアは、一九八三年にニューブランズウィックのラトガー大学の化学工学の学部を最高の成績で卒業し、八八年に同大では過去最高の成績でＭＢＡを取得した。ニューブランズウィックは、ジョンソン&ジョンソンの世界本部のあるところだ。九八年から二〇〇一年にかけて、彼はジョンソン&ジョンソンで製造部門のさまざまな管理職のポストを経験したあと、セントコアに移り、製造担当の副社長となる。このポジションで現在、彼はライデンとマルバーンにいるレミケード製造担当の一五〇〇人以上の職員を管理している。

「ここで我々が行っていることは、高分子医薬品製造として知られています」とコラルッソは説明する。「ここでは化学反応で製品を作るのではありません。普通の医薬品は、決まった反応を起こさせる各種の化学物質を投入します。それから精製過程があって、毎回同じ純度の製品が得られます。しかし、バイオ医薬品は、普通、生きている生物を使います。我々の場合、タンパク質、すなわちレミケードを生産する哺乳類の細胞です。生きた細胞は死にやすいということを思い出してください。それを生かしつづけなくてはいけない。ウィルスや他の感染生物が混入しないよう、厳しく注意しなければなりません。遺伝子工学で十分にヒト化された抗体は、体内に入れても体はそれをヒト由来と認識します」

マルバーン工場を見学すると、様子はちょっと予想したものと違う。出発するにあたり、工場をばい菌から守るため、かなり厳重なチェックがある。すべての訪問者は――もっとも構内に入るのを許される外部の者はほとんどいないが、まず、一七分間のビデオを見なくてはならない。このビデオは、中で着なくてはならない特殊な宇宙服のようなものの着方の説明である。ほかの服は許されない。宇宙服はつなぎのジャンプスーツ、特殊靴、手袋などからなる。チェックインの段階で、手を特殊な液で三回洗う。チェックインの詳細はあまりに長くてここには書けない。

要するに、ばい菌のいない空間をつくるため、あらゆる注意がなされているのだ。その結果、工場は手術室の外科医からもうらやまれるほどの清潔さを維持している。

ひとたび中に入ると、いろいろな大きさのステンレスのタンクが目につく。いくつかは二五〇〇リットル、いくつかは一〇〇〇リットル、すべてはステンレス管でつながっている。外部の者にとっては複雑な迷路のように見える。一二万平方フィートの建物にいくつもの部屋があり、それぞれにステンレスタンクがあって、どれもが他のタンクとパイプでつながっている。工場と設備の建設コストは数億ドルと発表されている。外部の者にとっては、なぜそんなに高価なのかわからない。

ジョンソン&ジョンソンが買収してまもなく、CEOが見学に来た。セントコア買収に多額の資金を使ったので、彼は買ったものを実際に見たかったのだ。「わぉ」と彼は叫んだ。「これは複雑だ。でも、何ができるんだい?」

確かに複雑だ。他の工場と違い、何も動きがない。音もしないしにおいもない。すべてが静止している。会社の案内人がいなければ、何が起きているかを知ることは不可能である。しかし、タンクの中で多くのことが起きていることは確実だ。「これは無菌操作です」。ロバート・シェロフは言う。彼は現在、ジョンソン&ジョンソン傘下、グローバル・バイオロジクス・サプライ・チェーン社の社長である。ラトガー大学の薬学部を出て、フェアレイ・ディッキンソン大学で医薬品マーケティングを学びMBAを取得した。セントコアに来る前は、ワーナー・ランバートの製造担当副社長を七年間務めている。彼はまた、ジョンソン&ジョンソンの子会社であるオルト・

マクネイル社、オルト・バイオテク社の生物医薬品、化学医薬品の製造部門にも勤務した。彼の現在の責任範囲は、製造、品質、法令遵守、配送、製造工程のサイエンス、製造工学に関しての、全体の戦略立案とリーダーシップである。「我々は細胞を育てているので、ほかの物も一緒に育つことはあり得る。実際、ほかのすべての微生物にとっても最適の生育条件をつくり出しているのだ。コンタミ（生物的汚染）は、バイオテクノロジーの世界では深刻な問題になる」

バイオテクノロジーの製造工場は、しばしば農場にたとえられる。なぜなら細胞を育てているからだ。レミケードの場合、哺乳類の細胞を培養して、副産物としてタンパク質を分泌させている。医薬品にするのは細胞ではなく、このタンパク質である。すべての生き物同様、この細胞は酸素と栄養を必要とする。そして生きている細胞は分裂する。レミケードができるまでは、最初から最後まで六カ月を要す。コラルッソの説明では、「一ミリリットルの容器にいる細胞から出発して、大量の細胞を作ります。やっていることは拡大膨張です。液体窒素の蒸気相にストックしていたものを室温まで温めて、炭水化物とタンパク質などからなる培地という液体に入れる。この液で洗って精製したあと、細胞をタンクに入れ、増殖させる。細胞は、糖や炭水化物を消費し、浸っている培地には最終的に栄養がなくなってくる。この段階で、継代と呼ばれますが、細胞をすべての栄養素が入っている新しい培地のタンクに移し替える。細胞は育ちつづけ、増殖する。我々はこれを繰り返し続けます。考え方は、同じ細胞を常に維持し大量に増やすということで、最終的には、第二段階に入ります。ここは連続潅流（かんりゅう）です。細胞版の大規模反応釜というか、ここでは細胞に毎日七〇〇リットルの新鮮培地を与え、産物として七〇〇リットルの培地を引き抜く。細胞が育つと同時に、我々は製品を作っているのです。細胞は増えに増えて、二〇世代から三〇世代になっている。この使える世代数、最初の小さな容器から出発した継代数には限りがありますが、この期間、この継代数では遺伝子的に変化がないことを確認しています」。

レミケードを作る六カ月のあいだ、製造工程には一〇の段階がある。細胞は休む間もない。彼らは食べる。そして我々と同じように二四時間七日間息をし、世話を必要とする。大切なことは、常にコンタミを避けることである。バルブが上手く閉まっていなくて、空気が中に入ってしまえば、そのバッチ（一釜分の中間製品）はコンタミする。「そのバッチが工程のどの段階にいるかによって、損害は莫大なものになることがあります」とコラルッソは言う。「たとえば、上流部分では年間七〇〇バッチを作ります。ほぼ一日に二つ。しかし下流の過程ではわずか四〇バッチです。もしここで汚染されれば大問題になる。さらに重要なことは、患者に薬を供給するため我々は年間を通じて一日二四時間働いているということです。ですから金額的損失に加えて、供給不足も心配されます。我々の目標は、第一日目から『在庫切れによる注射不能ゼロ』です。間一髪のときも何回かありましたが、今は適当な在庫がある。かつては在庫が一週間分もなかった。考えるとぞっとします」

二〇〇〇年にセントコアに来る前、シェロフは世界最高売上げ医薬品リピトールのメーカー、ワーナー・ランバートの全世界品質管理部門副社長を務めた。「リピトールが発売されたとき、それがブロックバスター医薬品になることが、すぐ明らかになった。需要に応えるために我々ができることが二、三あった。まず三交代制を採用し、ついで速い打錠器を導入、粉を圧縮して錠剤にするのにより速い器械を使い、我々は製造能力を上げた。しかしバイオの世界では、三六五日、二四時間操業になっているから、できることはすでにしている。細胞の成長、細胞による製品の生産を早めることはできない。生物を相手に仕事をするとき、常にある問題だ」

傘下のグローバル・バイオロジクス・サプライ・チェーン社長として、シェロフは、需要を満たすためにはレミケードをどのくらい生産したらよいか予想する。そのため、セントコアの社長と一緒に仕事をしたこともある。「貯蔵庫に行き、試験管に入っている細胞株を取り出すとき、我々は、この時点から発売可能な最終製品を得る時点まで、約六カ月のあいだに製造するものをわかっていなくてはならない。低分子化合物の場合、全工程は二、三カ月だ。ここでは予測の正確さはもっと重要になる。レミケードは現在は評価の確定した製品であるから予測はしやすいが、しかし発売したばかりの新製品は売上げ予測が難しい。それからまた、レミケードの貯蔵寿命は二、三年だが、これは低分子医薬品より少し短い」

会社がセントキシンに大きな期待をかけていた一九八五年に戻る。オランダにライデン製造工場を建てることが決まった。なぜ海外か。「あの頃は特別な時代で、規則では、もしアメリカで製造したら、その製品を他国に出荷してはいけないことになっていました」とホルベックが説明する。「たとえ他国で承認されていてもです。たとえば、もしドイツで売りたいとして、ドイツが承認していても、FDAが販売を禁止した。我々は他国の市場も開きたかった。だから世界市場での承認を第一に取ろうと決めました。このことは製品を海外で作ることを意味する。規則はその後変わったが、これが我々がアメリカ国外で作ろうとした理由です」

製薬会社は、一つの薬がＦＤＡ承認を受ける前に（もちろん承認が取れない場合もある）、研究と開発に数億ドルを使う。生物学的製剤については、臨床試験に進んだもののうちわずか一五％が最終的に製品になる。実際リスクのあるビジネスだ。トム・シェイブルが言うように、「もしラスベガスをギャンブルと考えるなら、我々のビジネスは比較にならない。そこで作り始める製品が承認されるかどうかもわからないうちに、工場建設に数億ドルを投入するんだから」。

セントキシンが承認を取れなかったとき、会社はライデン工場のスタッフを必要最少メンバーにまで減らさなくてはならなかった。将来、臨床試験用の、もし承認されたら患者用のレミケードを生産しなければならなかったから、そのメンバーだけは残した。しかし、工場の維持経費は、ずっと財務上の負担になった。セントキシンがもはや市場に出ることはないとわかったあとでさえ、セントコアの経営陣は楽天的で、レミケードが成功すると信じていた。だから、レミケードが承認された場合の需要を予測して、ホルベックとスコダリは、二つ目の工場建設を決断した。マルバーンにもう一つ工場を造るという決断は一九九七年、レミケードがクローン病で承認されるちょうど一年前になされた。マルバーン工場には二億ドルを投資し、ちょうどこの頃、ライデン工場の拡張にも七五〇〇万ドルの追加投資の決定がなされた。「投資家たちは我々を『どんぐり』、すなわち知能のない人間と思ったようだ」とスコダリは打ち明ける。

「ある者は我々がなぜ第二工場を必要とするのかを聞いてきた。我々は少しライデンに閉じ込められた感じになっていた。しかしもっと重要なことは、我々は一つの籠にすべてを入れているような立場になりたくないということだ。ライデン工場に何かあったらどうするか？　火事とか自然災害とか。最初は税金面で有利なところに造ろうと考えていた。しかし、そういうことはやめて、最終的にここマルバーンに落ち着いた。マルバーンを選んだのは、製造現場が研究陣のすぐ隣になるからだ。現在、製剤開発部門も工場部門も、駐車場を挟んで歩いて行ける距離にある。これは税金面でのメリットより、はるかに価値あるものと考えた。

発売二年後の二〇〇〇年、我々は抗体を大量生産し、患者に提供していた。一方、イムネックス社がエンブレルを発売した。これもまたリウマチに対するバイオ医薬品である。しかし、製造施設をすぐに拡張するというリスクをとらず、その代わり外部委託をした。そう、彼らは製品供給できないことが明らかで、市場への製品出荷能力に限界があり、その結果、アメリカ国外での発売を遅らせざるを得なかった。投資家たちはこれを見て、突然我々が正しかったと言うようになった。普通の視力がある者ならだれでも、今から見たら我々がすばらしい決断をしたかのように思っている。しかし当時はそれほど容易ではなかった。現在、レミケードの品不足で注射ができないという患者は一人もいない。この事実を我々は誇りに思う」

一方、適応症拡大に伴うレミケードの増産を予測して、セントコアは六億ドルを投資、アイルランドのコルクに新しい工場を建てている。「駐車場の向こう側とはいかないが、ライデンからは飛行機で一時間だ」とスコダリは微笑んだ。

点滴

レミケードは、二時間かけて静脈内に持続注入される。これは医師と看護師が行う。クローン病でFDAから承認を取る前に、セントコアは、医師、主に消化器専門医に対し、この薬は点滴によって効果を現すことを教えなければならなかった。それまでのクローン病の薬はほとんどが錠剤で、注射でさえわずかだった。そこで、多くの問題が出てきた。点滴をするのは病院でなくてはいけないか。診療所、医師のオフィスではダメか。癌専門医は自分の外来患者に化学療法をするとき、自分のオフィスで点滴をしているなど、前例はある。

最初は抵抗があった。出血斑が起きないだろうか。手に負えない副作用が出たらどうするのだろうか。問題の一つは、物理的なものだが、医師のオフィスに余分なスペースが必要になることだった。しかし健康保険の問題がある。セントコアは、医師と保険会社の両方と、外来患者の保険金支払いについて協議した。これは患者が自分で投与できる医薬品ではない。かといって病院に一晩泊まらなければならないような薬でもない。外来患者としても、もしレミケードが病院で投与されれば、コストは法外に高くなる。これは保険会社としては受け入れられない。しかし、もし医師のオフィスで投与されれば、コストはぐっと安くなる。また訓練された看護師や医療技術者が点滴することも可能である。

今日、点滴できる場所は、アメリカ全土で一万カ所ほどあると考えられているが、レミケードの発売前は、リウマチやクローン病患者を対象としたこういう施設は一つもなかった。これらは薬を成功させるためには解決しなくてはならない問題だった。それは容易ではない。パイオニアは決して楽ではなかった。

医師は投与量を患者の体重で決定する。フェーズⅡ臨床試験を開始するにあたり、会社は適正投与量を決める試験を行った。また、最適の安全性と効力を得るために、もし必要ならば、どの薬と併用するべきか、という検討もした。

「幸運なことに、レミケードは非常に強力でした」。ワイスマンは説明する。「ですから、最適投与量を決めるのに、それほど大人数の患者を必要としませんでした。これが錠剤であれば、二四時間で何錠飲めばいいかを決定するわけです。一日一錠？　一日二回、一日三回、一日四回？レミケードは長時間持続型なので、週一回か、月一回か、二カ月に一回か、それ以上の間隔か、それを決めなければなりませんでした。患者をランダムに分け、投与間隔と投与量のさまざまな組み合わせをつくり、リウマチとクローン病のそれぞれについて、どれが最適か、念入りな試験を行います。体重キログラムあたり三〜一〇ミリグラム、間隔は月一回から二カ月に一回までの条件で検討しました。ほとんどの患者は、キログラムあたり五〜六ミリグラム、八週間に一回投与でよい結果が出ました」

たいていの患者は、点滴中に痛みや不快感を感じることはなかった。臨床試験中、患者は新聞や雑誌を読む。ある者は時間つぶしに、ほかの患者とおしゃべりをしていた。しばしば、投与何回目かの患者は、初めての患者に、いかによくなったかを話して聞かせた。一回目の投与直後、その数日後、その数週間後のことを。「いくつかの例で、患者が初めてレミケードを点滴されたとき、本当にすぐ効き目を感じたと言います」。マクヒューは言う。「クローン病だった少年の話があります。彼は学校から帰るとソファに横たわり、まったく運動などできない日々を送っていました。それが、レミケードの点滴を受けたその日、家に帰るとすぐに兄弟や友達と野球をしたというのです」。このように早く効く理由の一部は、静脈注入によって血流に乗ることによる。胃袋を経て吸収される錠剤より、点滴のほうが速効性がある。

スコダリは思い出す。一九九九年一月、発売して二、三カ月経った頃、ある男から電話があった。

「スコダリさん、あなたが私の弟にしてくれたことに、お礼を言いたい。彼は二七歳だが、一八歳の頃からクローン病で、もう九年間、ちゃんと腸が動かなかった。おなかをコントロールできずに、いつもトイレのそばにいなくちゃならなかった。どこに行くにも、友達とレストランに行くにしても映画でもどこでも、彼はトイレのそばにいなくちゃならなかった。レミケードと出合う前は、彼が普通の生活をすることは不可能だった。もう一度、ありがとう。弟が普通の生活ができるようになって感謝するよ」

ジュリー・マクヒューも「推薦状」に付け加える。

「生活を変えたということで驚くべき薬です。二時間の静脈持続注入を八週間に一回受けるだけで、悲惨な生活からすばらしい生活に変わったのですから。ほとんどの人がこう言うのもうなずけます。『いいからもっと打ってくれ』。そう、普通、患者によっては点滴をいやがるのです」

「リウマチの場合、患者はすばやくレミケード治療に入るのが理想だ。早ければ早いほどよい。なぜなら、進行する不可逆的ダメージを回避できるからだ」。シェイブルは説明する。「クローン病についてもそうだということがわかってきた。患者の腸は炎症と治癒を繰り返している。そのうちに繊維化する。最終的に腸の狭窄を起こす。もし放置すれば小腸切除が必要となるだろう。しかし、この炎症―治癒の繰り返しが回避できて腸が治れば、手術は避けられる可能性が高い」

レミケードのコストは年間約一万五〇〇〇ドルである。他の費用もあり、治療費はもっと高くなる。高いにもかかわらず、点滴をきちんと受ける率は高い。クローン病やリウマチの重症患者は悲惨で、死にたくなるほどの痛みがある。彼らは危険なほど衰弱し、日常生活は送れない。そこへきてレミケードが彼らの健康を回復させるのに成功すれば、彼らはそれを維持したいに決まっている。これが彼らの処方箋に忠実な理由である。

市場に出す

臨床試験のあいだになされた重要な研究は、すぐに医学雑誌や学会で発表された。その印象的な結果は医学界に大きな波紋を広げた。消化器専門医は得意げに、手術に代わる方法を提案するようになった。重症クローン病患者にとっては当時、標準的な治療は手術だったし、しかも手術をしたからといって治ったわけではなかった。

レミケードは、恐ろしい病気に新しい治療法を提案した。しかし、どんなによい医薬品でも、それだけでは売れない。セールス部隊は新製品を医師のオフィスに持っていき、効き目や副作用、どのように処方するかを説明し、たくさんの質問に答え、今後のサービスを申し出る。そこで初めて新製品は市場で成功するチャンスをもらうのである。

マクヒューがこう説明した。「クローン病は地図のない土地です。専門知識がぽんと買えるような所はどこにもない。私たちは実際に自分たちで地図を作らなければなりませんでした。これはレミケードがリウマチで承認されたときにもあてはまります。両方の病気で抗TNF医薬品を得たことは、独創的でした。このような製品はまったくないのです。当時、すべてのリウマチ薬は特許が切れてジェネリックになっており、この病気に特化したセールス部隊を持つ会社もありませんでした」

製薬会社はしばしば、経験あるMRを他社から引き抜く。しかしこの場合、バイオ医薬品のバックグラウンドがあって引き抜きたいような人材は、どこにもいないのだ。このことは、販売部隊をゼロからつくらなければならないことを意味する。セントキシンのFDA承認を予測してセールス部隊を三〇〇人雇ったという過去の失敗から多くを学んでいたので、会社は今回、質素であるだけでなく、より賢くもなっていた。「新規採用してトレーニングし、薬が承認されるまで部隊を維持するためだけに無駄な給料を払いつづけるのはばかげている。それよりも、FDAからの承認事前通知を待つことにした」とスコダリは説明する。「通知は正式承認の九〇日前にあるので、それからMRの採用を始めた。我々の計画は、最初は小さなセールス部隊で始め、炎症性腸疾患の治療に専念している消化器専門医の一部だけを訪問することだった。そして我々の戦略は、この分野でベストな人間を採用することだった。よい人間を採るためにはかなりの金を使うことも惜しまなかった。男性でも女性でも、患者にはっきりした効果を与えたいという意識と経験のあるMRが欲しかった。実際、すぐにわかったのだが、トップレベルのMRを採用することは簡単だった。彼らにレミケードの話を聞かせ、研究でのデータを見せると、『わお、こいつはすごい薬だ。私が薬の一部になりたいくらいだ』なんて反応した者もいた」

「私たちが採用したMRには、看護師、薬剤師そして医師もいました」とマクヒューは付け加える。「それから、八年から一〇年間特殊製品を売ってきた製薬会社のベテランMRも求めました。よい候補者が多かったのは、医療用機器を売っていた人たちです。彼らには科学的に医師と話ができて質問に答えられるという、しっかりした『背景データ』があったので、何人か探しました。私たちは結局二つの営業部をつくりました。最初のものはクローン病担当。そして、リウマチ患者は、消化器病専門医ではなくリウマチ専門医にかかるから、別の部隊をつくるはめになりました」

セールスチームは海図のない海を航行しながら学習していった、とマクヒューは指摘する。「リウマチ薬として発売したとき、リウマチ部門にはたった一人の地域ビジネス担当員しかいなかったわ。この人は借金返済手続きの専門家で、仕事は、医師のオフィスを持続注入ができるように改造する手助けをすることでした。私たちは需要を満たすために増員しつづけ、初年度末には五〇人となり、現在は一〇〇人ほどいます。『そこから飛び出して何かを始めないと、知らないことはいつまで経ってもわかるようにならない』。この言葉どおりです」

天が決めた

よい結婚が天の定めた運命であるように、同じことが合併と買収についても言える。魅力ある若い女性のように、繁盛する若いバイオ企業には求婚者が集まるものだ。一九九八年後半、自社品として最初のレオプロがあり、レミケードが有望で、輝かしい未来がある。セントコアは乗っ取られる会社の第一候補だった。取締役と上級経営幹部の会議で、名うての投資銀行であるモルガン・スタンレーを顧問に雇うことが決まった。会社の市場価値を分析し、敵対的買収者と好ましい白馬の騎士を判定するためである。「ひとたび決定したら、我々は買収されるまでじっと座って待つことはしませんでした」とホルベックは説明する。「我々は非常に積極的で、攻撃的でさえありました。我々の目標は、一番よい会社に買ってもらうことでしたから」

いくつかの投資銀行と何回か会談がなされた。ジョンソン&ジョンソンの副会長ボブ・ウィルソンとホルベックのあいだにも、一度面談がセットされた。「当時私は、あまりジョンソン&ジョンソンのことを知りませんでした」とホルベックは言う。「でも皆と同じように、有名なブランド製品、バンドエイドとかベビーパウダーのことは知っていました。面白いことに、私が一九七〇年代初めに海軍基地から初めて社会に出たとき、オルト診断薬という会社のMRの募集に応募したんです。この会社は今、ジョンソン&ジョンソン・グループの主力事業をする子会社になっている。私は採用されず、そして、ほとんど三〇年が経ちましたが、CEOになり、ジョンソン＆ジョンソン副会長と買収について話をしたのです。

すぐに、そう、座って話をする前に、ウィルソンは私に言いました。『デイブ、この議論は二時間で終わるかもしれないが、もっと続くかもしれない。もしそうなれば、より大きく広い合意ができるだろう。初めからこれははっきりさせておきたいんだが、もし議論が続くようなら、私は君から約束が欲しい。君が従業員を育てるという約束だ。この分野では人材が一番重要な要素だから』」

「人がすべてだ、という事実を彼が強調したことで、私はすぐに彼が好きになりました」とホルベックは強く言う。「ほかの人は皆、製品や財務のことを話しました。いろいろな相手との会談のあいだ、私の一番の関心は人でした。従業員が現在の仕事を続けられるかどうか、私ははっきりさせなければならない。従業員のことが、話し合いの方程式に含まれていなくてはならなかった」

ウィルソンと会ったあと、ホルベックはスコダリと、これまでに明らかになったことを見直した。「我々は、ジョンソン＆ジョンソンこそ白馬の騎士だと決めた」。スコダリは言う。「第一に、彼らの分散独立経営モデルを気に入った。当時、ジョンソン＆ジョンソンは一〇〇以上のユニットを持ち、それらは自立的に運営されていて、この共同体構造により、我々は今までと同じように独立して操業を続けられる。もちろん、このまま単独でいれば、いろんな問題に直面することはわかっていた。だからこれは、自分のケーキを持って、しかもそれを食べられるということだ。そして、明らかに彼らの傘下に入るメリットは大きかった。ジョンソン＆ジョンソンは強力な財務基盤を持ち、将来我々が製品を開発するのを助けてもらえるだろう。第二に、あの会社は、我々の業界で最も優秀な人々を何人か持っていた。彼らの専門分野で我々が何か必要になったときは、いつでも利用できることになる」

一九九九年、ジョンソン&ジョンソンは、セントコアを四九億ドルで買収した。両社が合意したように、それはよい縁組だった。交渉が非常に上手くいった理由は、ジョンソン&ジョンソンの企業構造が、創造を生み出す起業家精神を育てやすいものだったからだろう。多くの数百億ドル国際企業が、官僚主義により独立性が息苦しくなっているのと違い、同社には別の雰囲気がある。リスクをとることも支持され、眉をひそめられることもない。ジョンソン&ジョンソンでは、起業家精神を数年のあいだは守ってくれる。

二つの会社の企業文化が似ていたことで、両社に相乗効果を生み出した。ジョンソン&ジョンソンは、バイオテクノロジー分野で主要プレーヤーであることを望んだ。レミケードを手に入れ、会社は世界で最も知られたバイオ医薬品の一つを持つことになった。ジョンソン&ジョンソンの援助のもと、レミケードは今までに、一四の適応症を承認され、現在、八〇万人の患者に投与されている。これらをセントコアが単独で行おうとしたら、もっと長い期間がかかっただろう。「我々は、バイオ産業の『ジュージュー焼ける音』ではなく、『ステーキ』になりたかった」とスコダリは強調する。

「傘下に入って気がついたメリットの一つは、私たちはウォール街から守られるようになったことです」とマクヒューは付け加える。「私たちがした些細なことに、金融界がいくらおおげさに反応しようと、もう心配しなくてもいい。これからはベストなビジネスをつくり上げることに、いっそうフォーカスできます」

セントコア通信部門副社長のクリス・モリノーは、独立性が保てることがジョンソン&ジョンソンのユニットになった最大のメリットだと考える。「我々は、ここセントコアで完全なバリューチェーンを得ています。つまり早期探索、研究、開発、製造、販売、マーケティングと持っている。小さな会社が大企業に買収されれば、一般にその存在性を失う。我々の場合はそれが起こりませんでした」

「セントコアの人間は非常にプライドが高い」。ホルベックは説明する。「我々の目標の一つは、この買収がジョンソン&ジョンソンにとって、今まで行ってきた買収の中で最高のものになることです。ちょうどブレークスルー医薬品創出を目標としているように、我々は非常に目標志向性が高いんですよ」

セントコアの幹部の多くの者がジョンソン&ジョンソンの上級幹部に昇進した。ジョンソン&ジョンソン企業連合には二二〇以上の会社がある。従業員数の割合以上に多くの者が親会社の重要ポストに昇進したのは、セントコアへの感謝の気持ちの表れであろう。ただし、ジョンソン&ジョンソンは長いあいだ、世界で最もよく経営されている会社として名声を得てきて、ここ数年は、アメリカで最も賞賛される会社の一つとして知られている。このことを考えると、同社の上級職に就くということは、才能ある人々と競争するということをも意味する。

合併当時、セントコアの経営陣の多くは、所有していた株式とストックオプションで、かなりの富を得た。しかし、カギとなる人物はだれも合併で退職しなかった。全員、同じモチベーションと情熱で働きつづけている。ちょうどセントコアがまだつぼみの会社で、バイオテクノロジーの世界で自分の居場所を探そうともがいていたときと、同じ気持ちを持っている。ジョンソン&ジョンソンの本社は、セントコア本社から車でわずか一時間であるが、これは予想外のボーナスだろう。

現在何がモチベーションかと聞かれると、ホルベックは逆に、次のように聞いて説明する。

「経済的には必要ないのに、なぜ毎日、片道一時間一〇分のドライブを往復していると思いますか?それをするのは、私が『違い』をつくれるからです。私は何かを起こすことができる。トム、ハーラン、ジョーも同じ理由だと思う。お金の問題じゃない。スーパーボウルのリングを勝ち取ったNFLの選手のようなものです。なぜ彼はプレーを続けるか。彼はもう一つチャンピオンのリングが欲しいからだ。我々と同じです。この業界では、九〇%の人々は新薬を市場に出すことを一度も経験できない。私は二つ経験した。レオプロとレミケード。この業界では稀です。でも私は三つ目のリングを狙っています」

レミケード：フランチャイズ医薬品

だんだん明らかになったが、レミケードはホームランというだけではなかった。満塁ホームランだった。この薬が早期の探索段階にあったとき、セントコアの研究陣にはＩＭＩＤに関する知識が十分にはなかった。彼らは結局、免疫システムの秘密を明らかにし、関係ない臨床像を示しながら共通経路を持つ病気の根底にある原因を特異的に攻撃する医薬品を作った。

一九九八年にクローン病で、翌年にはメトトレキセート単独では反応しないリウマチ患者に対して承認を受けた。その後、レミケードは、ほかの適応症でも承認を受けていく。最初は、クローン病とリウマチの、ほかのタイプの患者に対してであるが、二〇〇六年の終わりには、強直性脊椎炎、乾癬、潰瘍性大腸炎など全部で一四の適応症で承認を受け、一二一カ国で処方されるようになった。現在進行中の臨床試験によれば、レミケードの適応症はさらに増えて、まもなく一六になる予想である。全世界での売上げは、二〇〇五年で約三〇億ドル、二〇一〇年には倍増する見込みという。

ジョン・グライエブが言う。「ほとんどの会社は、全分野の薬で多くの適応症をカバーして喜んでいますが、我々は一つの薬で多くの病気を治します」

ジョンソン&ジョンソンの歴史

一八六一年、アメリカ南部連合州の各地で大砲がとどろき戦争が始まった。急速に拡大する南北戦争に志願兵が募集され、両陣営の若者は数千人規模の呼び出しに気をとられていた。

ペンシルベニア州北東部のワイオミングバレーに住むシルベスタ・ジョンソンは、働き者の農民で一一人の子供を抱える大家族の主であった。子供たちの何人かは徴兵年齢に達していた。年長のチャールズとウィリアムズの二人は、愛国心が強くがっしりした若者だった。二人は大戦争というものに冒険心とロマンをかきたてられ、元気よく北軍に参加し、ペンシルベニア義勇軍においてチャールズは少尉、ウィリアムズは兵卒となった。

父親のシルベスタは、残っているほかの子もさらに戦争で失うかもしれないという状況に耐えられなかった。そこで三番目の息子は、家族が悲劇を味わうことがないように、ニューヨーク州ポキプシーで薬局を営む伯父のジェームズ・ウッドのところに奉公に出された。これが、当時一六歳、ロバート・ウッド・ジョンソンの、最後はジョンソン&ジョンソンという大企業が誕生するまでの、長い旅路の始まりである。

若きロバートが来た当時、ポキプシーは商工業の中心で賑やかな町だった。行商人の流れが絶えずあり、喧嘩好きの露店商人、ペテン師、淫らな夜の店など、眠らない都会は、ペンシルベニアの静かな田舎から出てきた若者にとって目を見張るものばかりだった。伯父のジェームズ・ウッドは、少年に悪いことを経験させないようにと、彼を家族と一緒に住まわせた。その結果、彼は店で長時間働くことになる。

伯父の店、ウッド&チッタマー薬局は、当時の薬局がどこもそうだったように、医薬品だけでなく化成品、ペンキ、香水、窓ガラスなども売っていた。最初の頃、ロバートは床にブラシをかけたり使い走りをしたり、雑用をこなしていたが、そのうち少し重要な仕事をするようになり、特に将来にわたって彼の事業に大きな影響を及ぼすことになるある技術を学ぶ。それは膏薬作りであった。

人間は原始の時代から、不快な気分や病気を何とかする方法を探しつづけてきた。初期の試みの一つは、さまざまな果汁、樹脂、根っこ、植物、葉っぱ、あるいは動物の組織などを皮膚に貼ったり塗ったりすることであった。これら「調合薬」に含まれる癒し成分は、直接皮膚から吸収されたと思われる。たとえば中国では阿片や象の脂肪が用いられたし、エジプトではナイルの泥、インダスでは砒素、ギリシャではケシの汁や辛子などが皮膚に塗られた。問題は、これら「薬」を皮膚に留めることにある。そこで「膏薬」を作って、それを動物の皮、あるいは葉っぱ、軟らかい樹皮などに塗って皮膚に貼りつけるなど、さまざまな試みがなされた。原始的に思えるかもしれないが、これらの処方はある程度効果的である。膏薬は、医薬品の混合物を可塑性ゴムと混ぜ合わせて作るのだが、これは一八六〇年代半ば当時、最高の技術だった。

しかし膏薬作りは骨の折れる作業であり、ロバートもすぐそれに気がついた。炉で熱した鉄を使って粗ゴムを曲げやすい塊に整形し、膏薬の形にする仕事を、何時間もしなければならない。上手くいくことより失敗のほうが多く、これは薬局の仕事の中でも最もつらいものだった。

一八六四年の終わりに、ロバート・ジョンソンは見習い期間が終わった。伯父の助けもあって、彼はニューヨークで卸売り会社での仕事を得る。そして数年後に、ロバートが薬の仲買人、輸入業者として身を立てた頃、野心ある若い輸入業者ジョージ・シーベリーと出会った。そして一八七三年、二人の若い起業家はコンビを組んで、シーベリー&ジョンソン社をつくった。

当時の医学は原始的だった。普通の医師は高校程度の教育も受けていない。医師免許は四、五カ月の同じ内容の講義を、二年続けて受けさえすればもらえた。筆記試験もなかった。一方〝名医〟と呼ばれる一部の医師の多くは、大学を出たあと医学校の課程を終え、当時科学と医学の進んでいたドイツに一年から三年留学した者である。当時手に入る「特許薬」というものにはまったく価値がなかった。主に中身はアルコールで、偽医師やもぐりの医師が四輪馬車の荷台に載せて売っていた。不幸なことに、心細い資格だが正式の医師が出す「本物の」薬も、あまり効かなかった。外科手術はほとんど死を意味したし、患者の死亡率が九〇％にも及ぶ病院もあった。さらに不幸なことは、その理由がわからなかったことだ。当時の外科医は、消毒しない器具と素手で手術しており、患者を自らが感染させているという事実に気がついていなかった。今日では信じられないが、医師は町を歩く普段着のままで手術するのが当たり前だった。

膏薬を使って薬を皮膚から吸収させるというのは、治療法として最先端のものだった。膏薬の医学的価値はかなり高く、真面目な医師たちに受け入れられた。こうしてシーベリー＆ジョンソンのビジネスは繁盛し、大きくなっていく。その頃ジョンソンはイギリス人外科医ジョセフ・リスターの、伝統にとらわれない教えに強く魅力を感じるようになった。リスターは、手術患者の感染症の原因が目に見えない細菌によるものだということを理論的に証明した。細菌は空気感染する、とリスターが主張したとき、医学界は大きく揺れた。彼は細菌を「見えない暗殺者」と呼んだ。ジョンソンが信奉したのは、彼が手術の傷口を覆うのに消毒した包帯を使った点である。一八七六年、フィラデルフィアで開かれた独立百年展での国際医学会議でリスターが講演するのを聞いて、三一歳のこの起業家は、殺菌に関する進歩的理論の絶対的正しさを確信した。

リスターが述べたもう一つの重要なことは、手術の傷口をふさぐときの問題である。当時、ふさぐには二つの方法があった。それは、ヒツジの腸から作った殺菌していない糸を使うか、赤く熱した鉄を傷口に押しつけて肉を焼く（多くの患者は手術そのものではなく、この処置のショックと痛みで死んでいった）かであった。

新しいものと工夫が好きなジョンソンは、まず、術後感染を防ぐために無菌の手術用絆創膏を作ろうと考えた。それに成功しても飽き足らず、新タイプの無菌縫合糸や、殺菌剤あるいは薬品を染み込ませたガーゼ、吸水用脱脂綿、さらには出始めたばかりのインドゴムを使った革新的膏薬などを開発しつづけた。一八七九年のシーベリー＆ジョンソンのカタログは三〇頁で、いろんな病気に対する膏薬や「リスター式殺菌ガーゼ」が載っている。一八八〇年の売上げは三八万一七六五ドルであった。

会社は多くの親類、縁者を雇うようになったが、それはジョンソンの弟、ジェームズ・ウッドとエドワード・ミードが始まりである。シーベリーは、ジョンソンが自分の家族に給料を払いすぎると抗議し、双方話し合いの末、パートナーシップを解消した。これによってジョンソン兄弟は一八八六年、家族経営の会社として、一四人の従業員と共に、かつてジェーンウェイ壁紙製作所が入っていた小さなビルの四階に事務所を移した。一八八八年、フレッド・キルマーが会社初の研究指導職として入社、以後彼は四五年間この地位にいた。息子のジョイス・キルマーは第一次世界大戦の英雄であり、詩人でもある。この家には物書きの遺伝子があるらしく、フレッド・キルマーも優れた文筆家で、ジョンソン＆ジョンソン社の雑誌『赤十字ノート』と『赤十字通信』に数えきれないほどの記事を書いている。この二誌は当時の科学界に大きな影響を与えた。

初期の製品は、医薬品を接着剤に混ぜた改良型膏薬だった。ついで革命的な手術用包帯を開発し、急速に市場に出る。そして新しい殺菌手術用具の要求が非常に高いことを知り、会社は大量生産できる軟らかい吸水脱脂綿とガーゼ包帯をデザインし、大量に病院、診療所、薬局などに出荷した。この頃の独創的製品の一つは、薬を染み込ませた脱脂綿とガーゼをビンの中に一緒に詰め込んだ商品である。最初、これは病院だけでなく、診療所にも販売された。当時、病院は今ほどきれいなところではなく、ほとんどの人が病院を避け、町の診療所で手術を受けていたからだ。ジョンソン＆ジョンソンは無菌的な病院用品を作ることにおいてリーダー的存在だった。それは今も続いている。最初からここの脱脂綿は青い紙に包まれていたが、それは今も伝統として続いている。

一八八〇年代後半、リスターのばい菌に関する考えは、依然として医学界には十分受け入れられていなかった。そこでロバート・ジョンソンはキルマーと協力して、一八八八年に『殺菌による外傷治療の新方法』という本を出版する。この本はたいそう成功しただけでなく、文字どおりアメリカ中の治療法を変えた。この本は四〇〇万部も売れ、アメリカ中で消毒操作の標準テキストになった。これはまた、ジョンソン＆ジョンソンの強力な販売促進ツールとなった。会社の商品ラインがほとんど、この本にある「正しい方法」というものに使われていたからである。

事業は急速に発展し、新規採用はひっきりなしだった。ニュージャージー州ニューブランズウィックの新本部は、瞬く間に躍動するビジネスの中心となった。この頃はまた、ジョンソン＆ジョンソンの革新的企業体質が表面に出始めた時期である。この会社は健康を改善する製品を作り、従業員を大事にし、そして製品を買ってくれる社会に利益を還元する企業として知られてきた。

このように企業体質が進化する原動力になったのは、ロバート・ウッド・ジョンソン本人だ。歴史が証明するように、彼は従業員に対して深い気配りをし、同時に製品品質に対しては妥協を許さない厳しさを社員全員に求めた。そして成功した。

会社初期の画期的な大成功は、ジョンソン・ベビーパウダーである。ジョンソン＆ジョンソンはこの分野のビジネスを偶然手に入れた。自社で作ったある膏薬が皮膚に炎症を起こしたのだ。水ぶくれが破裂した状態を手当てするため、会社はイタリアンタルクを同梱した。すると、すぐにタルクだけの注文を受けるようになった。母親たちが赤ん坊に便利なことを発見したのである。ジョンソン・ベビーパウダーは今日、世界中で知られている。そのはっきりわかる香りと共に、この会社で最も長く続いている財産である。

一八九三年、そのタルクは箱に詰められ、最初は助産師に配られ、それが出産を終えた母親に渡された。母親たちはたいそう気に入り、会社はドラッグストアでも売るようになった。助産師向けの箱にはまた、一二個の生理用ナプキンが入っていた。当時そのような製品はまったく売られていなかった。どこで買えるのかという何百通もの手紙を受け取って、会社は製造を開始し、アメリカで最初に生理用ナプキンを作った会社になる。ベビーパウダーと生理用ナプキンは、一般消費者向けの最初の製品である。数年後、売上げが伸びるにつれ、ジョンソン＆ジョンソンは消費者向け専用の会社をつくった。ついでに言うと、これは会社がその後続けたパターンである。すなわち、ある特殊製品などが大きく売れてくると、製品自体が飛び出し（スピン・オフ）、独立会社ができるのだ。その結果、今日ジョンソン＆ジョンソンは二〇〇以上の会社を抱えている。

ジョンソン兄弟の会社は、消費者向け製品でますます有名になっていった。生理用ナプキン、歯磨き粉、魚の目・たこ用カバー、妊婦・出産用キット、乳幼児栄養製品、石鹸、コーラシロップ、滅菌ガーゼ、滅菌縫合糸、接着テープ、救急箱などなど。これらはすべて今までになかったもので、「もうジョンソン＆ジョンソンがなくては生きていけない」とまで言われるようになる。会社はまた、出版事業も続けていた。『ジョンソン救急マニュアル』は、この種の本では大成功とまで医学界から言われた。また、テキサスのハリケーンでの救援、米西戦争への貢献、そして一九〇六年のサンフランシスコ大地震、このような災難で見せた会社の姿勢によって、ジョンソン&ジョンソンは自社の利益よりも人々の困窮を助けることを上位におくという評判をさらに確かなものにした。

　ロバート・ウッド・ジョンソンは一九一〇年に他界し、弟のジェームズが後を継いだ。もう一人の弟エドワード・ミード・ジョンソンはそれ以前に、栄養製品への興味を追求するため会社を去っていた。ジェームズ・ウッド・ジョンソンは兄の後を継ぎ、一九三二年まで社長を務める。彼は兄の経営方針をそのまま踏襲し、そしてさらに従業員の福利厚生を充実させた。賃金を上げ、従業員と家族の医療費を補助し、法律や結婚相談、年金、そして夜勤者の食事まで心配した。彼のリーダーシップのもと、従業員の士気と満足度はアメリカ企業の中でもトップクラスにランクされた。彼の在職中、会社はバンドエイドのブランドで絆創膏を発売する。それは今でも、この会社の最も有名な製品の一つである。一九二七年には、モデス生理ナプキンを発売した（紐なしのステイフリーナプキンの発売は一九七〇年まで待たねばならない。新しい技術による紐なしナプキンは、後ろに接着剤をつけてベルトをなくした生理用品である）。

　ロバート・ウッド・ジョンソンは、生前、ここまで拡大したジョンソン&ジョンソンで大きな推進力とビジョンを示してきた。しかし、彼にちなんで名づけられた息子、ロバート・ウッド・ジョンソン2世は、その能力においてさらに親を超えていた。彼は、カリスマ性があって情け深かった。この若者の先見性、統治者としての存在感、そして自信ある態度は、ジョンソン&ジョンソンが彼のもとで繁栄することを保証した。

　ロバート・ウッド・ジョンソン2世は、世界的に有名な父が一九一〇年に亡くなったとき、まだ一七歳だった。当時彼は予備校に通っていたが、父の死を受けて急遽、人生計画の変更を余儀なくされた。予定していた大学へは行かずに、ジョンソン&ジョンソンで働くと宣言したのだ。しかも、一番下の仕事から始めて覚えるという。家族からは猛反対もあり、またアドバイスもあり、とにかく、会社の発電所で仕事に就いた。彼は部署から部署へ異動し、仕事を覚えるまでそこに滞在した。彼は従業員と気楽に接した。彼らは皆、その態度を愛し、すぐに自分たちの仲間とみなした。

ジョンソンは会社にとって急に現れたスターだった。有能で尊敬されるビジネスマンであり、頭の回転の速さと洞察力ある心と共に、ひらめきと勇気をも併せ持っていた。この特質は叔父のジェームズにも見られたが、経営者にとって非常に価値のある財産だった。ロバート2世がトップになるのは単に時間の問題であった。

彼は大恐慌のさなか、一九三二年に社長を引き受けた。恐慌に入る直前、ジョンソン&ジョンソンの年間売上げは二〇〇〇万ドルであった。巧みな経営と従業員への指導で、彼は景気下降のあいだもこの売上高を維持し、一人の社員も解雇しなかった。あの大変な時代に起きた大量解雇と比較すると、特筆すべき偉業である。

若きジョンソンは、ジョンソン&ジョンソンが長期にわたって安定するには、政治的配慮が必要だと気づく。もちろん、消費者と増えつづける従業員の両方を手当てするべきだという哲学に裏打ちされたものである。この点について彼が最初にとった行動は、新しく大統領に就任したフランクリン・D・ルーズベルトに手紙を書くことだった。手紙には、この国の経済復興についての計画が書いてあり、それは賃金を上げ、労働時間を短縮するという連邦法を求めるものだった。模範を示すために、彼は自社の従業員の賃金を五%上げた。この先例に倣う会社はほとんどなかったが、従業員のあいだに生まれた喜びは大きく、彼の無形の遺産がまた一つ加わることになった。

彼はさらに歩を進めた。一九三六年、自己の持つジョンソン&ジョンソン社株式のうち一万二〇〇〇株を使って、ニューブランズウィックの住民が不況から回復するための基金を設立したのだ。

資金は子供の食料、無料歯科治療、家賃補助などに使われた。彼の大きな寄付は伝説となり、その後、彼の栄誉をたたえロバート・ウッド・ジョンソン基金と名づけられた。

一九四二年、ジョンソンは市民としての義務感と愛国心でワシントンDCに出向いた。彼は真珠湾を攻撃されたすぐあと、陸軍に志願していたが、彼の地位とビジネスでの実務知識により、首都に設立された「中小軍需産業共同体」の議長に任命されたのだ。彼の仕事は、契約、入札過程における中小企業の意見を代弁することだった。戦争協力体制への貢献が認められ、彼は准将の称号を与えられた。その後、人は彼を「ジョンソン将軍」あるいは「将軍」と呼ぶようになる。

しかしワシントンの政治家は、彼の反体制的な性格と歯に衣着せぬ言動を好ましく思わなかった。高い給与と短い労働時間、十分な福利厚生という彼の哲学は、労働者たちにはヒーローとして迎えられても、資産家たちにとっては不愉快極まりない。彼は戦時割当金を、大口契約企業よりも中小企業に手厚く分配させるようにした。その過程で非常に多くの人々を怒らせたので、一九四三年末にワシントンを離れるときには、連邦議会の大勢の者が安堵のため息を吐いたという。彼は、はっきり意見を述べるし、政治の真実を的確に描写するのでメディアにも人気があった。ワシントンを離れるにあたっては、「ワシントンは凡才ばかりを集める磁石のようだ」と言っている。

一九四四年、ジョンソン&ジョンソンは、ニューヨーク証券取引所で株式を公開した。この年、ジョンソン将軍は、会社の理念を示したことで有名な「我が信条（Our Credo）」を書いた。ビジネスをしていくには社会的責任があるという方針を明文化したのだ。それは、

我々は生活し働いているこの地域に責任がある。
そして同様に全世界に対しても責任がある。

我々はよい市民でなくてはならない。
つまり、十分に働いて、慈善事業を行い、きちんと税金を払うことを守りつづける。
我々は都市環境が改善され、健康、教育がよくなることに協力しなくてはならない。
我々は環境と資源を守りながら、使う権利のある財産を適切に保持しなくてはならない。

面白いことに「将軍」は、環境と資源の保持を強調することにおいて、当時先端を行っていた。倫理とか使命などを述べる社訓が多い普通の会社と違って、ジョンソン＆ジョンソンの社訓は現実的で、あまり高尚なスローガンではない。毎年、会社は全従業員に調査を行う。「あなたは社訓に鑑み、会社に何点をつけますか？」と。年月が経って言葉は変わったが、哲学は変わっていない。実際、それは〝生きている文書〟といえる。

戦争が終わると、ジョンソン＆ジョンソンは事業を大きく拡大し、他社を買収するという積極的な行動に出た。多くの新しい事業が〝ジョンソン＆ジョンソン社ビジネスグループ〟に加わった時代である。ジョンソン＆ジョンソンコンシューマーカンパニーズの一部門で、急速に成長した現在のジョンソン＆ジョンソン コンシューマープロダクツカンパニーなどは、よい例である。この会社は乳児用ビジネス、外傷手当て、スキンケア商品を開発し、市場に出している。ニュートロジーナ社は高級スキンケア、ヘアケア商品を開発、製造、販売する。エスィコン社は外科手術、外傷手当て、高度外傷治療に関する製品を開発、製造、販売している。これらは今日ジョンソン＆ジョンソン・グループに二二〇以上ある会社のうちの、ほんの数例である。

このグループは「ゆるい連合」というコンセプトのおかげで、異なる業種が独立に運営され、そこで働く人には専門性を発揮する自由がある。ここには多くの巨大国際企業にありがちな官僚的な雰囲気はない。この運営形態により、さまざまな会社が効率的に活動し、意思決定にも〝足回りの軽さ〟を発揮している。

しかし、製薬企業への移行は容易ではなかった。将軍でさえ、この考えには反対した。会社というものは得意とすること、すなわち消費者向け健康製品だけにこだわるべきだと主張したのだ。この分野への最初の進出はオルト製薬の買収だった。この会社は、研究志向が極端に強く、血液Rh因子を発見した世界的に有名なフィリップ・レバイン博士が本拠地としたところである。

それでも、製薬分野での存在感を確立することはできなかった。一九五九年になってようやく、会社はてこ入れするため、フィラデルフィアのマクネイル・ラボラトリーズを買収する。この会社は鎮静剤、筋弛緩薬に特化しており、後にタイレノールを売り出した。ジョンソン&ジョンソンのブランドの長い歴史の中で、良くも悪くも有名になった鎮痛剤である。

一九六三年春、将軍は七〇歳となり議長とCEOの職から退いた。彼の遺産は大きかった。彼は友人たちからは尊敬され、庶民や従業員からは愛された。おかげで後継者フィリップ・ホフマンの責任は重い。しかし彼は臨機応変に行動し、リーダーとしての役割を波風立てることなくスムーズに引き受けた。続く六年間で、グループの利益は五億ドルから倍増し一〇億ドルを超えた。

ロバート・ウッド・ジョンソンは一九六八年、七四歳で逝去した。このとき、遺産のほとんど（一二億ドル）を「国家による健康管理を改善する」ために自分の名前のついた基金に寄付するという遺志が明らかにされた。彼の情け深さと広い人道主義はよく知られることとなり、アメリカ下院議会において、「人々への愛情と同じくらい深くアメリカをも愛する愛国者」として賞賛された。

彼はジョンソン&ジョンソンで働く創業家の最後のメンバーであり、彼の死去により会社にジョンソン家の人間はだれもいなくなった。しかし同社には、この死去したリーダーがしっかりと根づかせた哲学を理解するすばらしいリーダーたちがいた。彼らの指揮により、会社は成長分野を広げていくことになる。リーダーたちは皆、ロバート・ウッド・ジョンソン自身によって書かれた「我が信条」を深く守った。「我が信条」では、一般庶民が買うことのできる最もよい製品を供給し、従業員のことをよく考え、地域に貢献し、株主のために健全な財務状況を守ることの必要性を説いている。会社の背骨ともいえるこの教えによって、後継者たちは、世界中から尊敬され愛される組織をつくることに成功した。

この名声は、ある事件で厳しく試されることになる。一九八二年シカゴ郊外で、ある者がタイレノールのカプセルに青酸を混入し七人を殺害した。このときジョンソン＆ジョンソンは、この壊滅的でまったく前例のない信用失墜という悪夢に一晩中対峙する。予測される成り行きは、どうにも対処できないものに思えた。それにもかかわらず、同社の対策チームはすばやく決断し、行動する。隠ぺい工作、否定、説得力のない言い訳などは一切しなかった。社員も「メディアから質問されたらノーコメントと答えるように」などと指示された者は一人もいない。メディアや地域自治体と協力し、会社は住民に情報を与え、そして守るという行動に出た。会社はタイレノールの緊急回収を発令し、消費者のすべての家にあるタイレノールを廃棄するよう求めた。それは全部で三一〇〇万本だった。

この憎むべき犯罪と財務上の損失を受けて、ジョンソン＆ジョンソンは、タイレノール製品の再建と、このすばらしいブランド名の「汚れ落とし」を誓う。同社は、六週間という驚くべき短期間で、三重に封するビンを導入し（後に業界標準となる）、新しい積極的な販売キャンペーンを始めた。そして一年以内で、このブランドは犯罪前の売上げ水準に戻った。

しかし一九八六年、悲劇はまた起きた。同じ犯罪が今度はニューヨークで起き、一人が死亡した。

会社は前回の経験から学んでいたので、八二年のときと同じ一連の行動をとった。その行動に対して住民は、数カ月後にタイレノールが再びナンバーワン商品に戻るという事実で応えてくれた（犯人はどちらの事件でも見つかっていない）。

当時ジョンソン&ジョンソンの指導者は、前例のない積極さでメディアに登場した。ジェームズ・バーク会長は、住民を安心させるためにカメラの前に立った。住民の反応は、圧倒的に好意的だった。犯罪が起きたとき、ワシントンポストは、会社の行動を次のようにまとめた。「大企業が犯罪事件にいかに対処するべきか、ジョンソン&ジョンソンは実に上手く示した」。このときのすばやい、正直な行動の結果、数年の間バークは、アメリカで最も影響ある賞賛されるべきビジネスリーダーの一人として尊敬された。

一九八六年のタイレノール事件のとき、ジョンソン&ジョンソンは世界六位の製薬会社だった。それ以来、多くの子会社を通じて、細菌感染、寄生虫、精神疾患、消化管、血液循環などの分野で有用な、多くの新しい化学製品を責任を持って作ってきた。次の一〇年、会社は、迅速な診断、感染症の診断などに使われる「DNAプローブ」の利用でバイオテクノロジーに参入し、この分野を切り開いていく先頭グループの一社になるであろう。

世界に散らばる二二〇以上のグループ各社に対し、同社は分権主義を掲げてきた。二〇〇四年度グループ売上げは四七〇億ドルを超える。そのうち五〇億ドル以上を毎年研究に使う。現在世界第四位の製薬会社であり、医療用資材では世界一位である。従業員は世界中で一一万人を超える。

同社の製品ラインは非常に広い。戦略的な合併・買収を通して、健康関連、医薬品以外の製品にも事業領域を広げてきた。確かに、最もよく知られているのは、ジョンソン・ベビーパウダー、バンドエイド、ニュートロジーナ、ステイフリーナプキン、タイレノールなど一般消費者向けブランドである。しかし、整形外科の世界でも同社は、革命的なデピュイ・オルトペディクス社製の膝関節など、人工関節の技術で世界のリーダーである。また、コルディス社を通じて、ステントという小さな網目状パイプも作っている。これは動脈に入れ、血流を確保し再閉塞を防ぎ、心臓発作の危険を減らすものである。独創的ブレークスルー的製品には、そのほかにもワンタッチ・ホライゾン血糖モニター装置やピリカム・エソ（不快な内視鏡に置き換わる飲み込み型ビデオカメラ）があり、医薬品では偏頭痛予防のトパマックス、多剤耐性菌にレバキン、化学療法時の貧血にプロクリット、癌性疼痛にデュラジェシック、そして独創的制癌剤ザーネストラなどがある。

他の何よりも顧客を最優先するという、傷のない一世紀にわたる記録を主張できる会社はほとんどない。ジョンソン&ジョンソンは、注意深く我慢強く、この評判をつくってきた。きつい仕事を厭わず、創業者たちが据えた価値観を守り、そして正しいことをする確かな目でもって名声を得てきたのだ。最終的に会社を盛り立てるのは我々消費者なのである。

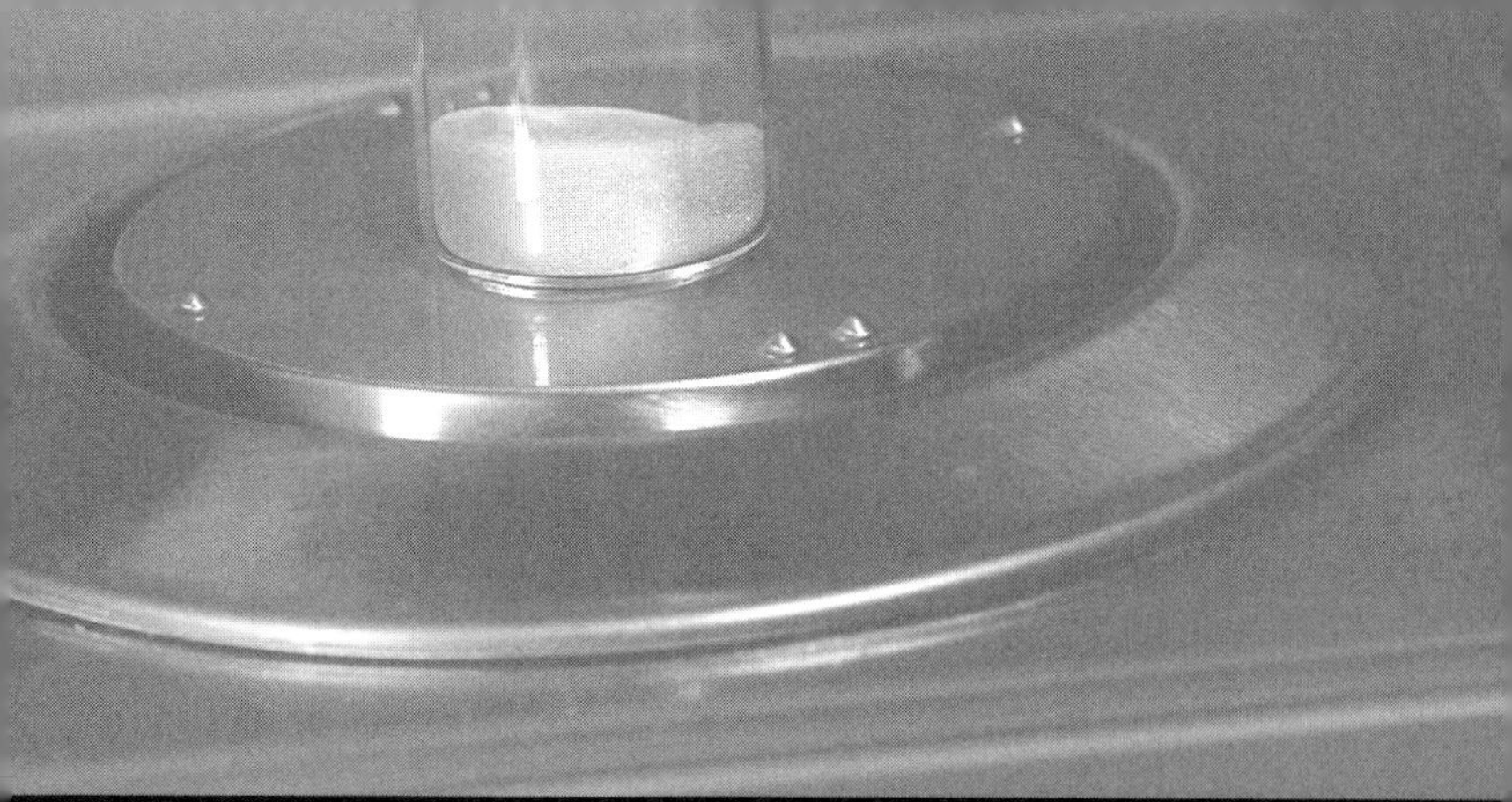

第6章

癌治療の扉を開く

——グリベック

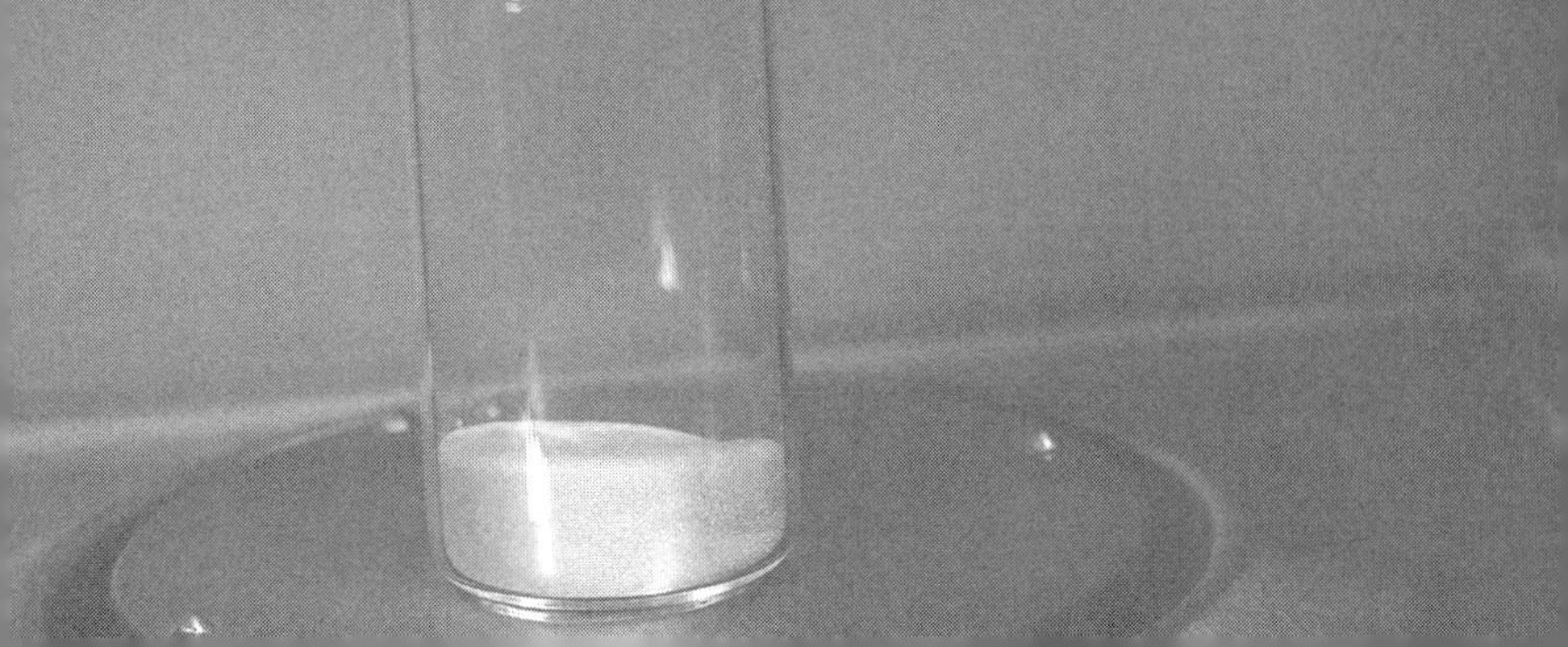

一九六一年五月二五日、ケネディ大統領は教書演説でこう述べた。

わが国はこの一〇年が終わるまでに、ある目標を達成するべきだと私は信じる。それは、月に人を送り込み、そして安全に地球に戻すことだ。人類にとってこれ以上に印象的で、また長距離宇宙探索にとってこれ以上に重要な宇宙開発プロジェクトはない。そしてこれほど達成困難なこともないだろう。

当時アメリカは、宇宙開発競争においてソ連に後れを取っていた。ケネディの演説は、国家宇宙開発プロジェクトに方向と明確な目標を与えた。それから八年後の一九六九年七月二〇日、アポロ11号は月に到達し、アームストロング船長は月面を歩いた最初の男となる。それは人類にとって本当に大きな一歩だった。しかし、もし一〇年前にまったく同じことをトルーマン大統領がやろうとしたら、世界中の資金を集めても人類を月に送ることはできなかっただろう。科学と技術の進歩は、その時代に存在する知識に依存するものだからだ。それは、リチャード・ニクソン大統領が一九七一年一二月二三日に署名し、アメリカを癌との戦いに立ち向かわせた国家癌撲滅プロジェクトが、なぜケネディの月面着陸宣言のように成功しなかったか、の理由でもある。

同様にグリベックの発明も、先行する発見がなければ起こり得なかった。このことからも大きな医学的ブレークスルーは、共同研究者の努力と共に、先駆者たちが積み重ねた知識のおかげだと言うことができる。一八四五年、スコットランドとドイツの研究者が、後に慢性骨髄性白血病（CML）と呼ばれるようになる病気を報告したが、現代のグリベックの物語は一九六〇年に始まる。ケネディの歴史的演説の一年前である。ペンシルベニア大学のピーター・ノウェル博士とフィラデルフィアの癌研究所のデビッド・ハンガフォード博士は、CML患者の白血球のある染色体（後に二二番染色体と同定された）が、正常人のものより短いことを発見した。つまり、DNAのかなりの部分が欠損しているのだ。彼らはそれをCMLと関連づけた。なぜなら、この小さな染色体は、患者の他の体細胞からは発見できなかったからだ。白血球だけがこの短い染色体を持っていた。彼らはこれを「フィラデルフィア染色体」と名づけた。

この発見が、癌と遺伝子異常——もっと正確に言うと染色体欠損——の関連が確認された最初の例である。この遺伝子変異は、CML患者の九五％に見られる。特に興味深いことは、この癌は染色体異常の結果起こるが、それが個人の生存期間のうちに生じるということだ。造血幹細胞は、最終的に白血球、赤血球、血小板になるが、骨髄の中で分裂する。このとき、染色体の一部が他の染色体に移動するというエラーが起こり得る。

フィラデルフィア染色体の発見で、科学者たちはいらいらする絡まった糸の先をつかんだが、CMLの謎を解くための道具は依然として見つからなかった。しかし、もう一つの糸口が一三年後に明らかになる。シカゴ大学のジェーン・ローリー博士が一九七三年、CML患者が余分なD

ＮＡの塊を九番染色体に持っていることを見出したのだ。彼女は九番と二二番の染色体を合わせてみて、二二番の欠損部が九番に移り、同様に九番の一部が二二番に移っていることを発見した。この相互移動は遺伝学の専門用語では「転座」と呼び、ある染色体の遺伝物質の一部が別の染色体からの一部と置き換わることをいう。後にわかったことだが、ＣＭＬにおいては、九番染色体の一部が転座して、遺伝子Ａｂｌの尻尾が二二番染色体にある遺伝子Ｂｃｒの頭の部分につながり、Ｂｃｒ-Ａｂｌという発癌遺伝子を作っている。

その結果、Ｂｃｒの一部とＡｂｌの一部からなる新しいタンパク質ができる。正常なタンパク質Ａｂｌと違い、新しいタンパク質Ｂｃｒ-Ａｂｌは非常に活発である。これがなぜ起こるかはわからないが、白血球の中で起きていることは細胞にとって非常に有害なものだ。つまり、白血球が急激に分裂、増殖するようになり、その結果、正常な白血球（顆粒球）まで分化しないのだ。

通常、白血球は骨髄で分裂、複製され、循環して死んでいくが、ヒトの一生ではこれが何百万回も起きている。その過程でゲノムに小さなミスがいくつか起こる。多くのミスは眠ったままで、普通は数十年間が過ぎるものだが、あるとき突然、遺伝子のある変異が細胞に急激な分裂、増殖のシグナルを出すようになるというわけだ。

この白血球の増加には、最初は気がつかない。なぜならほとんど兆候はなく、あっても疲労とか食欲不振ぐらいだからだ。それでＣＭＬの患者は、最初は病気だと思わない。ＣＭＬは一般に定期健診の血液検査で見つかる。病状は三段階で進む。最初はほとんど症状のない慢性期。次はその三年から五年後に始まる進行期。ここで患者は疲労感、体重減少、時に出血を経験する。最後は破滅期で、白血球が爆発的に増え、死を迎える。

触媒となった人物

グリベック開発の話はチームワークの物語である。なぜなら多くの献身的な人々のハードワークと才能がなかったなら、この薬はおそらく今日存在しないからだ。しかし、もし一人、「きっかけをつくって促進した人」を選ぶとすれば、それはアレックス・マター博士だろう。彼は優秀な研究者で、その独創性と粘り強さは、グリベックを作る上で最初から最後まで決定的な役割を果たした。マターはスイスのバーゼルに育ち、少年の頃からいつの日か新しい薬を発見する決意を持っていたという。「私は高校の図書館で科学者に関する本はほとんど読みました」と彼は回想する。「そして彼らはいつも私のインスピレーションの源で、私の理想はパスツールやキュリー夫人でした。パスツールはすばらしい科学的な心を持ちながら、現実的な人間でもある。彼は偉大な発見をしましたが、それを人々の役にも立てました」

「私はバーゼルとジュネーブで二つの医学博士号を取りましたが、一九七〇年代初め、若い医局員だった頃、腫瘍学はぱっとしない分野だと思いました。皆、医師という職業に元気よく従事していたけれども、癌専門医だけは例外でした。いつも落ち込んでいる一人の男がいて、『そうなんだ、みんな死んでいくんだ。助けることもできない』と嘆くのをよく聞いたものです。このことは気分が滅入っただけでなく、この状態は何か普通でないように思えました。当時腫瘍学というのは医学の中で最も遅れていたことを私は後に知りましたが、振り返ってみると、科学とは言えなかった気がします。ただ化合物をマウスに投与して都合のよいこと——たとえば腫瘍の大きさが小さくなるとか——だけを期待する。そんな感じでした」

「その七〇年代初めは、免疫学が開花した時代でした」。マターは続ける。「マウスの腫瘍を消してしまう細胞傷害性Tセルの大発見がありました。二四時間でマウスを治すことができ、ある免疫学者は、癌治療は最終コーナーを回ったとさえ言いました。私もこの理論に惚れ込み、五年間を研究に費やしましたが、明らかに間違っていました。それから、分化促進剤を使えば癌細胞を調教して正常細胞に戻すことができる、という概念が出てくる。それで私はロシュ社に行き、ビタミンAの関連物質、レチノイドを使った実験をしました。我々は、移植した癌細胞をレチノイドで調教し、正常細胞に戻そうとしたのです。レチノイドは、いわゆる過形成性細胞、すなわち異常に分裂はするが、まだ癌にはなっていない細胞にはいくらか作用はあった。しかし不幸なことに、本物の癌細胞には効かなかった」（ただし、重要な例外として、レチノイドは急性前骨髄球性白血病には効くようである）

「それから、αインターフェロンの大きなブームが来る。ちょうどロシュがこの分野でジェネンテック社と共同研究を始める頃、私はロシュを辞めました。八〇年代初めでしたが、パリとリヨンにあるアメリカ系製薬会社（シェリング・プラウ）に移り、免疫学ラボの室長としてインターフェロンの仕事をしました。当時はインターフェロンがあらゆる癌に効くものと信じられていたのです。しかし、ごく少数の癌にしか、しかも限られた効果しかないことがわかった。その後、八三年、私は古い友人で以前同僚だったピーター・デュコー博士に誘われて、バーゼルのチバガイギーに移ります。彼は私に癌研究の領域で新しい仕事を立ち上げるようにと言いました。過去のすべての失敗でがっくりきていましたが、前年の八二年にヒトの癌遺伝子が発見されたことに興奮していました。それで、癌にアプローチするには、炎症や心臓病の研究者がしているのと同じ方法を使ってみようと決めました。薬理学のツールで、新しく発見された癌遺伝子に迫ってみようと思ったのです。このとき、私は発見されたばかりの新しいターゲットのうち、いくつかを具体的に考えることができました。なぜなら遺伝子が同定されていて、そこから作られる実際のタンパク質もわかっていたからです。その中で一番の興味は酵素でした。重要なことですが、薬理学者たちはどのように酵素をコントロールするかを知っていました。酵素阻害薬を作れば癌を抑える薬を作ることができるというのは、非常に簡単な発想でした。その酵素のいくつかはキナーゼと呼ばれるものです」

キナーゼはグリベックの物語で重要な役割を演ずるものだ。キナーゼは体中のすべての細胞それぞれにおいて重要な働きをする。いろいろな働きを持つが、すべてアデノシン3リン酸（ATP）を材料に使ってタンパク質にリン酸基を移す。これをリン酸化という。タンパク質はリン酸化されると活性が変わる。このことは時に細胞の増殖を高め、最後には癌の増大につながることもある。しかし、プロテインキナーゼを阻害するという考え方は実行不可能と思われた。体内には非常に多くのプロテインキナーゼがあり、ほとんどは生きていく上でなくてはならないものだからである。

チバガイギーは、マターの生まれたバーゼルにある大製薬会社だが、一九八〇年に癌の部門を閉鎖してしまっていた。経営層は投資しても成果が期待できないと決断したのだ。当時は新薬探索において癌研究はサイエンスの僻地で、ただ細胞毒性物質に焦点を絞っていた。こういう薬は、コントロールできない副作用を常に伴うものであるから、会社は研究するつもりはなく閉鎖したのだ。しかし、八三年になって、デュコーが会社の癌研究部門の再建に着手した。デュコーが最初にしたのは、若返った新癌研究部門のリーダーにマターを引っ張ってくることだった。しかし癌研究プログラムはまだ曖昧なままで、優先順位も高くなかった。つまり、他の部門ほど注目を集めず、また予算もなかった。

マターは事実上ほとんど管理されることもなく、独立して自由に仕事ができる環境を謳歌した。このおかげで、彼は分子生物学の分野で仕事をする機会を得た。そこで、彼はある種の癌の治療法につながるコンセプトを深く追究した。そのコンセプトとは、癌を引き起こすタンパク質の働きを止める酵素阻害薬を作ることだった。それは非常に野心ある目標で、かつてだれもなし得なかったことだ。ほとんどの研究者があきらめる多くの障害物にもかかわらず、アレックス・マターはその気性ゆえに、挑発的、魅力的な仕事に自ら入っていったのだ。マターの同僚は彼を「生身の知的ブルドーザー」と呼んだそうだ。これはほめ言葉である。なぜなら製薬企業の幹部ならよくわかることだが、新しい薬を、特にコンセプトの段階で守り推進していくには、強い意志を持つ個人が必要だからだ。

マターは、あるキナーゼが細胞増殖の制御にどう関わるか、中国人医師たちの仕事を検討し、バーゼルの医師仲間と議論した。彼はこれらの知見をよく考え、コントロールできなくなった細胞増殖が癌の指標であるということを、もっと深いところで考えるようになった。彼は、チロシンキナーゼが癌細胞だけでなく正常細胞でどのように働いているかを観察した。しかし、薬理学者で彼のコンセプトに同意する者はほとんどいない。事実、キナーゼが薬のターゲットになるという彼の仮説にはほとんどの者は拒否反応を示した。伝統的な考えでは、薬というものは細胞の外にあるターゲット――細胞表面の受容体や、血流に乗っている何か――を狙うべきだというのだ。にもかかわらず、マターは、狙ったターゲットに到達して攻撃する化合物は作れるはずだという信念を固く守り通した。

そのうち彼は、日本の研究者の仕事を知る。放線菌で見つかった天然物スタウロスポリンが広い範囲のキナーゼを阻害するというのだ。これは重要な発見だと思った。自然はキナーゼを抑えるという仕組みをすでに発見していたことを知り、興味を持った。これを使えば医学的な問題も解決するかもしれない。この情報は、正しい道を進んでいるという確信をさらに強めた。

「このコンセプトにより、一九八五年、私はそのような化合物ができるかどうかを見極めるため、小さなチームをつくりました。最初、我々は少人数で独立していて自分たちだけで仕事ができたので、何をしているか具体的には上層部に話さなかった。その代わり大雑把に、主要な癌を狙っているとだけ言っていました。我々はいろんなことを試しましたが、最初のうちはすべてダメでした」

マターが最初に引っ張ってきたうちの一人は、ニック・ライドン。彼は若い生化学の博士研究員で、一九八五年までシェリング・プラウ社にいた。二人はそこで一緒に仕事をしたこともあり、仲のよい友人でもあった。マターはライドンをチロシンキナーゼの研究というチームの仕事に参加させた。

ターゲットを決定

重要な発見が一九八六年と八七年になされた。デビッド・ボルチモア博士とオーウェン・ウィッテ博士があるタンパク質をチロシンキナーゼとして同定し、この酵素が細胞の成長と分裂に関与していることをサイエンス誌に発表した。二人はＢｃｒ-Ａｂｌが細胞の正常な指令を変えていることを明らかにしたのだ。すなわち、白血球の生産を抑えようとする信号を止めていたのである。その結果、健常人の血液一立方ミリには四〇〇〇～一万個の白血球があるのに対し、ＣＭＬ患者の血液にはその一〇～二五倍もの白血球がある。増殖した白血球は、痛みを引き起こし、患者を衰弱させ、ほとんど死に至らしめる。五年間生きられるＣＭＬ患者は一〇人のうちわずか三人。治療法は、リスクの高い骨髄移植か毎日インターフェロンを投与することしかない。インターフェロンは、「人生の毎日がインフルエンザのひどいときみたい」という副作用を持つ。

たった一つの酵素がＣＭＬを引き起こすというパイオニア的発見を受けて、アレックス・マターははっきりとしたターゲットを得た。そう、彼らはＢｃｒ-Ａｂｌというチロシンキナーゼをブロックする分子を作ればいいのだ。サイエンス誌に載ったボルチモアとウィッテの発見は全世界の科学者が知ることとなったが、そこからCML治療法を見つける競争が始まったわけではなかった。アメリカでは新規患者が年間五〇〇〇人以下、全世界でも一〇万人以下というCMLではマーケットがあまりにも小さい。新薬を出すための巨額の先行投資と実際に化合物が得られる公算を考えると、製薬企業がこれを追求するモチベーションはほとんどなかった。

「アミノ酸は全部で二〇種類あり、それでタンパク質ができます。アミノ酸の一つがチロシンです」。マターは説明する。「癌細胞の薬理を変えるためには、細胞の中に薬が入っていかなくてはならない。当初はほとんどの人が、『お前の提案は無茶だ。前例もそれほどない』と言いました。しかし我々は、細胞を通過することにより脳の中に入っていく薬物があることを知っていました。それらは血液脳関門を通過するのです。我々の仕事と同じくらい大変なことがすでになされたという、はっきりとした先例があったのです」

マターは続ける。「それから、これらキナーゼという酵素が働くためにはATPという高エネルギー化合物と結合しなくてはならない。すべての生物は、植物も動物も、生きるために絶え間ないエネルギーの供給が必要です。そう、人々は言う。『ATPの結合を抑える薬なんて、できるわけがない』と。彼らは事実を知らないでそう言いました。実際、彼らには偏見があったのです。我々ができると信じていることを、彼らは偏見ではっきり不可能だと考えていました。もう我々は彼らを無視しました。もっと言えば、自然はATPを識別できる。非常によく区別する。これらの酵素はATP結合ポケットというものを持っているんです」

最初、マターの理論を信じるのは社内の小さなグループだけだった、と彼は言う。「ほかの人はただ微笑んで、内心では『癌のことを何もわかっていないんだな』と考えていたようです。当時、すべての抗癌剤は基本的に細胞毒でした。正常細胞よりほんのわずかだけ早く癌細胞を殺すことで、ひょっとしたら患者が生きられるかもしれない、こういう原理で使われていた。これが癌治療の基本的な考えでした。人々は、もし化合物に細胞毒性がなければ効くはずもない、価値もない、とさえ考えていた。これが我々の立ち向かったバイアスです。彼らは我々のコンセプトは決して上手くいかないと確信していました」

「この頃、我々のチームはプロジェクト・ポートフォリオに、ほかの薬もいくつか持っていました。キナーゼ研究は特別なケースで、ハイリスクのアプローチでしたが、もっと薬になりやすい『収入源』プロジェクトも持っていた。そのうち一つはアロマターゼ阻害薬（これもまた酵素阻害薬である）で、昔からデータがあって、間違いなく上手くいくという薬でした。そして上手くいきました。それは乳癌治療薬のフェマーラです。同時にいくつかの薬をストックに持っていることで、我々はこのクレージーなプロジェクトに使う時間と労力を上層部に黙認してもらうことができたのです」

ダナ・ファーバー病院とのコネクション

大西洋の向こう側、ボストンでは、ブライアン・ドルーカーという若い医師もまた、癌の治療に意義ある貢献をするように運命づけられていた。「私はUCサンディエゴ医学部の学生のときから、将来、癌治療が化学療法剤のひどい副作用から解放されるようになることを夢見ていました。セント・ルイスのワシントン医科大バーンズ病院の内科でインターンを終えた後、私はハーバードのダナ・ファーバー癌研究所で腫瘍学を学びました。そこではトム・ロバーツのラボに入り一群のチロシンキナーゼについて研究しました。私はこの研究で、細胞が成長をどのようにコントロールしているのか理解し、専門性を身につけたかったのです。そしてこの経験を生かしていつの日か、よりよい治療法を臨床に導入したいと思っていました。ですから、新しい化学療法剤が出ても、今はまだ臨床試験をするべきではないと考えていました。むしろ薬がどうして効くか、どういう人に効くかを知りたくて、いつかは臨床試験をしてみたいと思っていましたが、そのときまでは研究室で実験しようと決めていたのです。私は癌を分子レベルで理解する研究をしようと思いました。もし、それが最終的に臨床で使える薬になったら、すばらしいことです。しかし、たとえそうならなくとも、私の全研究生活がラボの中で終わっても、それが癌の分子的理解の進歩に役立つなら、文句なしにハッピーだと感じたでしょう」

チロシンキナーゼの分野でのドルーカーの評判を聞いて、ニック・ライドンは一九八八年、彼に相談をしにボストンにやってきた。

興味深いことに、ドルーカーはチロシンキナーゼ研究を始めたとき、研究するのに最も有望な癌はCMLだとすぐに認識した。なぜなら遺伝子レベルで原因がわかっている唯一の癌だからだ。それでも彼は、チロシンキナーゼを選択的に抑える化合物が得られるかどうかについては懐疑的だった。しかし八八年の初め、ライドンに会う前、ドルーカーは考えを変えた。アレクサンダー・

レヴィツキ教授率いるイスラエルのチームが上皮細胞成長因子（ＥＧＦ）受容体を選択的に阻害したというサイエンス誌の記事を読んだからだ。成長因子は細胞を成長させ維持するのにいろんな役割をする分子で、細胞表面の受容体に結合する。ＥＧＦのようなある種の成長因子は新しい細胞増殖を引き起こす。

レヴィツキの論文は、ブライアン・ドルーカーにとってまったく新しい光をキナーゼ阻害薬に当てた。もしレヴィツキのグループがＥＧＦにしたように、キナーゼでも選択性が得られるなら、ある種のチロシンキナーゼを選択的に抑える化合物を作ることは、かなり真面目に考えてよい。

レヴィツキの論文を読んでいたドルーカーは、ライドンにＣＭＬこそ理想のターゲットだと示唆した。「ＣＭＬはこのアプローチの正しさを証明する最初の病気になると思う」。ドルーカーは自信たっぷりに言った。

この対話の前までライドンは、Ｂｃｒ-Ａｂｌ癌遺伝子にフォーカスした仕事はほとんどしていなかった。それは彼のターゲット候補のリストにすらなかった。なぜならＢｃｒ-Ａｂｌ癌遺伝子を抑えることは、たとえ上手くいったとしても、それは非常に少ない患者を相手にした薬を作ることを意味するからだ。この考えからライドンもチバガイギーの他の研究者も、別の癌、別の病気でチロシンキナーゼの阻害薬を作ろうとしていた。しかしドルーカーとの会話でライドンは、アドバイスの背後にある論理を認め、これがチバガイギーの決断に影響することになる。その決断というのは、会社が最終的にある一つのチロシンキナーゼ阻害薬にフォーカスするということだ。この面談はドルーカーがチバガイギー、後にはノバルティスに関わることになる長い関係の始まりだった。ドルーカーは言う。

「私はこのあと五年間、癌の動物モデルを使った研究に専念します。ネズミの癌で実験する一方で、私はチロシンキナーゼを研究する試薬を開発しました。それは基本的には抗体で、キナーゼ自身の存在を証明することもできました。一九九〇年から九三年のあいだは、すべての仕事をCMLにしました。なぜならその頃までに、チロシンキナーゼを人間の病気に生かせるかもしれないと感じてきたからです。それに私はロバーツ博士から独立したいと考えていて、この仕事なら私が中心になって貢献できる分野だと思い、決心したのです。私の関心は白血病にあったので、ダナ・ファーバーの白血病専門家ジム・グリフィン博士と共同研究をしました。当時、私は試験系を立ち上げていましたが、阻害薬にはタッチしませんでした。研究はBcr-Ablチロシンキナーゼがどのようにして細胞増殖を制御するかにフォーカスしていたのです」

一九九〇年、ダナ・ファーバー研究所は、シグナル伝達に関する化合物でサンドと独占的な契約を結んだ。サンドはライバル会社である。このことは、ブライアン・ドルーカーがチバガイギーと共同研究を続けることは、もはや許されないことを意味した。

医薬品化学者

三二歳の医薬品化学者ユェルグ・ジンマーマンは一九九〇年、マターのチームに加わった。最年少のメンバーとしてジンマーマンはすばらしい成績証明書を持ってやってきた。彼はスイス、バーグドルフ技術学校で化学工学を学び、チューリッヒのスイス連邦工科大（ETH）で有機化学の博士号を取った。ポスドクはオーストラリア国立大でラジカルの研究を行い、その後エドモントンのアルバータ大学でDNA結合リガンドの合成デザインを研究した。「私がここに来たとき、アレックス・マターがテーマをくれました。それは同じキナーゼの仲間を阻害することなく、CMLを起こすキナーゼだけを阻害する化合物をデザインすることでした。Bcr-Ablはプロテインキナーゼに属するのですが、当時、このクラスはあまりよいターゲットではないと信じられていました。キナーゼはこのクラスの名前で、体内で化学反応を行う。もちろん体内には、それはそれはさまざまなキナーゼがある。しかし、あのときアレックスは、たった一つのキナーゼを抑える分子が欲しかったのです。この一つのキナーゼを抑えながら、体内にある他のキナーゼは、正常に働きつづけなければならない。彼はたいへん難しいことを要求したものだと今になっても思います」

「社内にさえ、そんなことは不可能だとする人がいっぱいいました」。ジンマーマンは続ける。「同僚がコーヒーブレークのとき、笑いながら我々のことを『キナーゼマニア』と呼んだことを覚えています。一方、私は大学から来たばかりで、製薬会社で働いたことはありませんでした。私は若かった。ボスがやれと言えば、何も聞き返しませんでした」

キナーゼというのは健康な細胞において、もともと代謝とか細胞増殖とかの重要な働きをしている。ここは重要なポイントだ。それで化合物は、よいキナーゼを傷つけることのない分子でなくてはならない。一九九〇年代前半の常識では、はっきりしていた――それは不可能。まず、すべてのキナーゼで調べることなんて不可能だ（文献上、体内には数百種類のキナーゼがあり、ヒトの薬理、生理がわかればわかるほど、その種類は増えていく。今日その数は五〇〇を超え、ATP分子はそのすべてのキナーゼに結合する）。

「それは、非常に多くの似たような鍵穴があり、つまり鍵がほとんど同じようなとき、すべて一つのカギで開いてしまうことにたとえられます」。ジンマーマンは説明する。「ボスはこう言いました。『一つの鍵穴だけにフィットする鍵を見つけるんだ』。それは最初、永遠にできない仕事のように思えました。それでも始めました。しかし、研究するうちに、この鍵穴は一つひとつ、比較すれば違っているのがわかってきます。最初、間接的な方法でしたが、ある鍵穴に作った一つの鍵が、別の鍵穴にはピッタリとはまらないことがわかったのです。この発見から、鍵穴は明らかに違っていると推定しました。後にこれらの酵素のX線構造が得られたとき、そのとおり、それらは違っていました。しかし最初は、だれもがやりたがらない、希望のない仕事だったのです」

チームの他のメンバーと同じように、ジンマーマンもすぐに気がついた。自分はチームの使命を非常に強く信じているたった一人の男のために働いているということを。「いつかは成功する」というマターの信念は、皆に伝染した。リーダーとして彼は常に、解決できそうもない問題でも解決しろと皆に言いつづけた。「見ろ、ユェルグ、彼らはDNAに結合する分子を作った」とマターはジンマーマンに繰り返し言った。「それらは二〇年も前から市場に出ている。しかし患者には恐ろしいほどの副作用がある。なぜならDNAは癌細胞だけじゃなくて、体中のほかの細胞にもあるからだ。我々はまったく違うものをやる。もっといい仕事をしたい」

「その頃私は三二歳で、希望あふれる研究者でした」。ジンマーマンは素直に言う。「それでアレックスの言うことは、まさに私が聞きたかった言葉でした。『それは非常に難しい。だれも成功していない。でも、やってみないか。成功させようじゃないか』。アレックスの高い理想と、ラボでたまに起こる小さな成功の狭間で、私はすぐに自分自身が彼の信念を共有しているのに気がつきました。しまいには、我々は重要な発見につながるすばらしいシュートを放ったとさえ思うようになりました」

初期の研究では、ジンマーマンはコンピュータによる分子モデリング（CAMM）を使うというような贅沢はできなかった。「プロジェクトが始まった頃に使っていた方法は、旧式で、話すのがちょっと恥ずかしいくらいです。予算が取れなかったので、コンピュータにX線構造を映すなんていう贅沢はありませんでした。それで、酵素の構造は実際にはわからないので、分子を描くときは、こういう形をしているはずだというイメージを想像しました。こういう形かもしれないと考えたら、紙に何回も描きました。次の鍵の形をどうすればいいかわからなくて、鍵穴にはまるだろうかと考えながら分子を紙に描いていました。そう、大量の紙を使ったことを告白します」

「インビトロで化合物が抑えるのを見るためには、酵素を単離しなくてはなりません」。ジンマーマンは続ける。

「ニック・ライドンは、私が渡す化合物をどんどん測る試験系を持っていました。彼はそれら化合物がこの酵素Ｂｃｒ-Ａｂｌを本当に抑えるかどうか、あるいは抑えないかどうかを試験する。

これは何回も何回も繰り返されました。私は化合物を合成し、それをニックに渡し、二、三日後に彼は結果をくれる。同じプロセスが、ちょうどいい化合物が見つかるまで繰り返されます。上手くいきそうな化合物が得られると、彼は言いました。『いい鍵を手にしたな。ドアが一つ開いたぜ。次は開けたくないほかのドアで試そう。開かないかどうか、はっきりさせなくちゃ』。

ニックら生物部門の仲間は、我々が阻害薬を探しているあいだ、ずっと試験してくれました。ポイントは選択性――ほかにはフィットせず一つの鍵穴だけにフィットする分子を取ること――でした。違う人の意見を聞くため、ニックはしばしば我々の結果をダナ・ファーバーにいるブライアン・ドルーカーに送っていました」

細胞生物学者

ライドンとのやりとりで化合物が決まると、ジンマーマンは、細胞での作用を見てもらうために、チームのメンバーである細胞生物学者のエリザベス・バチダンガーと仕事をするようになった。彼女はドイツのフライブルク大学で生物学の博士号を取り、バーゼルのフリードリッヒ・マイシャー研究所とバーゼル大学でポスドクを経験した後、一九九〇年にチバガイギーの癌研究グループに加わる。彼女は細胞内情報伝達の仕事から始め、その関係でチロシンキナーゼの阻害薬を研究するようになる。

チームの仕事の中で、ジンマーマンたちには、化合物をデザインし合成する責任があった。バチダンガーたちは癌を起こす酵素に対して化合物を試験していく。生物部門の仕事は合成者の実験台から来る化合物を試験し、どれがより深く検討を続ける価値があるかを判断することだった。それから生物部門はまた、化合物をどう最適化するか決め、一定の基準で化合物のプロフィールを作らなければならなかった。

単離された酵素での試験が終わり、有望と思われる化合物が出ると、それらは細胞での作用を見てもらうためにバチダンガーのところに回された。これは、化合物が細胞膜を通過するかどうか、そして実際に生きた細胞でターゲットの酵素を抑えるかどうかテストすることを意味する。もし細胞が死ねば、ターゲット酵素を阻害しているかどうかは関係なく門前払いだ。

何回も何回もジンマーマンは自分のラボからバチダンガーに化合物を送り、何回も何回もそれらは突き返された。時には、化合物のプロフィールを変えてみようかと思うような、励ましがついて返ってくる。そうするとジンマーマンはグループを再編成し、ミステリーを解く分子を得るために、再び化合物を合成しつづける。これは、研究者の日常である。たくさんの失敗とほんのわずかなご褒美。ジンマーマンがバチダンガーに化合物を再提出するまでは、数日のときもあれば、数週間のときもあった。しかし、また突き返されるのだった。

「彼女は『まあまあよい』『可もなく不可もない』あるいは『全然ダメ』などと言ってくれました。彼女のコメントには感謝します。それはまるで遠くからライフルを撃っていて、だれかに一〇センチの的をはずしたとか、そう言ってもらうようなものです。エリザベスはどのくらいターゲットに近づいたかを教えてくれていたのです――どのくらい離れているか、と同じことですが」

ジンマーマンの粘り強さ

ジンマーマンは穏やかに話す男だが、自分の粘り強さについて尋ねられると、スイスで育った少年時代のことを話す。

「父は農民で、私たちは山に住んでいました。子供の頃はいつも手伝いをしていました。冬になると雪崩があり、春が来ると父は、いつも畑に残る岩や小石を一生懸命取り除いていました。春のたびに私は父に言ったものです。『どうしてこんなことをするの？　冬が来たらまた雪崩があるよ。毎年毎年、お父さんのしていることは意味がないんじゃないの』

父は答えたものでした。『お父さんはやるよ。なぜなら、これはお父さんの仕事だから』

私は父からとても大切なことを学びました。今、化学者として自分の仕事に彼のアドバイスをあてはめています。仕事はきついものだと思うべきです。時に仕事はその人の意思を試します。でもやめてはいけません。トライしつづけるのです。確かに私の仕事は、超えられないほどの困難に直面することもあります。そのとき父のことを思い出して、解決策を見つけようと思うのです。そして実行します。なぜなら化学者としての生き方は、私が仕事として選んだものだからです」

ジンマーマンのラボで成果が上がりつつあっても、失敗は成功をはるかに上回っていた。「上層部への報告は続けていました。『成果が上がりつつあります』と。しかし我々にはほとんどの場合、はっきり見せられる成果は何もなかったので、おそらく納得させられるようなものではなかったでしょう」

「おそらく我々にとって一番よかったことは、全員最終的には成功すると信じていて、あきらめなかったことでしょう。強い決意のおかげで、ほかと違うこともできたし、私たちもしばしば救われました」とバチダンガーは言う。

宝物を掘り当てる

バチダンガーは、自分の専門分野をジンマーマンのそれと関連づけて説明した。

「私たちの使命はCMLを起こす癌細胞を攻撃し、他の細胞をそのままにしておく化合物を見つけることです。しかし、すべての種類の酵素を分離して精製することはできなかった。どのくらいの種類の酵素が細胞にあるのかさえわからなかったし、何かを見落としている可能性はいつもありました。この理由で、私たちは正常細胞を培養し、化合物が生育するのに必要なキナーゼに悪影響を与えないことを確認するアプローチを取りました。もしこれら正常細胞の生育を阻害しなければ、化合物は選択的なものに違いないとわかります。これが私の仕事です」

バチダンガーは、化合物がどれくらい強いかを調べることも彼女の仕事だと言った。それがどのくらい活性があるか。ターゲットを阻害し癌細胞だけを殺すには、どのくらいの量が必要か。「ある程度強くなくてはなりません。なぜなら薬物が体内の細胞のターゲットに到達したら、その仕事は悪いやつを殺すことですから。一九九〇年代初めに遡れば、癌を殺すためにもっと強力な化合物を体に入れようと皆努力していたことを思い出してください。それはさらに体を傷つけ、さらに患者を危険な状態にするリスクさえしばしばありました」

ジンマーマンは自然と話し始める。「ほかの癌では、分子レベルでの発癌過程はわかっていません。二つ以上の遺伝子が連合してある種の癌を起こすこともわかっているが、CMLではたった一つの遺伝子が悪さをする。このことを知って、我々の仕事は単純なものになりました。もちろんそのターゲットだけを阻害して、ほかのキナーゼを阻害しない分子を見つけることは、確かに非常に難しいことだったけれども」

ユェルグ・ジンマーマンが一九九二年八月二六日、職場に着いたとき、彼は化合物の完成が近づいていると思った。この頃は一連の化合物が、必要な試験で生物部門の「検閲」に合格していた。それらはBcr-Abl癌遺伝子産物に活性があり、選択的だった。インビボ（動物試験）でも有効だった。

問題は、溶解性に関してだった。動物に投与するとあまり血液に現れず、そのまま排泄されてしまうのだ。溶けやすくしようと構造を変化させれば、「ポケット」にくっつく力を減らしてしまうことがよくある。ジンマーマンは過去にもこうした失望を感じたことがある――ゴールに近づいたと思ったとき、有望だった候補化合物が合格点をもらえなかったことは何回かあった。それで彼がバチダンガーに特別な化合物を渡すときは、過去に何回もしているように、無関心を装い感情をぐっと抑えて渡す。彼の、あるいは彼女の期待を高めてがっかりさせたくなかったからだ。

バチダンガーがその有望化合物を細胞レベルで検査すると、何か特別な感じがした。彼女も、うきうきした感情は表に出さない。熟練したプロとして、彼女は多くの化合物を見てきた。一見よさそうに見えても後にダメだとわかることはよくある。彼女はこの化合物を実験補助員たちにも見せた。彼らがいつもより長い時間見ているのを、彼女は見逃さなかった。それでも彼らははっきりとは言わなかった。全員が自分の意見を述べたあと、彼らはこの化合物にもう少し時間をかけることに同意する。この日、一日の終わりに彼らは重要な発見をして心地よかった。バチダンガーはジンマーマンのところに行き、このニュースを伝える。祝福の瞬間である。

この化合物は「CGP57148」と呼ばれた（チバガイギーとサンドが一九九六年に合併しノバルティスになったあとは、「STI・571」と名前が変わる）。多くの薬と同様に、後にそれは一般名をもらう。STI・571は「イマチニブ」と命名された。ジンマーマンが合成し、バチダンガーが試験した化合物は、一九九三年春、「医薬品候補」に昇格した。これは、次のレベル――開発ステージ――に行ってよいことを意味する。

生物部門で非常に有望だと思われる化合物でも、すんなり自動的に臨床試験に進むわけではない。病院で患者に薬をテストしてもらうのに、しっかりしたレベルの医師を探すのは重要な問題である。ニック・ライドンは二、三カ月のあいだ、多くの血液学者と面会し、全員から断られていた。言い訳はいろいろあったが、真の理由は、この薬で臨床試験をしてもほとんど得るものがないということだった。なぜならCML患者の数は非常に少なかったからだ。

チバガイギーの社内でも論争があった。世間で言われているのと違い、製薬会社は資金面で無限のリソースを持っているわけではない。だから、少人数の患者のための薬を作る努力をやめると発表する会社もある。社内の人々はビジネスの観点から厳しく判断し、ほとんどリターンがないという理由で反対した。彼らは、会社の資金を投入するにはもっと適当なところがあると主張した。

古い友人がチームに加わる

ブライアン・ドルーカーは、それまでの三年間、Bcr-Ablチロシンキナーゼがどのようにして細胞増殖をコントロールしているのかを研究していたが、一九九〇年にダナ・ファーバーがサンドとの契約にサインして以来、チバガイギーとの接触を絶っていた。しかし、幸運と言っていいだろう、九三年にオレゴン健康科学大学（OHSU）のオレゴン癌センターが、ドルーカーにポジションを提供すると言ってきた。自分自身のプログラムを立ち上げるための資金とスペースもついている。彼は自分の研究室を持つことにずっと憧れていて、この申し出は断る理由もなかった。ドルーカーはポートランドに移り、三年ぶりにチバガイギーと自由に仕事ができる立場になった。ドルーカーがダナ・ファーバーを離れたということを聞いて、ライドンとジンマーマンは、自分たちが見つけた最もよい阻害物質を半ダース、彼に送りつける。そこにはグリベックも含まれていた。

「タイミングは最高でした」。ドルーカーは言う。「私はCML細胞を抑える化合物を探していました。そのときにチバガイギーからこれらの化合物が届いたのです」

このあとすぐドルーカーは、ニック・ライドンに会いにバーゼルに飛んだ。ライドンはグリベックのデータを示し、CML細胞をブロックする阻害薬として売り込んだ。ユェルグ・ジンマーマンも会議に同席した。彼とライドンはこの訪問者の質問に答え、次に彼らがドルーカーに質問する番になった。「我々と一緒にさらに研究を進めてみませんか？　臨床試験も含めてね」

ＯＨＳＵでのドルーカーの計画は、ＣＭＬ細胞を抑える分子を作ってくれる製薬会社を探すことであった。だから彼らがこの質問を発したとき、彼は一緒に仕事をする喜びを素直に表した。「ええ、喜んで。我々はこの化合物を使って、何か、ぜひ、やらなくてはいけません」。ドルーカーは興奮した声でそこにいた人間に呼びかけた。彼はグリベックがＣＭＬを殺すのに最高であると信じた。

ユェルグ・ジンマーマンは、テーブルを挟んでブライアン・ドルーカーの反対側にいた。今までラボで自分がしてきたことを、この訪問者が正当に評価したので、喜びに浸っていた。

一九九三年八月までにドルーカーは、会社が選んだ四つの化合物について、タンパク質レベル、細胞レベルでの研究を行った。この中でグリベックは明らかに最高だった。この化合物は正常細胞をまったく傷つけることなくＣＭＬ細胞を殺した。九四年二月に、ドルーカーは初めてスイスにいる研究者たちにデータを見せる。彼の結果は、この化合物がインビトロで九〇％の白血病細胞を殺すことを示していた。これはこの薬物にとって大きなマイルストーンである。グリベックがCML患者を救うことを保証しているわけでもなく、長期の効果を示しているわけでもなかったが、それは大きな前進であった。

これらの結果に基づき、会社はさらに開発を進め、臨床試験につながるような試験をすることを決定した。もちろん、動物試験でよくない結果が得られれば、おそらく化合物は失敗だとみなされ、研究チームは振り出しに戻るだろう。これは心配の種だった。こうなればプログラム全体は解体され、リソースは他のプロジェクトに回されることを皆知っていた。幸運にも動物試験は大きな問題を起こさなかった。ここでようやく研究者たちは、ヒトに投与する用量を決定できるようになる。

合併と新しいCEO

一九九六年三月、サンドとチバガイギーが合併、ノバルティス誕生が発表された。それは企業体の歴史で最大級の合併であり、ノバルティスは世界第二位の製薬会社となる。サンド社CEO、ダニエル・バセラが新会社のCEOになった。

今日のビジネス界では、臨床医が国際的大企業のトップになることはあまりない。当時、彼は四三歳である。スイスのフランス語圏とドイツ語圏のあいだにある小さな町フライブルクに生まれ、子供四人の家庭だった。八歳のときバセラは、髄膜炎と結核にかかる。そして回復すると、今度はもう一つの悲劇を経験した。一九歳の姉、ウルスラが癌で亡くなってしまったのである。

彼はそのとき一〇歳だった。死の床で彼女は彼に言う。「ダニエル、学校でしっかり勉強してね」

バセラは、亡くなっていく姉の最期の言葉にしっかり耳を傾けた。彼は学業優秀で、フライブルク大学で医学部前期課程を修了したあと、ベルン大学医学部を一九七九年に卒業する。八〇～八二年は大学に残って病理学の研究を行い、内科に進んでベルン大学の主任医局員として四年間過ごした。彼はビジネスにも興味を持ち、サンドのトップだった妻の叔父、マルク・モレに会った。モレから医師を辞めるように言われたことは残念だったが、八八年にバセラはサンドのマーケティング・営業部門に入り、ニュージャージー州イースト・ハノーバーのアメリカ本部で働くことになる。八九年にはこの元医師であるセールスマネジャーは、ハーバード・ビジネススクールで三カ月間のマネジメント開発コースを受講する。サンドに戻ると、彼はサンドスタチンの製品マネジャーに任命された。この薬は、前年ＦＤＡに承認されたもので、成長の遅い小腸癌で見られる慢性の激しい下痢に使われる。この下痢とそれによって起こる体重減少、さらには、腫瘍から分泌される血管作動性腸管ペプチドは、癌患者を弱らせ、患者は日常のほんの小さなこともできなくなるほど体力を失ってしまう。サンドスタチンは非常に限られた適応症しか持たず、患者もアメリカ全土で約二五〇〇人だった。しかし、この薬はまた、末端肥大症――すなわち脳下垂体の腫瘍の結果、慢性的に外観を変化させ、衰弱させ、生命を危険にするホルモン異常――にも使われた。それでもサンドスタチンの患者はアメリカ全土で二万～二万五〇〇〇人にすぎなかった。

「基本的にはこの仕事は、ほかの人が私に押しつけたようなものです。なぜならこの薬にはだれも興味を持たなかったからです。サンドスタチンはあまり期待されていませんでした。しかし、あとでわかるようにこの薬は癌に効くだけでなく、激しい出血にも使えたのです。我々はいろんな条件で医師に使ってもらい、その結果、サンドスタチンは勝者になりました。今、売上げは七億五〇〇〇万ドルです。この経験は私に貴重な教訓を残しました――『最初から全部はわからない』。つまり、我々は常に心を開いて客の言うことに耳を傾けるべきだということです。たった一つの適応症でも、患者に薬が効くとわかれば十分です。使われればその背後にあることまでわかることがある。このことを心に留めて、我々は薬を会社と患者、両方に効かせることができるんだという自信を持っていこうと思います」

バセラはサンドスタチンでの成功で出世コースに乗り、昇進のはしごを華やかに上っていった。アメリカで四年過ごしたあと、バーゼルに戻り、七つの重要ポストに就き、一九九六年の合併の前にサンド・ファーマ社のCEOに任命される。九九年にはさらにノバルティスの取締役会議長のポストも与えられた。バセラは会社経営でも有能だった。このことはフィナンシャル・タイムズが二〇〇四年リーダーシップ調査で、過去四半世紀で最も影響のあったヨーロッパビジネスマンとして彼を選んだことからもわかる。

会社の合併は従業員たちを不安にさせるものである。サンドとチバガイギーの場合、バーゼルに本拠を置く二社は長いあいだライバル同士だった。デビッド・エプスタインは、現在ノバルティスで社長と癌領域ビジネス部門CEOの二つの肩書きを持つが、彼は北アメリカでの両社の合併作業に従事した。彼もまたサンド側の人間である。「二社とも巨大で、非常にプライドの高い会社でした。それぞれ異なった個性、やり方で、今までビジネスをしてきたわけです。どの合併もそうですが、両社の従業員は新しい会社が自分たちの働きやすいところになるかどうか心配していました。人々は『私の役割はどうなるんだろう』『一緒に働く人を好きになれるだろうか』などと考えていました。不確定要素はいつもあるものです」

Ｂｃｒ-Ａｂｌ阻害薬プログラムに関して言えば、新しい上層部が中止にする心配もあった。なぜならあまり利益になりそうもなかったからだ。さらに、実験室では有望に見えるものの、依然として確実なものではなかった。もう一つの心配として、新会社のＣＥＯダニエル・バセラは〝よその会社〟サンドの人間だったという事実だ。彼はチバガイギーの研究チームにとって未知の要因だった。当時研究チームは約一〇年間も研究し、現在グリベックとして知られている化合物に到達していた。

合併までマターとバセラは一度も会ったことはなかった。バセラは研究チームと会うことを最優先事項にしていた。ノバルティスＣＥＯの役割として、彼のする最初の仕事のリストにも入れていた。それで合併が決まってすぐ、二人は会った。「何人かは非常にストレスを感じたり敵意を持って接してくる人もいるだろうと、ＣＥＯとして覚悟していました」とバセラは言う。「引きこもってドアを閉め明かりを消して、だれにも気づかれないようにしていた者もいました。何人かは会社を去った。しかし多くの者は積極的で、新会社に貢献しようとしていました。いろんな反応を見ました。アレックスの第一印象は今でも心にくっきり残っている。彼は私が今まで会った中で最も難しい人の部類に入ります。彼は自分の不満を言うことに恥ずかしさはなく、特に彼は合併に伴う変化に不平を言い、官僚主義的なやり方や合併に伴う非効率さを詳しく述べました」

「私は彼がどういうことをしてきて、何に関心があるか理解しました」。バセラは続ける。「彼はこの業界に十分長くいて、よいプログラムが中止されたのを見てきています。合併前でさえ、自分のプログラムでプレッシャーや中止の恐怖を感じていたはずです。だからアレックスが対立的だったことには少しも驚かなかった。しかし彼に会ったあと、私は彼の態度を、いかに自分たちが得た化合物がすばらしいか、いかに強い情熱を持っているかが表れたものと解釈しました。彼らがかなりの能力を持ち信頼がおける人々の集まりであるということを知って、私は嬉しかった。また、彼らが新薬を作るために必須であるエネルギー、楽天的な考え方、学問的レベルの高さ、これらを備えていることも認識しました。このような人々の中に自分がいることがわかったら、自分ができる最良のことは、彼らを励まし、彼ら自らが実行し決断する自由を与えることです。そして私は、途中に出てくる障害物を取り除くことに全力を挙げます」

アレックス・マターに関して言えば、合併は起こり得るものの中で最高のものだった。彼は二つの会社の癌研究部門を合わせたチームの責任者に昇進し、より広い責任を持つことになった。今まで夢にも思わなかったこともできるほどの〝筋肉〟を持つことになった。研究チームは社内でより大きな発言力を持つことになり、またサンドとチバガイギーが一緒になったことで、ダナ・ファーバー癌研究所と共同研究する機会も再び得られるようになった。

バセラとの最初の面会のときマターは、マーケティング部門がいかに大きな青写真を描けないか、自分の見解を述べた。「これは今までの治療法と比べたら、より繰り返し行う治療です。患者にとって絶対的にメリットがあるので、この薬は同じ人間が何年も使いつづけると思います。ですから患者数が少なくとも、投資に見合うだけのリターンが得られます」。マターは気づかなかったが、これは「釈迦に説法」だった。バセラは抜け目のないビジネスマンだが、ほかの何よりも重要なことは、彼は思いやりのある医師でもあるということだ。

「アレックス・マターを知れば知るほど、私は彼の能力と判断力を信用するようになった」。バセラは言う。「そして、アレックスにはっきり言いました。『もしこの化合物で研究を続けたいと強く思うなら、私は力を貸すつもりだ』と。それは資金を彼により多く渡すという話ではない。むしろ『このまま行ってよい』と言っているようなもので、それが大きな意味を持ちます」

「その後の事情が明らかにしたように、グリベックのチームには合併がたいへん有利に働きました」。エプスタインは言う。

「我々サンド側の人間が初めて関わったときのことを思い出すと、グリベックはまだ研究段階でした。そのステージでは、製品として大きいか小さいかを話してもあまり意味はない。サンドでは、探索段階ではあまり厳しい予算的な基準は設けないようにしている。そういう基準は、しっかり守られると物事が進まなくなるからです。合併でサンドは別の文化を彼らに与えました。それは患者にとってよいことなら実施するのに夢中になる、という文化です。我々にはいつも信じている文化がある。それは、もし何かがだれかの生命、人生を改善するものなら、我々はその開発を進める倫理的義務がある、というものです。それからあとは、それが最後にいくらかの利益になることを祈りつづけるだけだ。ときどき、市場が当初予想していたより大きかったり魅力的だったりすることがわかると、嬉しくて驚くこともあります。このように、我々もまたグリベックに栄養を与える企業文化を持っていました。合併が起こらず、二つの文化が一緒にならなかったら、この薬の元の会社が開発しつづけたかどうか、確信は持てません」

動物実験でのつまずき

一九九六年四月、ブライアン・ドルーカーは年末を目標に、点滴時期の患者を対象とした臨床試験の計画を立て始める。五月には、臨床試験の参加者を集めるのに役立つだろうと考えて、ネイチャーメディスン誌にグリベックの論文を発表した。この化合物について初めての論文である。オレゴニアン新聞にも記事として掲載され、AP通信もこの話を取り上げた。依然として懐疑的な見方はあったが、CML患者からグリベックについての問い合わせがきた。彼らはほんのわずかでも望みがあれば、どんな治療法でも必死で求めた。ノバルティスにコンタクトしてきた人たちの中から、ドルーカーはデータを集め、試験に向けて候補患者のリストを作り始めた。

そのとき事件が起きた。試験中のイヌの何匹かで、カテーテルを入れたところに血栓ができたのである。それがカテーテルによる機械的な問題なのか、化合物が悪さをしたのかはわからない。何が問題だったにせよ、これが解決するまで臨床試験はあり得ない。この悪い知らせは士気を傷つけた。なぜなら明らかに計画は遅れるからだ。選択肢は、もう一度同じ試験をするか、経口投与での毒性試験の結果を待つかである。いずれにしろ六カ月は遅れる。

あたかも、すべての物事は悪いほうからさらに悪いほうへ行くようであった。九六年一一月、この化合物はイヌの静脈内投与試験で、強い毒性を示し始める。この動物実験はすぐ中止しなければならないことを意味した。この結果、マーケティング部門では雑音が増えた。彼らはもともと少ないCML患者では、会社にとって勝てない製品になるという意見だった。バセラは、表に立って宣言しなくてはならなかった。もし化合物が効いて、医学的に意味があるなら、会社は売上げ予測が小さいからという理由で研究を終わらせるべきではない、と。「売上げの問題なら我々はいつでも解決できる。やってはいけないことは、近視眼的なマーケット予測で自分自身を縛ってしまうことだ！」と彼は強調した。

マターは、はっきりした落胆の様子は見せなかった。その代わりに、グリベックはコンセプトが正しいことを示しているのだから、この理由だけでも、最後まで進むべきだと主張した。彼は十字軍のつもりで、道を邪魔する者を許さなかった。もちろん彼は長くこの業界におり、いくら彼がプロジェクトを臨床試験に進めるのだと決めても、自分がどうにもコントロールできない障害があることも知っていた。動物実験での悲観的な結果がすべてを窮地に追い込んだ九六年の終わり、チーム全体が揺れ動いたが、もちろんその中にマターも入っていた。

ドルーカーは、いかにこの化合物が臨床試験をする価値があるか、進んで強い意見を述べた。「肝臓の毒性は問題になりません」彼は主張した。「なぜなら、もし患者が臨床試験中に肝臓の問題を起こしたら、十分注意深くモニターされるので、簡単に薬をやめさせることができます。それにヒトで毒性があるかどうかは、やってみないとわかりません。そもそも、それが臨床試験の意味ではないですか。忘れてはいけません。今持っているものは有望なんです。命を救うかもしれない癌の薬なんです」

ドルーカーはグリベックの強力な推進者だったが、同時に現実的な男でもあった。きわめて少ない患者のための薬を作るノバルティスのリスクを、よく理解していた。「自分の金だったらどうするか」。彼は自問する。「薬の開発に一〇億ドル投資して、しかも一〇回のうち一回しか成功しないとしたら？　かなり深刻かもしれない毒性が動物試験で出ている。そういうものに自分のお金を使うか？」

プロジェクトがぎしぎし鳴って停止状態に入ったと思われたが、九七年初め、会社内部で臨床試験をスタートするための支持が出てきた。会社をして進ませることになったのは、CML患者にとってリスクに対するメリットの比が高いことだ。もちろんCEOダニエル・バセラが、アレックス・マターの熱心なファンであったことも幸いした。

その頃、最終的に薬を患者にどのように与えるかという議論も行われた。当時、この化合物は静脈内注射での投与だけが可能だった。ブライアン・ドルーカーはこの投与法に反対した。「チロシンキナーゼを阻害するには、治療をずっと続けなくてはならない。注射するためだけに患者に毎日病院に来てもらうのは現実的ではない」

この考えに基づき、ノバルティスの研究者はグリベック経口薬の開発を続けた。彼らはリサーチチームの人間ではない。あまり溶けないから錠剤を作るのは無理だろうという人たちもいたが、彼らは実際に作り、イヌとラットで試験するとなかなかよい成績だった。重要なことは、錠剤で消化管に入ったグリベックは、利用率が非常に高かったことだ。ほとんど一〇〇%が体内に吸収されたのである。

段階は進み、ヒトでの試験を待つのみになった。研究者たちは、自分たちが考えて作り、動物試験を通過したものが、実際に臨床に入ることでうきうきしていた。

バセラは薬が臨床試験に行くようサポートしてきたが、研究者たちとは違って、感情的にはならなかった。「サイエンスで最高の進歩でも、人間の生命に触れなければ意味はない」と彼は断言する。

休止する原因になった毒性での論争、さらに錠剤の開発を経て、会社はいよいよ臨床試験の準備にフォーカスできるまでになった。製薬ビジネスにおいて、ここは「真実の瞬間」として知られている。行けるか、おしまいか、の潮時だ。このときはまた、ビジネスのコストが宇宙ロケットのように上がるときでもある。そして、薬が想像していたように効くかどうかがわかるときでもある。医薬品は実験室であるいは動物でよく効いても、ヒトに効かないということはよくある。臨床試験に行っても薬の勝ち率は高くない。

最初のヒトでの試験

一九九八年初め、ノバルティスはグリベック臨床試験を始めるためにギアを入れた。ヒトでの試験は非常に厳密なものである。限られた患者だけが参加することを許される。試験される薬物は間違いなく新しく実験的なものであるから、患者を副作用から守らなければならない。薬は細心の注意を払って投与され、試験のすべての様子はモニターされて十分な記録が保存される。

癌患者の試験の標準的な手順では、薬物は最も症状の重い、経過の見通しが悪い患者に投与される。すでに認められている治療法があるときに、安全性が証明されていない薬を新しく診断されたばかりの患者に投与すれば、その生命を危険にさらすことになるからだ。だれだって人間モルモットにはなりたくない。当時、化学療法を受けているCML患者の平均生存期間は四年、インターフェロンの場合は六年であった。四〜六年の期待余命さえ若者や成人には短いものだが、治療を受けないCML患者の生存率はもっと低かった。新しい癌の薬に関しては、ヒトで成功するまでは患者の延命率を上げるかどうかは未知である。この理由からフェーズI試験に参加する患者は、第一次治療法で失敗した人、CMLの場合では、インターフェロンでよい結果が得られなかった人たちであった。

新しくCMLと診断された患者はノバルティスのフェーズI試験から除外された。このことは、試験はインターフェロンが効かない人だけで行われ、見通しの暗い患者の試験であったことを意味する。

ブライアン・ドルーカーは、フェーズI試験の主任実施者に任命された。彼にとって、長年の希望が叶った。彼はこのような仕事をダナ・ファーバーにいた頃から夢見ていた。そしてオレゴンに移って以来五年間、ドルーカーはこの会社の顧問をしてきたのだ。彼はUCLAのチャールズ・ソーヤーズ、テキサス大学MDアンダーソン・センターのモシェ・タルパを第二、第三の治験責任医師に決めた。二人とも白血病分野で十分経験のある一流の医師だ。腫瘍学者のソーヤーズは基礎分野でドルーカーと共同研究したことがあった。タルパはCML患者へのインターフェロン治療法を開拓した人物であるが、彼がMDアンダーソン・センターにいるというのは実に都合がよかった。そこは世界一CML患者の多くいるところだったからだ。そして、この限られたチームには四人目のメンバーとしてジョン・フォード博士がいた。ノバルティスの国際臨床チームのリーダーである。

「私は第一治験責任者でした」。ドルーカーは説明する。「しかし、だれが臨床試験に責任を持つかというと、正確に言えば、ノバルティスです。確かにノバルティスにはこの病気の専門家はいなかった。それで彼らは、どういう患者を対象にするか、専門家に頼らなければなりませんでした。患者はどのようにモニターされることになるか？　どんな効果が期待されるべきか？　エンドポイントは何か？　考えられる反応は何か？　どのくらい頻繁にモニターすればいいか？　要するに、試験がどう進むかということです。臨床試験をデザインするのは、ノバルティスの臨床医と協力する治験責任医師たちのチームですが、ノバルティスは我々のアドバイスで臨床試験計画書を書き上げ、我々がそれを見直しました。つまり、プロトコールを修正したり変更したりしました。それからノバルティスは臨床試験の場所を三カ所に決めた。私がいるオレゴンと、ヒューストンのMDアンダーソン・センター、そしてロサンゼルスのUCLAです。

次のステップは三カ所での患者の登録です。もちろんノバルティスがスポンサーになり、すべての費用を払います。ソーヤーズ、タルパ、そして私は、それぞれの場所ですべての患者を診ることになりました。薬を投与し、継続的にモニターし、結果をノバルティスに日単位、週単位、月単位で報告する。治験全体の進捗を見るのはノバルティスの仕事です。会社は情報をデータベースに入力、解析して、後にFDAへ提出されることになるレポートを作成します」

九八年春には、フェーズI試験は夏の初めにスタートすることが決まる。ドルーカーは、会社がこの薬に注ぎ込んだ多額の投資を気にしていた。会社が数億ドル使ったあとで薬が臨床試験に失敗するかもしれない。彼は心の奥では心配していた。そうなったら、自分にたいそう信頼を寄せてくれていたノバルティスの友人たちにどんな顔をして会ったらいいだろう、と思った。あらゆることが起こり得る。あの悩まされた肝臓毒性問題も患者に表れるかもしれない。あるいは、ほかの新しい副作用が出てくるかもしれない。化合物が患者の細胞に入らないかもしれない。あるいはまったく予期せぬ問題が起こるかもしれない。

グリベックのフェーズI試験には、結局一四九人のCML患者が登録された。普通、癌のフェーズI試験は三〇～五〇人で行われることを思うと、大人数である。参加する患者の基準は三つあった。①フィラデルフィア染色体陽性、慢性期のCML患者、②インターフェロン療法が効かない、③白血球数が一立方ミリメートルあたり少なくとも二万あること。

最終的に、慢性期患者が八四人、終末期患者が五九人、子供が六人だった。全員インターフェロン耐性になっており、子供は慢性期か終末期であった。

「最終的にオレゴンには約四〇～五〇人の患者を受け入れました」とドルーカーは言う。「彼らは近くの者もいれば遠くの者もいました。最初の患者は州の住民で、それから一人はカリフォルニアから、一人は隣のワシントン州から。それから治験が大きくなるにつれ、インディアナ州などからも来ました。イタリアから来た患者もいた。初めの三～六カ月はできるだけ注意深くモニターしたいので、最初の一カ月はポートランドに滞在することを患者に勧めました。できれば三カ月滞在したほうがよいと言うと、患者はたいてい従いました。考えてみてください。彼らはもう選択肢がないと担当医から通告された患者たちなのです。言い換えれば、これが生きるための最後のチャンスです。だからモチベーションは十分でした。臨床試験が始まったのは夏だったから、オレゴンが一年で一番美しい季節です。だからもし遠くから来ていれば、滞在するにはいいところでした。後には、彼らは三カ月に一回、フォローアップに来るだけになったけれども、家に帰っているときは地元の癌専門医に治療を受け、その専門医は血液検査や状況のレポートを我々に送って、そして共同で患者を診ました」

「最初の報告は、薬を飲んでも何も起こらず、耐容性が非常によさそうだということでした」。ジンマーマンは言う。「その知らせはすぐ来たので、みんながっくりきました。なぜなら、ほかの癌の薬というのは非常に毒性が強く、副作用がいっぱい出る。『それは効いているからだ。癌細胞を殺すと同時にほかの細胞も少しは殺すことになる』。患者も医師もこういう考えに慣れていました。しかしグリベックの場合は違った。患者がちっとも具合が悪くならない。期待したこと違うので、何人かは本当にがっかりしたようです。疑いを持ってくる者も出てきました」

「四カ月から六カ月経つと効果が出始めてきました。明らかによくなってきたのです」。ドルーカーは話す。「フェーズⅠ試験では普通、安全と思われる少ない投与量から始めます。一方、効果についてはあまり問題にしない。安全性が最優先なのです。我々は四〜六カ月後に薬を増やし始め、はっきりとした作用が見られるまでの投与量に達していました。ひとたび有効な投与量になると、患者の白血球数は急速に正常になっていった。患者の気分もよく、これらの結果は驚くべきものでした」

「九九年一月にはすべての患者に反応が見られてくる。このとき問題は『この状態はいつまで続くのだろう』でした。一カ月続いてもだれも気にしないが、長いあいだ続くと皆気にするようになる。興味深いことに、患者たちはすぐに気にしないと言いました。彼らはとても気分がよさそうで、『こんなにすばらしい毎日を二カ月も三カ月も過ごせるなんて思ってもみなかった。贈り物みたい』という声も聞こえた。彼らはこの治療に非常に満足していました。有頂天になっていたかもしれない。しかし、私はこの効果が続くものなのかどうかわからなかったので、神経質になっていた。時間だけが教えてくれることでした」

最初の一四九人の患者は、九九年一月まで非常によい経過をたどっていた。グリベックはかつてCML患者に行われた治療法で最高のものであることが明らかになってきた。「丸一年経っても副作用はなく、薬はよく効いていました」。ドルーカーは強調する。「しかも、CML患者の重症者の中でもさらに重い人、すなわち他の治療法で効かなかった人を対象にしているのです」

データは驚くべきものだった。フェーズⅠ試験で、三〇〇ミリグラム投与群の患者三一人のうち、全員に血液学的に完全な回復が認められ、三分の一の患者は、細胞遺伝子学的に完全に治癒した。つまり、フィラデルフィア染色体が消えてしまったのだ。投与量が増えても、はっきりした副作用や新しいリスクなどほとんどなく、より良好な結果が得られ、グリベックは大きな成功を収めたことがはっきりした（後に、初期のCML患者では、一日三〇〇〜八〇〇ミリグラムを投与されるとフェーズIのこのグループよりさらに成績のよいことが明らかになる）。

バセラの強引な決断

フェーズI試験での様子が入ってきて、全速で前進するときが来た。会社は承認、発売をにらんで、作業をはかどらせることは何でもする。差し当たって、臨床試験をさらに進めるということは、グリベックを増産する必要があった。しかし、大量生産となると会社には当面、方法がなかった。作るノウハウはあるが、守らなければならない規制当局の手続きもあるし、積極的な生産に入るにはさらに投資しなくてはならない。バセラはそれを実現するのに必要なステップはすべて取ろうと決心した。これは通常のマネジメント手法に基づくものではない。彼の考えはただ一つ、「できるだけ多くの命を救うために十分量の新薬を早く商業的レベルで生産する。それには、どのようにリソースを調整したらいいか。制約があれば解決策を見つけなくてはなりません。この薬の効き目は圧倒的でした。このようなことは私の一生のうち、おそらく一回。保守的になって機会を逃せば後悔する」。

ＣＥＯは説明した。「通常、ノバルティスの戦略は、薬の開発過程を通してリスクを最小限にするようなシステムを追求します。たとえば、我々は開発と化合物生産のコストを時間的に分散させる。つまり各ステップごとに進捗をモニターし、必要な量だけを生産するのです。それに大きな試験の前には必ず少人数の試験をする。しかし私は、このやり方がグリベックに関しては正しい戦略とは思わなかった。もちろんリスクは高いと思う。私の目的は彼らが亡くなる前に薬を届けることですが、もし薬が失敗に終われば、この行為は非難され、私の信用も傷つくでしょう。『彼はもっと調べるべきだった。会社のリソース、従業員のエネルギー、時間を無駄遣いした。もっと大事な他のチャンスを失ってしまった』と皆に言われるのです」

バセラは大きなリスクをとった。なぜなら少々計算ミスがあったとしても、ただCEOとしての地位が危うくなるくらいだからだ。彼の強力なリーダーシップは、自分の行動を以下のように言って正当化したことでもわかる。「理不尽なリスクは別として、十分計算されたリスクならとるという会社の風土を好むならば、その社員個人は自分自身でリスクをとることを恐れてはならない。そしてそれを示さねばならない」

バセラは、開発部門全世界責任者ヨルグ・ラインハルト、技術研究開発部門全世界責任者アンドレアス・ランメルト、癌領域臨床開発全世界責任者グレグ・バークと会ったあと、ビジネス規模でのグリベック生産に踏み切ることを決断した。三人とも研究チームと同じ精力、気迫で挑戦することを受け入れた。これは巨大なリスクを伴う異例の行動だった。だれもが心配しているように、フェーズI試験が失敗に終わる恐れは常にあるし、新しい副作用が出るかもしれない。両方とも簡単にこの薬をつぶしてしまう。もちろん五セント硬貨一枚すら稼がないうちに。

フェーズII臨床試験

一九九九年、フェーズII臨床試験を五月に始めるという計画がスタートした。試験の目的はフェーズI試験の結果を再確認することである。もう参加者が不足することはなかった。CML患者を治す新しい奇跡の薬に関する話は、サイエンスや医学の世界、またCML患者のコミュニティにも広く知れ渡っていた。CMLのような希少疾患では、患者は自分たちでネットワークをつくっている。インターネットの進歩によって、患者はすぐに世界中の仲間とコミュニケーションができる。相互支援グループも数十年間活動してきたが、インターネットは最新情報を常に流すということで新しいネットワークをつくった。チャットルームは落ち込んでいる患者を明るい会話で精神的に支えるだけでなく、今回は幸運なCML患者の驚くべき成功の話を伝えた。ヒューストン、ロサンゼルス、ポートランドの三カ所で臨床試験に参加した患者の話である。

アメリカのCML患者数は約一万五〇〇〇人。全人口の三億人から見ればほんのわずかである。この少なさがCML患者に幸いした。ある女性が別の人に、ノバルティスの臨床試験で新薬を飲んでいると書くと、それはチェーンメールのように伝わっていく。彼女はインターフェロンの治療を受けてきて、いかにそれが死への道のりだったかを綴った。しかしグリベックのカプセルを飲んだら体重が増え、普通の人と同じくらい元気になり、白血球数は下がり、しかも副作用はほとんどなく、一番よかったのは骨髄試験で癌細胞の割合が大きく減ったことだ、と書いた。

モントリオールのスーザン・マクナマラも薬を知った。彼女は三一歳だった。九八年三月にCMLと診断され、医師はハイドロキシウレアの治療で三～五年の命だろうと彼女に伝えた。この薬は白血球数を維持するけれども癌細胞を殺さない。彼女は治療ですっかり具合が悪くなり、オフィスマネジャーとしての仕事を辞めた。

「私はインターネットで相互支援グループを知りました」とマクナマラは話す。

「私は毎日ネットに向かいました。それは生活そのものでした。九九年三月のある日、CMLの新薬の臨床試験に参加した女性のことを聞き、とても興奮しました。この病気は患者が少ないのでだれも関心を持ってくれず、普通の生活では情報が入ってこないのです。『わぁー、CMLに何か新しい薬ができたんだわ』。私は叫んだのを覚えています。その女性は薬を飲んでから気分がよくなり、副作用がまったくなかったと言っていました。私は気分を悪くしない薬があるなんて信じられませんでした。そのとき私は治らない薬を飲んでいましたから、もしこの新しい薬が治してくれなくとも、気分がよくなれば少なくとも普通の生活を送ることができると思いました。そのあと、この薬を飲んだ人たちが実際に癌細胞が減ったことを知ったとき、私はこの薬を飲もうと決心しました。

彼らは終末期だったのが、よくなっていました。問題は、試験に登録するには終末期でなければならないことです。これは奇妙な話でした。私はこれ以上ステージは進んでほしくないのですが、同時に薬も欲しいのです。

その頃私はもはや潜伏期ではなく、本当に具合が悪くなり始めていました。体重は四〇ポンド減り、髪の毛は抜け落ち、すっかり弱ってしまいました。顔にはひどい発疹が出ました。それなのにボーイフレンドのデレックは、私にとてもきれいだと言いつづけてくれました。本気で言ってくれた。彼のサポートで私はとても幸せでした。でも医師は『君の白血球は増えつづけている。もう私には止められない』と言ったのです。

『じゃあ、新しい薬を飲めるでしょうか』

『それはできない。フェーズⅠ試験など望まないほうがいい。どんな薬でもフェーズⅠまでは行くんだから、たいしたことはない』

しかし私は、その後もノバルティスの臨床試験の患者がよくなっているということは何回も聞きました。それでデレックに言います。

『こんなのは生きているとは言えないわ。この北アメリカに薬があるとわかっているのに、この地球で死んでいくなんてあり得ないことよ。薬を手に入れるためなら何でもしたいの』

その後、ブライアン・ドルーカー博士が臨床試験の責任者と知って、彼にメールを送りました。『私は二二歳です。死にたくありません。どうか助けてください』ってね。驚いたことに、彼に電話してもいいという返信メールが来たのです。もちろん電話しました。むせび泣きながら彼に話しました。『どうやったら新しい薬がもらえるのですか』。私は訴えました。

『我々はできることは何でもしています。でも臨床試験では手続きに従わなくてはならない』と彼は言いましたが、それから付け加えました。『スーザン、会社に手紙を書いてみたらどうだろう。患者の目から見た今の状態を話せば、私にはできない何かができるかもしれない』」

彼はスーザンに、薬の在庫量には限りがあることも付け加えたという。

「受話器を置いたあと、エネルギーが湧いてくるのを感じました」。マクナマラは続ける。「行動を起こそうと決心しました。プランAは支援グループの署名がある嘆願書を作ることでした。ちょっと不十分にも見えましたが、プランBに行く前にとにかくこれでやってみようとしたのです。それで支援グループのネット友達にメールを出し、自分たちの知っている人はだれでもよいから嘆願書への署名を集めてくれるよう頼みました。全部で六〇〇人のうち、三〇〇人くらい返事をくれればいいと思っていたのに、驚いたことに署名はあとからあとから来て、数日で何百通にもなり、私は興奮しました。二、三週間後には三〇三〇の署名が集まり、この署名と手紙をフェデックスの封筒に入れ、そう、五三ドルかかりました。それをスイスにあるノバルティスの社長に送ったのです」。手紙にはマクナマラの考えが書いてあった。CML患者が薬を手に入れるのに時間がかかればかかるほど、より多くの人が死んでしまうということを。

「一一月二日の私の誕生日に、ドルーカー博士から電話が来ました。『スーザン、君の集めた署名がよかったみたいだ。会社が君に手紙を送るようだ。詳しいことは言えない。君もその手紙をもらうまで、だれにも言っちゃダメだ。とにかく郵便をチェックしていてくれ』

私はこの知らせをグループのだれにも黙っていました。それは簡単なことではありませんでした。そして一週間後、手紙が来たのです。とても神経質になっていたので、封を切る手が震えました。手紙には会社が薬の生産を増やしつつあること、だから、追加の臨床試験と十分な薬の供給を計画している、ということが書いてあったわ。一番嬉しい知らせは、この年ポートランドで始まった第一回目の試験のあと、私も試験に参加できるということだった。私は嬉しくて嬉しくて、もう涙がずっと頬を流れつづけました」

その後まもなくして、彼女から手紙をもらったドルーカーは、お祝いの電話をかけてきた。彼は、ポートランドで一二月、一月、二月と三つの試験をスタートするのに十分な薬があることを彼女に伝える。「このうちどの試験でも君を歓迎するよ」。彼は彼女に約束した。

マクナマラとデレックは二〇〇〇年一月二日に始まる試験に参加するため、モントリオールからポートランドに飛んだ。二人は五週間滞在して、ドルーカーの病院に行きながら、観光したり十分な休暇を楽しんだりした。その後一八カ月間にわたり、定期検査のために六回、ポートランドを訪れた。

彼女の手紙は、一人の個人が決意を持って数百億ドルの国際大企業の注意を引いたという「生きた証し」である。ただしダニエル・バセラは以下のように述べた。「我々は彼女の希望に応ずるときに、自分たちの足を引っ張るつもりはありません。ノバルティスは、必要とする数千人の患者に与える薬をできるだけ早く作ろうと努力するが、会社は、臨床試験が最高のレベルで行われるように、きちんと決められた基準を守らねばならない」

グリベックの初期の結果

マクナマラが参加登録する一カ月前、ドルーカーはフェーズI試験結果をニューオーリンズでのアメリカ血液学会（ＡＳＨ）年会議で発表した。メディアも多く来る学会であるから、一般人に知らせる初めての発表だった。ドルーカーは、本会議で臨床試験の結果だけを簡潔に発表し、データ自身にすべてを語らせるようにした。二〇分間の発表は会議全体のハイライトになることが明らかだった。

「出席者は、血液学的な反応の結果を聞いたとき、この薬は今までのものと違うということを思い知ったようです」とローリー・レトバク医師は言う。彼女は現在、グリベックの全世界でのフェーズⅣ試験について責任者を務めている。「聴衆の反応はいまだかつてない、ちょっと信じられないものでした。突然私たちに大勢の者が殺到しました。薬について、また、どうしたら手に入るか知りたい人たちでした」

「ＡＳＨ会議でドルーカー博士が発表したあと、文字どおり一時間以内だったわ」ノバルティスの顧客支援部門副部長、バーバラ・ケネディは言う。「電話が殺到し始めたのです。それまでコールセンターに来る電話は月に一五件くらいです。しかし突然、まるで雪崩のように、一日で二〇〇〇件も電話を受けたのです。このかつてない事態に対処するため、急遽コールセンターのスタッフを増やし、そして彼らの質問にどう対応をするかトレーニングしました。最初の頃、電話猛攻撃はメディア報道の結果によるものでした。そして、より多くの患者と家族が仲間と連絡を取り合っていったので、その結果、電話はずっと続きました。会議から一カ月経ってもなお、私たちは一日六〇〇件の電話を取りました」

ＣＭＬ患者、あるいは彼らを愛する者にとって、これらの電話はこの上ない緊急のものだということを、温かそうで親切な女性、ケネディは理解した。「彼らの何人かは文字どおり死のドアの前にいて、ほかに選択肢はもうありません」と彼女は言う。「しかし彼らの全部が、グリベックの試験を受けられる患者というわけではない。どの人も、なだめるのはとても難しかった。何人かは、この薬が効かない種類の癌の患者でした。こういう人のほとんどは数分間の説明ですみましたが、何人かは一時間、あるいはもっと話をしました。話が終わると彼らは、自分たちがなぜグリベックを飲めないか理解したと言ってくれました。私が時間をとって話してあげたことに、例外なくみんな感謝してくれました。いつでも私たちは、彼らにいろんな情報を与えようとしました。もし彼らにとって適当な臨床試験が予定されていればきっと教えてあげたでしょう」

「試験参加を希望してきても、ＣＭＬと診断されたばかりの人や、ほかの治療法をまだ受けていない人にはあきらめてもらわなければなりませんでした」。ケネディは続ける。「なぜダメなのかを説明し、薬の在庫にも限りがあることも言いました。すると彼らは『正直に話してくれてありがとう。わかりました。ほかの治療法がダメな人、もう選択肢がない人たちに薬を先に使ってください』と言ってくれました。本当に心が痛みましたが、薬が十分供給できるまでは言わなければならないことでした」

ケネディはできるだけ多くの患者と話をした。彼女と特別に話したいという電話には、すべてこちらからかけ直した。それはたいてい夜か週末、彼女のプライベートの時間だった。

「とてもつらい時間でした。そして、そう、彼らの多くと私は個人的な関わりを持つようになっていくのがわかりました。そういった電話のあとは、ドアを閉めて、しばらく机の前に座っていました。涙が頬をずっと流れていくのを止められない。こういうことは何回もありました。

この部署で患者に対してこういう風に感じていたのは、私だけではありません。私たち皆がそうでした。多分、研究チーム、臨床開発、工場、マーケティング、CEO、みんなそうだったと思います。ですからだれかが『製薬会社は病気を治せるんだが、客に何年も薬を使ってもらいたいから、完全に治ってしまう薬は作らないんだ』などと言う声を聞くとがっかりします。なんとばかな考えなんだろうと思う。この業界で尊い大切なものは、治る方法を見つけることです」

命を救うブレークスルー的な医薬品ということで、ノバルティスは明らかに成功した。これに対して医薬品業界はこぞって賞賛を送った。強力な競争相手さえ、ノバルティスの研究者の仕事に喝采を浴びせた。グリベックはすべてのもの――人類、製薬業界そのもの、にとって勝利者となった。エリザベス・バチダンガーが説明するように、「私たちは他の製薬会社とはライバル関係にありますが、サイエンスの世界では一つのチームなのです。私たちは治療法を発見して人々の命を救いたい。癌を治すなら、私たちは一緒に研究し、情報を交換することが重要です」。

正しいことをする

もはやCMLに関心のある人で新しい奇跡の薬を知らない者は、この宇宙にほとんどいなかった。これから予定されている臨床試験の参加者を探すには何も困難はない。普通、フェーズII試験は五〇〜一〇〇人の患者で行われる。研究者が効果の程度を知るには十分な人数である。しかしグリベックの場合、ＣＭＬ患者たちは相互支援の会をつくっていた。メディアの報道も目立っていたし、スーザン・マクナマラの嘆願書、さらに患者のあいだでの広いネットワークもあった。つまり非常に多くの人が新しい薬を必死に求めていた。

一方ノバルティスは、ＦＤＡ承認を得るために必要な人数だけを治療しなければならない。ＣＭＬ患者の数を制限すれば、費用もかからないし、試験も確かに複雑にならなくてすむ。

しかしノバルティスは、できるだけ多くの患者に薬を供給しようと決断する。二〇〇〇年六月、会社は、臨床試験の人数よりもっと多くの患者が薬を手に入れられる新しい拡大応募プログラムを立ち上げた。あるレベルの安全性を確保するため注意深いモニターを必要とするが、進行中のフェーズⅡ試験と同じプロトコールを簡単にした方法で治療する。安全性を考え、この種の薬を飲む患者を適切にモニターできる設備を持つ癌センターが参加することになった。

この拡大応募プログラムには七〇〇〇人の患者が参加することになる。薬が手に入りやすくなるにつれ、ノバルティスはこのプログラムを当初の六カ国から三二カ国に広げた。会社はこのプログラムに使う薬の費用をすべて負担した。忙しいスケジュールでこのプログラムを実施するために、会社は当初予定の分に加えて、さらに資金と人のリソースを大量に使うことになった。

フェーズⅢ試験の患者は、最近ＣＭＬと診断され、まだインターフェロン治療を受けていない人たちであった。したがって、この試験では、重症でインターフェロンの効かない患者が対象だったフェーズⅠ試験ではわからなかった情報が得られる。まだ治療を受けていない初期の患者でも効くかどうか。試験は二〇〇〇年六月に発表され、登録は〇一年一月に締め切った。ＣＭＬ患者をランダムに分け、それぞれグリベックまたはインターフェロンを与える。一七カ国、一七七病院が参加した。登録患者は一一〇〇人。グリベック以前は、CMLのフェーズⅢ試験というと患者数は五〇〇〜七〇〇人だった。もともと、他の治療法にも反応しにくくなっている長期の患者より、新しい患者のほうがよく反応することが期待されたが、果たしてフェーズⅢ試験の結果は、グリベックは新患者では三倍から四倍よく効くことが示された。副作用もほとんどなかった。

フェーズⅡ試験患者のフォローアップデータも同様に印象深い。ローリー・レトバクがこう強調する。「グリベックがこの病気の歴史をいかに変えたかがわかると思います。進行した患者では、インターフェロンで三〜九カ月生きられるだけでした。ひとたび進行期に入れば、終末期、そしてゲームオーバーです。三〜六カ月で亡くなる。しかし、今、五四カ月も経って全体の生存率は九〇％です。私たちの薬を飲んだ患者のうちわずか六％だけが、四二カ月以内で進行期、終末期に行きました。これは患者にとってCMLが慢性疾患に変わってきたことを意味します。今日では、何年も生きられるかもしれないと患者は期待している。これらの結果は新患者への骨髄移植の問題を再考させています」

総力戦

フェーズⅡの結果から、ノバルティスは食品医薬品局（FDA）承認を夏に得ようと照準を定めた。最初に試験が始まってわずか二年半である。承認が取れたら数時間以内に医薬品が確実に出荷できるような体制になっていなくてはならない。夏までに製品にするということは、それまでにその体制になるよう努力することを意味する。先にバセラが臨床試験だけのために大量に薬を作るというリスクをとっていた。その結果、会社は、承認後数時間でCML患者に薬を届けるということが可能である。彼のギャンブルは多くの命を救ったことになる。

「我々の業界には、画期的な薬が出たものの、十分な供給ができなかった例があります」。エプスタインは説明する。「いくつかの会社は、だれがその新薬を手にするか、くじに頼ったこともありました。しかし、この薬のように命を救うものに関しては、本当に必要な人を順番待ちリストに入れるということは、我々はしたくない」

二〇〇一年二月二七日、会社は、FDAへの新薬申請書の準備を完了した。申請書の量を知ることも重要だろう。グリベックの場合、提出書類は七三冊、それぞれ約四〇〇頁、合計二万九〇〇〇頁以上。三月に入り、FDAはこの申請を「優先審査」案件に回した。

バセラのギャンブルにより、すでにアイルランドのリンガスキディーにあるノバルティスの工場では、一二時間交代、週七日操業で動き始めていた。ここでは白色の粉末を作っていたが、非常に合成が難しかった。年間三万人の患者が必要とする分量を作るために、合成過程では三〇トンの原材料と五〇〇トンの溶媒を使う。一二の反応過程で、二年間の準備期間が必要だった。

グリベックを夏までに出すというフルコートプレス（バスケット用語で、コート全体を使った攻撃型ディフェンス）で、会社中の従業員は残業して働いた。文字どおり、数千人が関与し、締め切りに間に合わせようと必死で働いている人もいた。面白いことに、一六年前、アレックス・マターがほんの数人とある化合物について研究を始めたとき、複雑で難しいプロジェクトではあったが、わずか数人しか関わっていなかった。このSTI・571プロジェクトは、小さなラボから大きな舞台、地球全体に広がっている。臨床試験は北アメリカ、ヨーロッパ、アジアで行われ、ノバルティスの癌部門CEO、デビッド・エプスタインはこの地球規模での試験の責任者だった。「我々はこの薬を一度に一カ国でなく、地球規模で同時に発売することを決めていました。振り返ってみると、世界中の人々をコーディネートして、全員を同じ目的に向かわせることの複雑さと困難さを考えれば、これは大変な仕事でした。世界中ですべてにコンセンサスを得なくてはならない。箱のデザインから、製品の名前、どう値段をつけるかということまで。それから我々は最適なマーケティング計画を出さなくてはならない。これは追加資料を作ることから記者会見することまで、いろんなことを含む。もちろん、我々は世界中の監督官庁に出す申請書の準備もしなくてはならない。言葉の問題もあります。そういった申請書の資料作成のときだけでなく、社内のことですが、スイスとアイルランド工場の人々のあいだでも言葉の問題はあった。とにかく、しばらくのあいだ、一日二〇時間働くのが普通だった。すべての人が一生懸命働いたのは、我々が何か重要なことをしていると知ったときに湧き起こる素敵な感情のせいでした」

控えめな男、エプスタインは続ける。「私の一番の役割は、すべてのもの、すべての人が、同じ目標に向かっているかどうか確認することです。ある意味でチアリーダーのようなものだ。争いを解決したり、彼らが成し遂げた成果に対して誇りを持たせてやったり。巨大なエネルギーが出た。そのうちの一部は次のブレークスルーにもまた使われるはずです」

発売に向けて準備完了

現在、イギリスの癌領域ビジネスの責任者であるヒュー・オーダウドは、当時全世界でのマーケティングを引っ張っていた。彼はＩＢＭでセールスとマーケティングの経験を積んだ後、ノバルティスに来た。グリベックの初期の研究者、アレックス・マター、ニック・ライドン、エリザベス・バチダンガー、ブライアン・ドルーカーたちが夢中になった同じ情熱を、彼も持っていた。彼もまたグリベックをわが子のようにかわいがる一人である。「ＩＢＭで働くのは楽しかった。でも、大型汎用コンピュータを売るのに情熱はありませんでした。しかしここでは、毎晩ベッドに入って眠るとき、数万人もの患者のことを考える。我々がしていることで生きられて、充実した生活を送っているんだな、と。ここにはより高い目的意識があります」

デボラ・ダンシアは、かつて一般開業医であったが、一九八八年に入社し、臨床研究業務に携わった。彼女はその後、専門セールス部門に行き、後に北アメリカの癌部門副責任者に任命される。医師としてのダンシアは、他の医師との優れたコミュニケーション技術を持ち、また前職の経歴は、彼女がアメリカの癌領域のセールス部隊を組織するのに役立った。現在癌領域だけで三七七人のＭＲがおり、そのうち約一五〇人がグリベック担当である。彼女はグリベック専門販売部隊のトレーニングに従事してきた。

「この種の販売の成功は、治療について医師が選択や決定をするのを助けることに尽きます。それでグリベックの発売に先立ち、セールス部隊を、製品について十分な知識があるだけでなく、白血病全体、癌領域全体にも知識を持てるように訓練しなくてはなりませんでした。セールス部隊の一人が医師を訪問するときは、必ず医師が時間を割いて彼女に会ってよかったと思うようにしなくてはいけません。新しい、必要な情報を持っていくことで、彼女は付加価値を与えることができます。私はこれが仕事の基本だと思います。

グリベックを顧客にプレゼンする日に備えてセールス部隊を準備しているとき、私たちはCML患者を五〇人、セールスミーティングに招待しました。彼らはそのときグリベックで治療を受けていました。それで後にセールスの人間が医師を訪問したとき、彼らはこう言えます。『私はこの薬を飲んでいる患者と話したことがあります。その患者は××と感じ、××などを経験したようです』」

二〇〇五年七月、ダンシアはノバルティスを去り、ミレニアム・ファーマシューティカルズに移った。彼女はそこで今、社長兼CEOである。

オーダウドは明かす。「営業部隊が受けたいくつかの正規のトレーニングに加えて、会社はグリベックに興味を持っている医師を、彼らの診ている患者数、彼らのニーズなども考慮して連れてきました。我々MRはこの六人の医師に対して、それぞれ薬のデータについてプレゼンの練習をするのです。そして彼らは『君はもっとメリットをはっきり言ったほうがいいね』とか『それから、医師というのは君が彼らを納得させられるかどうかで、君のランクづけをしてしまうよ』とか言う。最後に、発表者と彼の監督者が発表態度をレビューします。どっちつかずのいい加減なものは許されません。特に重要な医薬品の場合はね。我々は薬がどのようにして効くかについて、絶対的に明確であることを要求されました」

セールス部門のスローガンは「患者を一人も残すな」になった。オーダウドは言う。「我々には使命があり、それは製品を割り当てることではなく、セールス大賞をもらうことでもない。グリベックについてコミュニケートすることです。これにより優れた仕事をするという義務を患者に負っているのです」

会社はもう一つの挑戦をした。二〇〇一年四月の終わり、Xデーのわずか一カ月前である。新薬はまだ厳密にはGlivecという名前だった。Glivecという名前がFDAの命名委員会に提出されていた。「我々はこの名前を、かつてフェーズⅢ試験でつぶれた薬の名前から取ってきました。それは脳腫瘍の一種である多型性神経膠芽腫の薬です」。オーダウドは説明する。「ヨーロッパの規制当局はこの名前を受け付けましたが、FDAでは拒否されてしまいました。すでにアメリカ市場には、糖尿病の薬で似ている名前のものが二つあるというのです――GlynaseとGlysetです。それで文字どおりあと数週間しかないのに、アメリカ国内ではグリベックの名前がなくなってしまった。通常、名前が承認されるには二年かかるのですが、我々の薬は優先審査ということで、急いで名前を変えろと当局から言われました。しかし、我々はこれを試験のあいだずっとグリベックと呼んできたし、もう認知されてしまっています。そこで我々はスペルだけGleevecに変えてみました。同じ発音です。FDAは受け付けてくれました。受け付けられたあと、急いで我々はセールス文書を印刷業者に送りました。もうギリギリでした」

エプスタインが思い出したように言った。

「記者発表のとき、レポーターが言ったんですよ。『あなた方は名前をGleevecに変えたんですね。なるほど、これで七文字の無料電話番号1－888－GLEEVECが使えるわけですね』

そんなこと、考えてもみなかった。我々はそんなにスマートじゃありません」

記録的なFDAの承認

全体の審査と承認のプロセスは約一一週間だった。普通の審査、承認のプロセスは一年から一年半かかる。FDAが最初から承認しようと待っていた証拠である。

FDAは二〇〇一年五月一〇日に記者会見を開くと発表した。一新薬を承認するには異例の出来事である。さらに異例だったのは、連邦保健福祉省長官トミー・トンプソンがグリベックを癌治療のブレークスルーと認め、販売承認を直々に発表することになったことである。CEOダニエル・バセラは会議に出席するため急遽スイスを発ち、未明二時に到着した。デビッド・エプスタインも彼に同伴してステージに上る栄誉を得たが、そのあと報道関係者からの多くの電話に対応することになる。

トンプソン長官は、この薬は分子標的の原理に基づいて、正常白血球に影響せずに白血病細胞だけを殺す、と演説で述べた。「我々はこのような『狙い打ち』こそ未来の本流だと思う」と彼は言った。長官によれば、癌治療薬として、審査承認期間の最短記録だったそうだ。「グリベックを二カ月半でレビューすることにより、癌の薬として、また高度に複雑な新薬として、新記録ができた」

長官はまた自身、肉親を三人癌で亡くしていると語った。「ブレークスルーが得られた日はいつでも、それは祝祭日と言ってよい」

命を救う薬の価値は

グリベックはオーファン・ドラッグ、すなわち希少疾病医薬品とみなされている。これはアメリカで二〇万人以下に作用する病気、状態を治療する薬物として、オーファン・ドラッグ法で定義されている。

グリベックを作るというノバルティスの選択は経済的なリターンに基づいたものではなかった。会社がもし利益で動いていたら、もっと「お金の喜び」を得るよい投資先があっただろう。しかし、グリベックが市販された今、ノバルティスのような社会的な会社がその薬のために投入した血と汗と資金に見合うだけの利益を上げるのは、まったく理にかなっていることだ。そこでノバルティスが答えなければならない質問は、どのように価格を決めたか、である。必要とする人々が買えなければならないし、一方、会社にも正当な利益がこなければならない。

どんな製品でもそうだが、売るための値段をつけるときは、個人にとってどのくらい価値があるかが問題になる。その個人が病気で死の床に就いていて、そこから健康を回復するとしたら、その価値は車の値段くらいだろうか、五カラットのダイヤモンドか。フェアな質問ではないかもしれないが、砂漠で喉が渇いて死にそうな男にとっての一杯の水の値段を尋ねられるのに近い。しかし頭の体操にはいいだろう。結局、価値というのは見ている各人の目の中にある、とだけ言わせてほしい。グリベックに投入した巨額の資金を考えれば、会社は値段をつけるのに多くの方法、理由がある。しかしCML患者の経済状態を考えれば、値段はあまり高くないほうがいい。「グリベックが市場に出たとき、ほかの薬は何だったかを考えてみましょう。それは非常に競合するプロフィールから一番はインターフェロンです」とオーダウドは説明した。「インターフェロンに加えて、別の抗癌薬、アラC（Ara-C）を併用しても平均余命は約五年半です。結局、いろいろと考慮した末、グリベックの価格はインターフェロンとほぼ同じ価格に設定されました。しかし、はるかに優れた生存曲線と安全性のプロフィールを持ちます」

インターフェロンとほぼ同じ値段だが、グリベックは非常に価値がある。シボレーの値段でロールスロイスを買うようなものだ。あるいはCML患者の骨髄移植手術が約二〇万ドルかかることを考えてみればいい。グリベックにかける年間費用に関しての長い長い議論の末、また、地球上で持てる人と持たざる人の経済格差に基づく患者の支払い能力を考慮して、値段は、全世界共通で一カ月二二〇〇ドルに設定された。もちろん、この価格は世界の貧困層には支払い不能であることがわかっていたので、会社は国際患者支援プログラム（GIPAP）を設置した。グリベックのような薬でこれほど大規模に、このようなプログラムが実施されたことは今までない。アメリカにおいては、患者支援プログラム（PAP）が同じように設立され、年間収入が貧困レベル以下の患者には無料で薬が供給された。また、年収一〇万ドル以下の者には、年収の二〇％を超えない範囲で治療費の一部を補償した。もちろん、個人の事情、財産や家族構成、子供の数などを考慮して、プログラムには例外もある。会社は必要な人すべてに薬が行き渡るよう努力した。グリベックの価格の計算方法には批判する人もいたが、それはじっくり考え、CML患者にも気を配って決定されたものだった。

「アメリカのPAPはここで始まったのです」。オーダウドは説明した。

「全世界プログラムGIPAPを通じて我々は、貧困層には医学的、経済的基準に基づき、グリベックを無料または少額で供給しています。以前言ったように『患者を一人も残すな』です。CML患者全体の一五％はグリベックを無料で受け取っています。ほかの会社で自社の製品をこのように配っているところはあまり知りません。私は非常に誇りに思います」

未来を見つめて

スーザン・マクナマラは今、充実した健康な生活を送っている。彼女は四〇〇ミリグラム錠を毎日一錠飲んでいて、CMLは彼女の生活にほとんど影響しない。他のCML患者と同様に、彼女は一生グリベックを飲みつづけるだろう。糖尿病や高コレステロールなど、慢性疾患の患者が薬を飲んでも生活が変わらないように、彼女の生活も薬を飲むことで変わることはない。マクナマラは幸運なことにカナダ国民なので、国家健康プランで国が医療費を払ってくれるから、彼女は薬代の負担がない。

命に関わる病気で生き残った人はみんなそうであるように、マクナマラもCMLにかかったことは人生を変えたと言う。「ポートランドから戻ってきて以来、この瞬間瞬間が今までの人生の中で一番幸せです。そして今は、毎日が神様の贈り物のようです。ちょっと変に聞こえるかもしれませんが、私は年を取るのが楽しみなのです。白髪を見るとき、あるいは皺を見るとき、それはちっともいやじゃない。私にとっては神様の賜物なんです」

今、マクナマラはモントリオールでデレックと暮らしている。そしてマギル大学の細胞分子生物学の博士課程で研究しており、白血病の研究に一生を捧げようと思っている。「これは、私なりに借りたものを返しているのです」と彼女は言うが、彼女はすでに間接的に多くの命を救っている。嘆願書を書いたことで、臨床試験に多くの人々が参加できたからだ。

CMLにおいて、グリベックは癌による死というものを慢性疾患のようなものにまで軽くした。ブライアン・ドルーカーが言う。「わかってきたことですが、白血病細胞を最後の最後まで殺すことは、おそらくできないでしょう。ほとんどの患者で劇的な効果が見られるが、白血病を根絶やしにすることはできません。患者が薬をやめれば、白血病は復活する。だから患者はグリベックを毎日、一生飲みつづける。しかし患者の一人が私に言いました。『私は白血病だけど、そんなに重大な問題じゃなくなった』と」

グリベックの登場は、癌研究の年譜の中でも最大級ブレークスルーの一つに数えられる。CMLの特効薬というだけでなく、他の癌もデザイナー医薬で治療しようというドアを開いたからだ。

しかし、グリベックは実は本来の目的からすると、一面では「失敗」している。アレックス・マターの目的は狙った癌細胞だけを攻撃し、他の細胞には作用しない分子をデザインすることだった。「実際は、考えていたほどすばらしくはなかったんですよ」。デビッド・エプスタインは微笑む。「グリベックは実際には三つのキナーゼを攻撃しました。あとでわかったんですが、ほかの病気に関係するキナーゼです」

ＣＭＬの場合はＢｃｒ-Ａｂｌのタンパク質がターゲットだった。しかし、現在知られているようにグリベックは、この種のタンパク質、すなわちキナーゼの仲間でほかに二つの酵素を攻撃する。血小板由来成長因子受容体（ＰＤＧＦ-Ｒ）とｃ-Ｋｉｔである。Ｂｃｒ-ＡｂｌとＰＤＧＦ-Ｒについては、会社はグリベックを作っているときから知っていた。しかし、この薬がｃ-Ｋｉｔにも作用することは、後にブライアン・ドルーカーがポートランドで研究するまでわからなかった。ｃ-Ｋｉｔというキナーゼは、消化管間質腫瘍（ＧＩＳＴ）というアメリカで五〇〇〇人しかいない稀な癌を引き起こす。胃または小腸にできて腹腔や骨盤に転移する。外科手術だけが治療法で、もし完全に取れなければ、普通死が待っている。ＦＤＡは二〇〇二年二月一日、このＧＩＳＴ治療にグリベックを追加承認した。その後、グリベックは他の五つの稀な癌にも承認を受けている。

会社は現在、新しい薬を開発している。タシグナあるいはＡＭＮ１０７と呼ばれているが、グリベック耐性の白血病治療に期待されている。この薬は、Ｂｃｒ-Ａｂｌにしっかり結合するように、グリベックの化学構造の半分を残し、半分を変え、Ｂｃｒ-Ａｂｌ変異による薬剤耐性に打ち勝つ力を持たされている。

ノバルティスCEO、ダニエル・バセラは言う。「癌との戦いは続いています。しかし、グリベックのような新しい有効な薬が出るたびに、非常に巨大な長い戦いの中でも、我々は小さな勝利を得ているのです」

ノバルティスの歴史

一九九六年、企業の歴史で当時最大の合併が行われた。スイスの農業ビジネスと医薬品関連の大企業、チバガイギーとサンドである。この巨大複合体はノバルティスと命名された。ラテン語のnovae artes（新しい芸術、新しい技術）からきている。新しく再構築、再設計された国際的大企業の任務をよく表した名前である。この統一体は誇らしげに「世界をリードする生命科学企業」のタイトルを宣言した。

ノバルティスには、社内に染み込んでいる誇りがある。それは、医薬品と農業分野で二世紀前まで遡れる発明の数々、豊かな伝統、深い出自を持つことからきている。以下、このすべてスイスで起こった物語は、パノラマ写真のような世界製薬企業の慌ただしい進化をよく表している。

面白いことにノバルティスの前身企業（ガイギー、チバ、サンド）は、三社ともスイス、バーゼルで染料ビジネスから出発した。そして国外のカルテル勢力や政府による攻撃、戦争などに直面したとき、三社は一致協力し合ったことさえあった。

黎明期

一七五八年、妻と腹をすかせている四人の子供を持つ成金起業家ヨハン・ルドルフ・ガイギーは、生まれ育ったバーゼルの町で金属、化成品、染料、薬などの商いを始めた。ガイギーは世界初の医薬品販売員と言えるかもしれない。これが、ガイギー社の始まりの始まりである。彼の事業は急拡大した。なぜならスイスには化成品、染料、薬などを作る原料がもともとなく、経験豊かな商人が重宝がられていたし、また、当時ヨーロッパの繊維産業では、染料が爆発的人気で取引されていたからだ。

初期のガイギーの事業について、日常的出来事はほとんど知られていない。しかし、起業から数十年のあいだに、彼の家はスイスの資産ある絹織物業者の家と縁組みし、染料ビジネス界で確固たる地位を築く。

一世紀経った一八五八年、ガイギーの孫の子であるヨハン・ルドルフ・ガイギー・メリアンは、染料事業で本当に儲かるのは布を染めることではなく、染料を作ることだと気がついた。彼はヨハン・ミューラー・パックと組んで、染料材料の粉砕機と抽出釜を備えた工場を造るために土地を買い、二年後、工場は赤紫色の染料フクシンを生産し始める。

染料を作るのは危険で汚い仕事だ。化学的なメカニズムは複雑で、よりよい、より鮮やかな染料を作る研究は、ほとんど試行錯誤である。操作には塩酸や硫酸の爆発性混合物を扱い、腐食性のアルカリを混ぜたり、砒素など毒の塊を調合したり、動物脂肪の入った鍋をゆでたりした。あるときは尿酸を得るために、ヘビやコウモリの糞（鳥糞石と同じ）を使ったりもした。

こうした難しさはあってもガイギー社は発展し、数十年のあいだに今度は合成染料のパイオニアとなり、この業界のリーダーになる。

ほぼ同じ時代、町の反対側でチバ社とサンド社の祖先も、儲かる染料ビジネスで芽を出し始めていた。一八五九年、アレクサンダー・クラベルというフランス人の絹織り職人がバーゼルに引っ越してくる。彼はそこでフクシンを作る工場を始めた。一八七三年、クラベルはこの染料工場をビンドシェドラー・ブッシュ社に売る。一八八四年、この会社は合資会社となり、社名をバーゼル化学工業社（Gesellschaft fur Chemische Industrie Basel）とした（頭文字で略した〝Ciba〟は広く使われたので、会社は一九四五年に正式社名に採用する）。数年後、クラベルは染料生産に専念するため絹、毛糸、綿、革を染める仕事をやめた。この変化はガイギー社が合成染料に乗り出したのと同時期である。それまで、染料は動物、植物、鉱物から作り、作業は非常に不快なものであったが、ガイギーはこれに代わる合成染料を出してきたことで、織物業界に革命を起こしつつあった。

クラベルは大成功し、一九〇〇年までにチバはアルカリ生産と無機染料の製造でスイス最大の化学会社になった。チバが医薬品分野で実験を始めたのはこの頃である（ガイギーとサンドもすぐに続いた）。一九〇〇年に最初の製品ビオフォルム（殺菌、消毒剤）とセーラン（抗リウマチ薬）を出している。

サンド社も、同様に輝しい歴史を持つ。一八八六年、染料化学者として有名なアルフレッド・ケルン博士は起業家のエドゥアード・サンドと組み、バーゼルに合成染料の会社をつくった。彼らは社名をケルン&サンドとする。最初の工場はライン川に沿った一万一〇〇〇平方フィートの土地に建てられ、工員は一〇人、一五馬力の蒸気エンジンが一台あったが、立ち上がりには多くの問題があった。たとえば最初の計画では、紫と青の染料を作るには、ケルンが数年前にある化学者と一緒に開発して特許を取った方法を使う予定だった。ところがその化学者が、特許を染料合成に使うことを拒否したのだ。そこでケルンは青い色素を作る別の方法を開発したのだが、その反応で反応釜が爆発した。設備は壊れ、ラインの流れは色素で染まった。

挫折してもケルンとサンドは共に熱心に働き、会社は繁盛した。ケルンが新しい染料を開発したり、医薬品の実験をしたりする一方で、サンドは積極的に外に出かけ、自社製品を売るための新しい客、マーケットを探した。一八八七年から一八九二年にかけての短い間に、染料生産は六種類一万三〇〇〇キログラムから、二八種類三八万キログラムに急増する。彼らは一八九五年に初めての医薬品を製品ラインに導入した。解熱剤アンチピリンである。一八九九年には人工甘味料サッカリンを発売した。

しかし、このスタート時期にケルン博士が心臓発作で突然死する。一八九五年だった。サンドは速やかに会社を再構築し、その結果、製薬企業として世界的成長と多角化を進めることになる。

力の集合

この三社はいずれも染料ビジネスで繁盛し、医薬品という新しい水につま先をつけたところであったが、不景気と政治的不安の気配が濃くなると、各社ともやり方を変え、お互い協力するようになっていく。

ガイギーとチバは一九〇〇年代初めまでにドイツに工場を造っていた。これは両社の戦略的拡大である。なぜならスイス国内では労働力が不足し、染料に関してはドイツが強かったからだ。

一方、サンドは独自の道を進み、再構築の余波で暗い時期を経験したが何とか乗り切り、第一次世界大戦前の財政状況は驚くほど健全だった。しかし、戦争勃発で経済的にも政治的にも見通しが立たなくなる。サンドはドイツに工場もなかったし公的機関との関係もなかったが、原材料はほかの国から輸入しなくてはならなくなった。ガイギーとチバは生産工場がドイツに押収されたので苦境に陥る。三社は原材料を確保するのに必死になり、結局それをイギリスに求めた。

戦争中に三社は共同会社設立の話し合いを始め、戦争の余波が残る一九一八年、新会社バーゼルＡＧ（株式会社）を設立した。目的は国外で工場を共同運営すること、技術的ノウハウの共有、そして資産をプールして三社のどこも倒産しないように備えることだった。このカルテルの一番の成果は、アメリカにシンシナチ化学工業という共同生産工場を建てたことだ。おかげでバーゼルＡＧ

は、利益の出るアメリカ市場において関税なしで操業できた。

しかし織物業、染料産業は戦時中からたいへんな混乱期にあり、価格も一〇年以上にわたって低迷、原材料費も高騰したため、三社の利益は大いに減少した。一九二一年にはサンドの社員は短縮勤務と一時帰休を余儀なくされる。それでも会社が生き残れた要因は、①三社の連合と相互依存、②研究、開発に関する相互の参加、である。サンドは二九年、当時としてはブレークスルー的な製品、カルシウムを導入した。三〇年代半ばまでには、三社が共同で始めた殺虫剤や、農薬、医薬品の投機的事業が成長し、利益の多くを稼ぐまでになる。さらに彼らは世界が認める工業用洗剤、石鹸、柔軟剤、漂白剤、抗カビ剤、除草剤、殺虫剤、殺鼠剤の専門メーカーになりつつあった。

革新的な発明

一九三九年と一九四〇年はサンドとガイギーにとって記念すべき年である。クロロフィルの研究で世界的に有名なサンドの化学者アーサー・ストール博士は一九三九年、ライ麦に生えるカビからアルカロイドを抽出して、そのすばらしい薬効を発見し、彼はこの化合物をエルゴタミンと名づけた。この驚くべき物質から作られた製品には、メセルギン（出産後の止血剤）とジャイネルジェン（片頭痛の注射剤）がある。しかし中でも圧倒的に一番売れたのは、ストール博士が三年後の四二年にある思いつきから作った製品で、それはリゼルギン酸ジエチルアミド、俗に言うＬＳＤだ。

ＬＳＤ（商品名はデリシド）は精神疾患での特効薬とみなされ、アルコール中毒、性的異常、統合失調症、その他の精神疾患を含むあらゆる精神不調の患者に使われた。この薬は本当に強力で、サイエンスの上でも最も強力な薬の一つである。サンドは実験精神医学の分野でＬＳＤの役割を追究した。しかし、発見から一五年も経たないうちに、ＬＳＤの強力な「多幸感」がこの薬の広範な誤用を招き、アメリカ中、ヨーロッパ中で非合法で作られるようになる。サンドはこの強力な薬の不正使用を何とか抑えようと最大限努力したにもかかわらず、世間からは「ＬＳＤを作った会社」として知られるようになった。

一方、ガイギーのポール・ミューラー博士は、一九四〇年に殺虫剤という形でＤＤＴと呼ばれる驚くべき化学物質を発見する。当初はしらみを僕滅するためにホームレスに直接噴霧しても安全と考えられていた（ミューラーは一九四八年、この発見でノーベル賞を受賞する）。強力な殺虫剤ではあったが、後に有害作用が明らかになった。それでも戦後の成功で、ガイギーはしっかりした財政基盤を確保する。これで得られた資金で、ガイギーはより有効で売れる製品を開発した。たとえば枯草熱（花粉症）に効くプリバイン、出産時の脊髄麻酔薬ヌーパケイン、また高血圧や心臓病の薬などである。トウモロコシ畑の除草剤としてよく売れたトリアジンも開発した。

一九五一年、バーゼルＡＧは解体し、協力体制も終了することが決まった。これにはいくつかの要因があるが、無視できないのはアメリカの独占禁止法による圧力である。三社とも利益の上がるアメリカ市場を失いたくなかった。しかしこの時代、世界は変わりつつあり、多様化する国際市場において公式にカルテルを維持することは許されなくなっていた。

しかしこれは、ガイギーとチバの合併に向けた話し合いを妨害するものではなかった。この話し合いは数年のあいだ非公式なものであったが、一九六〇年代、ペルシャ湾を押さえる巨大石油化学企業の脅威が大きくなるにつれ、合併も現実的になってきた。ガイギーの強みは何といっても農業関連化学品で、チバの強みは合成樹脂と石油化学製品にある。結局二つの大会社は七〇年に合併し、当時世界最大級の化学会社になった。ガイギーはすぐにチバの研究能力から多くのものを得て、チバはガイギーの優れた市場調査能力、管理能力から多くを学ぶ。新会社の社名はチバガイギーとなった。

サンドはバーゼルAGの解体後も順調に発展する。規模拡大には何回かの再構築を必要とした。まず、栄養製品部門を新設し、染料部門を拡大した。病院担当部門も新設、ついには種苗部門もでき、大いにビジネスの範囲を広げた（八カ年計画一回で、従業員は六三四五人から三万三〇〇〇人以上に増えた）。後にサンドは、環境保護を考慮した化学品の開発と並行して、建築用化学品にも進出する。しかし、サンドは医薬品でも強かった。一九八〇年代にはブレークスルー的医薬品として、臓免疫抑制剤サンディミューンを発売する。この薬は現在も、体内の免疫系を抑えることにより、臓器移植の拒否反応を防ぐのに広く使われている。ちなみにノバルティスは九〇年代に次世代免疫抑制剤ネオラールも導入した。サンドはジェネリック薬ビジネスにも長い歴史を持っており、今日でも世界有数のジェネリック薬メーカーである。二〇〇三年、ノバルティスは傘下のジェネリック薬品をまとめ、世界ブランド「サンド」に統一した。

ノバルティスになる一九九六年の大合併まで、三社はそれぞれ積極的に新しい、進歩的な医薬品を開発した。ガイギーは抗リウマチ薬ブタゾリジン、抗精神病薬トフラニール、高血圧治療のハイグロトーン、抗てんかん薬テグレトールを創出した。

一方、チバは循環器系の薬としてコラミンと、ある種の血液疾患に見られる鉄、アルミニウム蓄積症の治療薬デスフェラールを開発する。サンドはカルシウム療法の関連製品が健在であり、エルゴタミンの魅力的で有効な性質を追究する実験を拡大しつつあった。その結果、精神病薬の研究がさらに進み、メレリルに到達、当時、精神疾患治療の重要なマイルストーンとなる。チバはまた、企業買収によってバイオテクノロジーで作る抗生物質の領域でも存在感を出し、さらにベビーフードで有名なガーバー社も買収した。

合併

一九八〇年代から九〇年代前半にかけて、スイスの巨大企業チバガイギーとサンドにとって、カルテル様式の協力体制は、経済効率、競争力強化の観点からして再び魅力を増してきた。合併のための会談は、サンド会長マルク・モレが、スイス医薬業界の長老でチバガイギーのCEOを務めたこともあるルイ・フォン・プランタをランチに招待したことに始まる。プランタは次に、モレとチバガイギー社長アレックス・クラウアとのあいだのランチをアレンジした。九六年に契約は成立し、二社の合併で社名はノバルティスとなり、その瞬間世界第二位の製薬会社が誕生した。農薬ビジネスでは二位企業の二倍の規模の巨大企業となる。このとき新会社の資本金は七五〇億ドルであった。ノバルティスの目標はシンプル、簡潔で、「ある決めた治療分野で世界のリーダーになる」ことだ。新会社のCEOには、サンドのCEOだった四三歳の医師、ダニエル・バセラが任命された。彼は一九九九年に会長になる。

新会社は、おそらく予想していた以上に成功した。多くの企業買収としっかりした研究開発力の拡充により、ノバルティスは多くの分野で世界のリーダーになった。それは、バイオテクノロジー、機能ゲノミクス(DNA配列全体から機能単位を抽出し、病気との関連を理解すること)、ジェネリック医薬品製造、そして医療に関する革命的技術の開発である。一九九〇年代半ばにはサンドの化成品部門が分かれ、クラリアント・ムッテンツ社となった。ついで九七年、チバガイギーの特殊化学品部門が独立し、チバSCとなる。二〇〇〇年にはノバルティスの大きな種苗ビジネスをアストラゼネカの部門と合併させ、世界最初の国際農業化学会社シンジェンタ社ができた。このようにしてノバルティスは医薬品に集中するようになっていく。

ノバルティスの処方箋薬は、喘息など呼吸器疾患、神経系、眼疾患、循環器系、癌の治療薬である。また最近数年のあいだに、企業買収によってワクチン領域にも存在感を示している。サンドの系列会社は特許切れになったブランド医薬品や合成添加物を合成し、他のジェネリックメーカーに供給している。ノバルティスの消費者向け医薬品部門は、エキセドリン、エクス・ラクス、マーロックス、セラフルを作り、チバビジョン社は点眼薬、コンタクトレンズなどを作っている。ガーバーのベビー商品は世界中に知られており、動物健康部門は寄生虫駆除製品（センチネル）とペット、家畜用医薬品を供給している。

ノバルティスはWHOへの協力を通して、マラリアを撲滅するために、アフリカの数百万人にGーPAPプログラムの範囲を超えて、コアルテムを供給している。そしてもう一つのWHO協力事業としてハンセン病患者の多剤治療でも協力し、さらに世界の貧困国の結核患者に医薬品を提供している。またノバルティスは、最近、シンガポールに探索研究所を開いた。シンガポール経済開発庁との官民協力に基づき、ノバルティス熱帯病研究所は熱帯病の治療のために新薬を探すことを使命としている。研究所長のアレックス・マターは、かつてグルベックにつながる研究を始めた研究者と同一人物である。

二〇〇五年、ノバルティスは全世界で九万人を超える従業員を抱える。全世界での売上げは三二〇億ドル、このうち一五％は研究開発費に回す。この研究開発費はしっかり回収されているようだ。すなわちノバルティスは二〇〇〇年以降、厳しいアメリカ市場で一四品目が承認され、業界をリードしている。臨床試験に七五品目以上という新薬のパイプラインを持ち、これまた業界をリードする地位にある。七五のうち五〇品目はフェーズII、IIIの段階にある。そして世界で最も有名な研究センター二〇カ所と緊密な協力関係を持ち、確固たる土台を形成、医薬品開発の前線を伸ばしている。

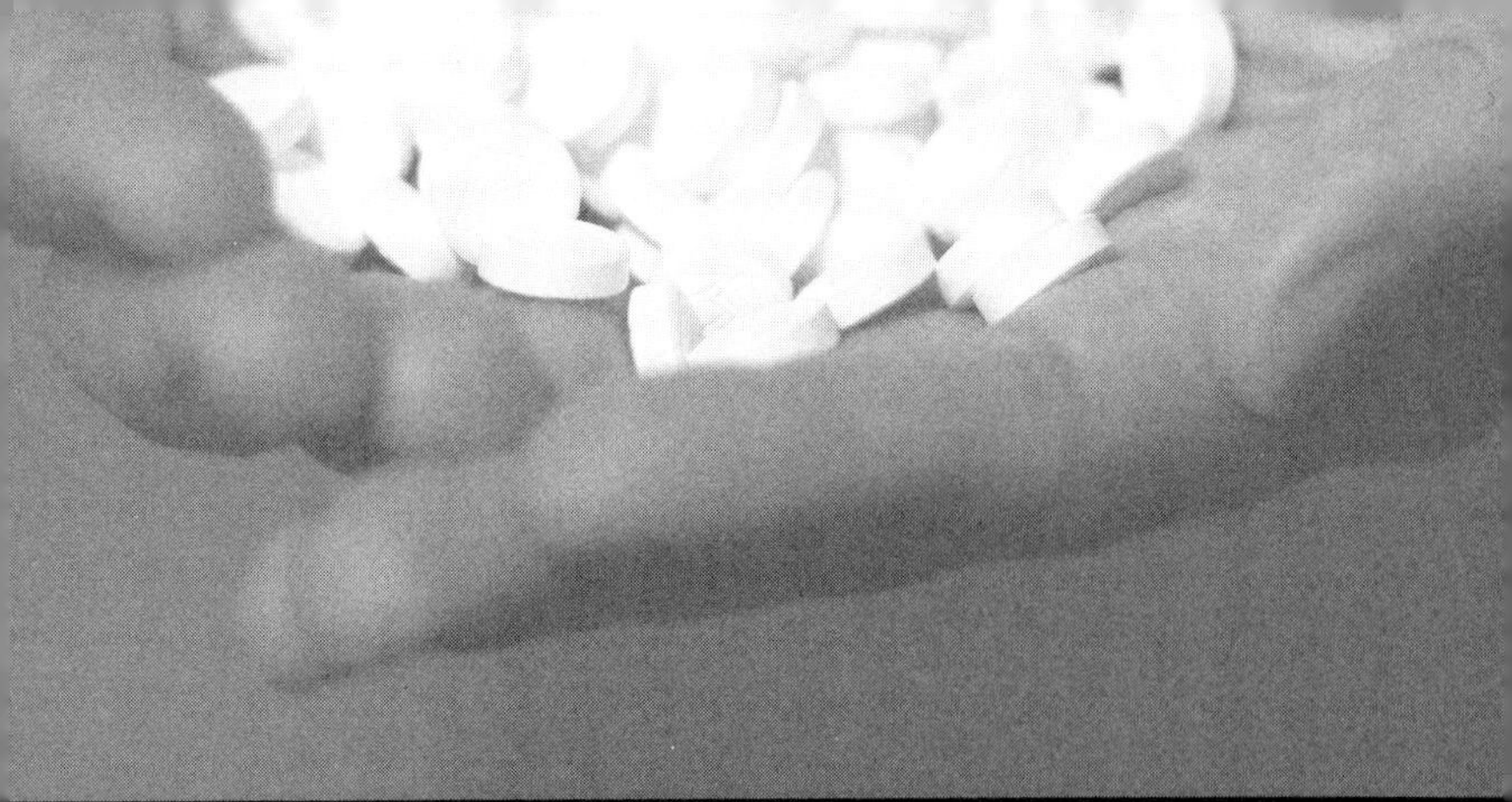

第7章

世界一の薬はこうして生まれた

――リピトール

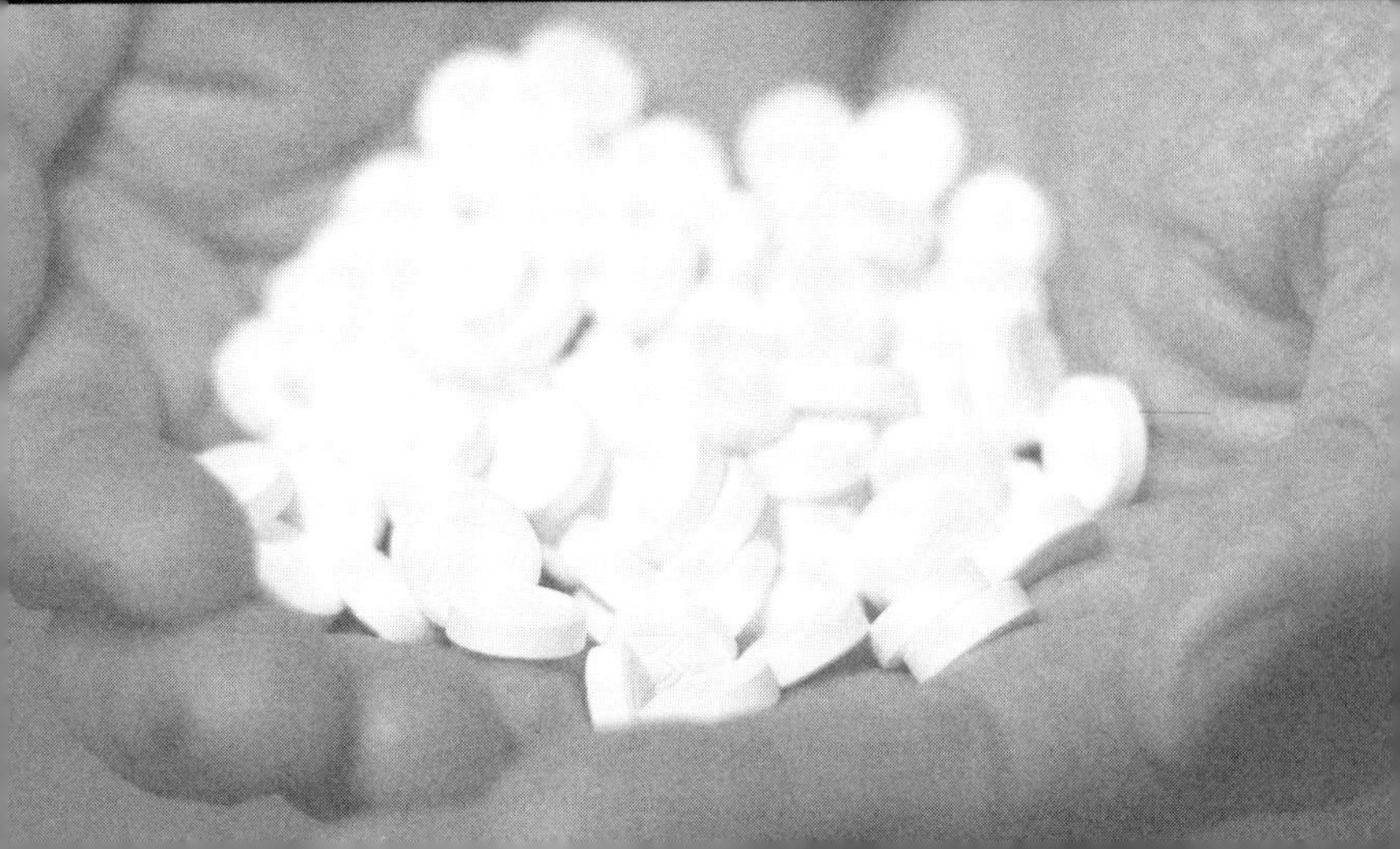

現在、何百万人、何千万人もの人々が、「スタチン」と呼ばれる薬を飲んでいる。一日一回飲むことで血液中のコレステロールを下げ、心臓病の危険を減らす錠剤である。彼らのほとんどは自覚症状、たとえば痛みとか疲れとかの肉体的兆候を、それまで一度も感じたことがない。

本書にあるほかの病気と違ってコレステロールは、高かったとしても、服薬を勧められるまでは自分が潜在的に危険な状態であることに気がつかない。コレステロールは正常な血液中にもある成分である。これが高いと生命を脅かす病気になりやすいが、たとえ患者が医師の命令を無視しても、すぐ病気になることはないし、あるいはずっとならないかもしれない。この点で、処方を守らなければ確実に病状が悪化するエイズ、糖尿病、リウマチ、統合失調症など、本書のほかの病気とは違う。コレステロール低下薬を処方された患者が、きちんと服用する割合は五〇％程度である。

逆に、コレステロールの高い人が処方を守り、低密度リポプロテイン（LDL＝いわゆる悪玉コレステロール）が許される範囲になっても、心臓病になることがある。それはLDLが心臓病の危険因子の一つにすぎないからだ。ほかの危険因子とは、高血圧、肥満、糖尿病、心的ストレス、喫煙、血栓などである。LDLを低く維持しても心臓病のリスクはなくならない。ただ勝率がよくなるだけだ。だから、たとえスタチン類を飲んでいて心臓発作が起きても、コレステロール低下薬がちゃんと働かなかったからだと文句を言ってはいけない。

コレステロールが高いとはどういうことか。一般人は、コレステロールについてほとんど知識がない。低いより高いほうが何となく不健康であるとは思っているが、ほかには何も知らない。

たとえば彼らはスタチンが何であるか、ＬＤＬのレベルがどれくらいなら悪いのか、高密度リポプロテイン（ＨＤＬ）がどれくらいならよいのか、さらに、高いコレステロールがなぜ心臓病を起こすのか、まったく知識がない。大部分の人は曖昧なまま、「脂っこいものを食べれば、脂肪の塊が動脈をふさぎ、心臓に入る血液を減らしたり止めたりするんじゃないの？」と答えるのがせいぜいだ。

基本的なこと

コレステロールという言葉は、ギリシャ語の胆汁を意味するcholeと固形脂肪を意味するstearからきている。ギリシャ人は肝臓から胆汁という形でコレステロールが分泌され、結晶化して胆石になりやすいということを観察していたと思われる。ギリシャ語ではコレステロールは胆石を意味する。

コレステロールが高いことは健康問題に関わるが、この誤解されやすい物質は、一方では生命活動になくてはならないものである。このステロイドはすべての動物組織に見られる蝋のような脂肪物質で、主に肝臓で作られるが、小腸や他の細胞でも作られる。細胞膜の材料でもあり、いくつかのホルモンもこれから作られる。コレステロールは、重要な機能に役立っており、たとえば、細胞を温度変化に耐えられるようにしているし、神経線維の電気的絶縁や保護に役立っており、性ホルモンの生産や食べ物消化に必要な胆汁酸の生産にも必要である。皮膚が日光にさらされることにより、コレステロールからビタミンDも作られる。はっきり言えば、コレステロールそのものは悪くなく、実際我々の体はコレステロールが必要なのである。危険なのはただ、LDLが高すぎる、またはHDLが低すぎるときだけだ。

コレステロールは、細胞に運ばれたり、また引き戻されたりするときは、タンパク質と複合体を作り、リポプロテインのLDLあるいはHDLとして存在している。LDLは脂肪食を取ったとき、非常に多くのコレステロールを肝臓から体中の細胞に運ぶので、「悪玉」である。一方、HDLは逆方向にコレステロールを運び、反対の役割を持つので「善玉」である。HDLは、まるでダンプカーのようにコレステロールを動脈から肝臓に運び、動脈硬化巣の形成を抑える。この運搬に使われているタンパク質分子をアポタンパクと呼ぶ。コレステロールや他の脂質は単独では水に（そして血液にも）溶けないので、運搬分子はなくてはならないものである。リポプロテインをHDL、LDLに分類し定義することになるその密度（比重）は、含まれるタンパク質の量で決まる。なお、HDL粒子の主要なアポタンパクは肝臓から分泌されるアポA－1である。

LDLが高いのは、肝細胞の中のコレステロール量が高いために、その細胞膜表面にあるLDL受容体の数が減るせいかもしれない。肝細胞は生体成分の合成にコレステロールを使うが、もう必要がなくなったあとは、その表面のLDL受容体を減らす。このことが血中LDLを高くし、コレステロールを動脈壁に沈着させて厚い硬化巣を作らせる。

コレステロールの量は動脈硬化と心臓発作リスクの指標である。動脈硬化は動脈壁が異常に厚く硬くなり、その結果弾力性を失う慢性疾患である。HDLが好ましいレベルであっても、全コレステロール量が高い人は心臓発作のリスクがある。もう一つのシナリオでは、全コレステロールが低い人でもHDLが低ければ、これまたリスクが高くなる。

コレステロールを下げる薬の一つはスタチンである。サイエンスの世界ではHMG－CoA還元酵素阻害薬とも呼ばれる。コレステロールは、ほかの生体分子と同じように体内でも作られ、HMG－CoA還元酵素は、この合成経路の最初の酵素だ。つまりスタチンの仕事は、体がコレステロールを作るのを抑えることである。

薬の世界には、生理的、化学的、あるいは酵素的な過程を遮断するようにデザインされた、いろいろな種類の阻害薬がある。たとえばプロテアーゼ阻害薬には、HIVウィルスに効くものがあるし、COX－2阻害薬はリウマチの炎症や痛みを引き起こす一連の反応を止めるのに使う。スタチンはHMG－CoA還元酵素を阻害する一群の薬物で、その結果、肝臓と組織のコレステロールが減ってLDL粒子の取り込みが増え、血中LDLコレステロールレベルが下がる。

現在市場にあるスタチンは、アトルバスタチン（リピトール）、フルバスタチン（ローコールとレスコール）、ロバスタチン（アルトコールとメバコール）、プラバスタチン（メバロチンとプラバコール）、ロスバスタチン（クレストール）、そしてシムバスタチン（ゾコール）である。これら数社から出されたスタチン類には微妙な違いがある。それらの違いは効き目だけでなく、副作用にも影響する。リピトールは処方箋で得られるスタチンの一銘柄で、圧倒的に売れている。ほかのスタチンとどのように違うのか、あとで説明する。

コレステロールレベルに影響を及ぼす要因には、自分でコントロールできないものがいくつかある。まず、人は成長するにつれてコレステロールレベルが上がる。女性は閉経までは一般に男性より低いが、やはり成長と共に上がる傾向にある。遺伝も一つの因子だ。高いＬＤＬレベルがしばしば見られる家系があるので、一部分は遺伝子が関係しているだろう。我々は遺伝的にすべて異なっている。これを気にとめておくことは重要で、これがウィンストン・チャーチルやジョージ・バーンズが、毎日葉巻を吸いながら円熟した老後を送れた理由だろう（チャーチルは九一歳、バーンズは一〇〇歳まで長寿を保った）。我々は、おかれている環境から肝臓のＬＤＬ受容体の数まで、すべてのことで異なっている。人間が違えば、コレステロールの吸収も違う。大きな文化の違いなどもあって（たとえばアメリカ食と日本食）、同じ遺伝子集団の中でも違ってくる。たとえばハワイに住む日本人は東京の人々と食事が違い、コレステロールレベルは必ずしも同じではないのだ。さらに言えば、同じ家で同じ食事を取り、（農園でも工場でも）並んで仕事をする二人の兄弟がいたとする。それでもコレステロールレベルは違ってくる。

初期のパイオニアたち

実験動物で動脈硬化を引き起こすことに最初に成功したのは、Ａ・Ｉ・イグナトウィスキとニコライ・アニチコフの二人である。彼らの研究は動脈硬化の原因が食事であることを明らかにした。イグナトウィスキは一九〇八年、大量の卵と牛乳をウサギに与える実験でこのことを示す。この研究は、冠動脈の閉塞が胸の痛みと死につながるという一七〇〇年代に解剖を行った外科医たちの主張を裏づけるものだった。

二七歳のアニチコフは、レニングラードの帝国医学校の学生であったが、イグナトウィスキの実験結果を信じていなかったので、同じ実験を一九一二年に行う。彼はウサギを三種類の餌で飼った。一つは筋肉抽出液を加えた餌、一つは卵白、残りは卵黄である。彼は卵黄を与えたウサギだけが心臓に障害を起こすことを見出した。アニチコフは卵黄を与えることにより、油滴に見える動脈硬化巣ができることを発見し、また肝臓が同じような油滴で満ちていることも見出す。コレステロールがこの油滴と同じ物理化学的性質を持つことに気がついて、次に彼はウサギに純粋なコレステロールを添加した餌を与え、そして解剖を行い、高コレステロール食が動脈硬化の主な原因であることを明らかにした。後に彼は、ヒトにおいて動脈硬化の進行には高血圧と動脈内膜層の炎症が関与することも発見している。コレステロールが動脈硬化の主要原因の一つだと結論したアニチコフに対して、今日の心臓学者もまったく異論はない。

アドルフ・ウィンダウスとハインリッヒ・ウィーランドの二人も、コレステロールとその類縁である胆汁酸の化学構造を明らかにしたことで注目すべきドイツ人化学者である。彼らは一九一〇年代、二〇年代のこの業績でノーベル賞を受賞した。後に彼らの報告に誤りがあることがわかったが、それで彼らの貢献の価値が下がるわけではなかった。コレステロールの正しい構造は、三〇年代にX線回折データから決定されている。

コレステロール生合成の概念を出した研究者もいたが、その証明は四〇年代に放射性炭素が使えるようになるまで不可能であり、それまでは実験の選択肢ですらなかった。そのときになって初めて、コレステロールが哺乳類の体内で、また同様にエルゴステロールが酵母で小さな分子から作られるという生合成経路が確立された。最終的にコレステロールの二七個の炭素原子はすべて、酢酸分子の二つの炭素に由来することが示され、ハーバード大学を本拠地にしていたドイツ生まれのアメリカ人生化学者コンラート・ブロッホは、一九六四年のノーベル医学生理学賞をマックス・プランク研究所（ミュンヘン）のフェオドル・リュネンと分け合う。二人はそれぞれ、コレステロールと脂肪酸の生合成に関する研究で栄誉を得たのだ。これらの発見は医学研究につながっていく。もちろん血中コレステロールと心臓疾患の関係についての研究も含まれる。

一九四八年、マサチューセッツ州フラミンガムの住人を対象にした、フラミンガム心臓病研究という歴史的な観察研究が始まる。目的は、アメリカの一般的国民における心臓冠動脈疾患の発生に、リスクファクターがどの程度関与するかを調べることであった。研究の焦点は、喫煙、高血圧、コレステロールレベル、糖尿病、そして加齢である。六一年、研究班は、コレステロールレベル、血圧、そして心電図の異常所見が心臓疾患の発生と相関していることを発表した。八〇年代までに一般大衆は高い血中コレステロールの危険性について教育されるようになり、人々は飽和脂肪の量を減らして麦ふすまのような高繊維食を続けることにより、心臓疾患の危険を減らすことができるという事実に注目するようになる。さらに〝悪玉〟コレステロールと〝善玉〟コレステロールというようなことまで知るようになり、食品販売者は低脂肪とかコレステロール・ゼロといったことをうたう商品を売るようになった。八八年には、ＨＤＬコレステロールが高いことは心臓疾患のリスクを減らす、とフラミンガム研究が報告する。

一九六〇年代、七〇年代には、コレステロールを下げる薬が出てきた。六一年、サール社からトリパラノールが、肝臓でのコレステロール合成を抑える薬として登場する。しかし二年後に回収されることになった。重い副作用、特に患者の目に白内障を引き起こしたからだ。もう一つの薬はブリストル・マイヤーズからクエストランのブランド名で出てきたコレスチラミンである。これは小腸での胆汁酸の再吸収を抑えることにより、血中コレステロールを減らす。肝臓はコレステロールから胆汁酸を作り、胆嚢（たんのう）から分泌、小腸での脂肪の消化を助けている。コレスチラミンは自身が吸収されないので、小腸で胆汁酸と結合すれば、これを体内から引き抜くことになり、その結果肝臓はさらに胆汁酸を作ろうと、血流からより多くのコレステロールを集めるのだ。

一九七三年になると、東京に本拠をおく三共で、四〇歳の化学者、遠藤章博士が二年間にわたって数千ものカビの抽出液を試験した末に、世界初のスタチン、メバスタチンを発見する。遠藤は雪深い東北地方の農家に生まれた。幼い頃、その地で育つキノコ類について祖父から教えてもらったことを今でも思い出すという。彼は、人には作用しないがハエだけを殺す毒キノコに魅せられた。天然の物質がそのように繊細で微妙な作用を持つとは驚きだった。

遠藤は大学を出て三共に入社、食品添加物の研究に従事した。彼は二五〇種類のカビを調べ、フルーツジュースの粘度を下げる酵素を菌株から発見する。その製品はヒットし、六六年、会社は彼のコレステロール研究への興味を満たすために、彼をニューヨークのアルバート・アインシュタイン医科大学へ送り出す。当時、コレステロールは野心ある研究者にとってホットな分野であった。アメリカのマスメディアもコレステロールが心臓疾患に関係するという証拠を報道していた。遠藤は、アメリカ人が食事に気をつけているのを見て驚いたと話す。「人々がステーキを食べる前に脂の部分を切って除けるのは、本当に奇妙に見えました。日本では考えられないことであり、カルチャーショックを受けました」

過去の経験から遠藤にはあるアイデアが浮かんだ。HMG－CoA還元酵素を阻害する物質をカビの中から探すということだ。大学時代、彼はペニシリンの発見者、アレキサンダー・フレミングの伝記を読んで感動した。また細菌が、ヒトと同じように細胞壁を維持するのにコレステロールを必要とすることも知っていた。そして彼は、おそらくカビの中には、敵である細菌の酵素を阻害することでコレステロールを不足させ、細菌を死なせるように進化しているものがあるはずだ、と考える。問題はそのカビを探すことである。ちょうど三共に入社したばかりの研究者、黒田正夫と二人の実験助手と共に一九七一年から開始、カビを培養し、それぞれの培養液を集めた。そして次にラット肝臓をすりつぶして得た酵素を阻害するかどうか試験していった。「宝くじのような賭けでした」と遠藤は話す。

二年以上のあいだ、彼と彼のチームは実験室で夜中まで働き続けた。「もうみんな、うんざりするまでこの単調な仕事を続けました」と彼は回想する。いくつかの化学物質は酵素を阻害したが毒性も強く、あきらめざるを得なかった。試験したカビ抽出液が六〇〇〇本に達した一九七三年八月、とうとう彼らは見つける。古いオレンジに生えるペニシリウム・シトリナムという青カビの仲間によって作られ、体内でコレステロールができないようにする物質。これが世界初のスタチンであった。

遠藤は発見とほぼ同時にある問題にぶつかった。まもなく「コンパクチン」と名づけられたこの物質はラットにほとんど効かなかったのである。後の研究で、コレステロールを作る合成様式がラットでは異なることがわかるのだが、彼はこれでまったく動きがとれなくなった。ところが、二年ほど経った頃、たまたま飲み屋で会った同僚が、殺処分することになっていた自分のニワトリで試験することを言い出してくれた。果たして、その物質はニワトリで効く。

しかし、三共の上層部は彼の発見に熱くならなかった。先行するものがなかったからである。三共はすでに存在するコレステロール低下薬を改良していくつもりだった。そこで遠藤は、大阪大学附属病院で非常に高いコレステロール値を示す患者に投与するという、いわゆる個人的臨床試験を決行する。最初に投与された重症患者は筋肉痛から歩けないほど弱ってしまったので、投与を中止せざるを得なかった。しかし、コンパクチンを投与されたほかの患者では、コレステロール値が明らかに低下した。三共はこの結果を見て、正式な臨床試験を進めることにした。

マイケル・ブラウンとジョセフ・ゴールドスタインは、一九七〇年代に行ったLDL受容体とLDL代謝に関する研究で、八五年のノーベル医学生理学賞を分かち合ったが、二〇〇四年にこう書いている。「スタチン療法によってその生命が延長する何百万人もの人々は、すべてアキラ・エンドウに感謝しなければならない」

三人のキーパーソン

リピトールの物語には三人の重要人物が登場する。ブルース・ロス、ロジャー・ニュートン、デビッド・カンターである。彼らに三人のうち一人を選ぶように尋ねれば、もちろん彼らは一様に、あれはチームの努力によるものだと答えるだろう。なぜなら彼らは皆、チームプレーヤーであり、この奇跡の薬の成功は確かに多くの人間の仕事によるものだからだ。実際、リピトールを作るまでには何千人もの登場人物がいる。しかし、すべての薬と同様、その初期の段階では、関与した人間はほんのわずかである。大多数の人間は、薬が発見され発展し臨床段階に入っていく頃の、後ろの過程に関与する。リピトールを作るのになされたチームワーク、本当に膨大なチームの努力の側面を軽視するつもりはないが、三人が果たした役割は傑出している。ロスはリピトールの発明者である。ニュートンは薬理分野での共同発見者で、リピトールを開発部門に送り出した。彼はまた「プロダクトチャンピオン」と呼ばれ、リピトールの保護者として強力に推進した。カンターは重要な臨床試験を統括し、発明者、発見者といった華やかな称号は与えられなかったが、臨床研究グループのリーダーとしての能力を発揮し、三脚椅子を支える三本目の脚になった。

ロスは、一九七六年にペンシルベニア州セント・ジョセフ大学で化学を専攻、八一年にアイオワ州立大学で博士号を得た後、ロチェスター大学で一年間のポスドクを経験する。ロチェスター大学では昆虫が葉を食べなくするようなある化学物質を研究しているラボにいた。「我々は強力な殺虫剤に興味があったので、それを製品にしようとはしませんでした」とロスは言う。「我々は新しい化学の発展につながるような風変わりな化学構造に興味があったのです。構造がわかると、それはコンパクチンと似ていました」

「アン・アーバーにあるワーナー・ランバート・グループの一部門パーク・デービス社は、スタチン類の開発を立ち上げようとしていました。それでこの会社は、私に採用面接に来るよう誘ってきたのです。会社はＨＭＧ－ＣｏＡ還元酵素の阻害薬を作りたがっていました。私の経歴が役に立つと思ったのでしょう。コレステロールを下げる薬はすでに市場にありました。しかし、安全性という点に関心が集まっていました。たとえばトリパラノールで起こった問題なども原因です。それで三共の遠藤とメルクのロイ・バジェロス（後にＣＥＯ）がＨＭＧ－ＣｏＡ還元酵素の阻害薬を発見したとき、会社はこれこそ有望だと考えたのです。

虫除け剤はスタチン類とははっきりとは似ていないのですが、十分共通点はありました。会社がＨＭＧ－ＣｏＡ還元酵素阻害薬を作るのに発展させなければならないと考えていた化学は、かなり高度なものでした。パーク・デービスの合成陣が歴史的にやってきた化学よりも難しいものだったのです。当時、パーク・デービスはコレステロールを下げるロービッドというものを作っていましたが、スタチンとは複雑さで比べものになりません」

彼は外見的にはごく普通である。ややもの静か、しかしひとたび自分の仕事の話になると、熱中して顔が紅潮する。そしていかに彼が仕事を楽しんでいるか、すぐわかる。五〇代前半、がっしりした体でひげを蓄え、歯を広く見せてにやりと笑う。ロスは温かで謙虚で人好きのする男だ。そして、訪ねてくるだれをも、たとえ初歩的な質問をされたときでも、心地よくさせてくれるすばらしい化学者である。

ロジャー・ニュートンはペンシルベニア州イーストンのラファイエット大学で生物学を学んでいたとき、医師になろうと思っていた。しかし大叔母が末期癌で苦しんだ様子を目の当たりにし、別の考えが浮かぶ。彼女の死はこの若い学生に、自分が医師としてふさわしい気質を持つかどうか再考させたようだ。卒業後、彼は栄養生化学を学ぶためコネチカット大学に入り、研究室で行われていた脂質の研究に興味を持った。ある夏の夜、徹夜で実験をしていたら突然ひらめいた。「私は動脈硬化とコレステロールの本を読んできました。そして両者の関係についても学んでいました。それで、じゃあ、この病気を治す方法を見つけられないだろうか、と自問したのです。これが私の命題になりました。私はヒトの病気を治すために基礎科学を学び、それを治療に用いたいと思いました」

ひらめきが焦点に集まり始め、栄養生化学の修士号を取ったあと、彼は栄養学を学ぶためカリフォルニア大学デービス校に移った。「私は全体のプロセスの中で肝臓が果たす役割というものに自分の頭脳を集中させていて、特に肝細胞に興味を持っていました」と、長身でスポーツ選手のようなニュートンは説明する。「後に私は栄養学から生理化学の研究室に移りました。私は代謝に興味を持ち、薬理学のコースを取ったあと、患者の異常代謝を正常に変える化合物は作れるはずだと確信するようになります。そして、炭水化物と有機酸を脂肪に変える脂質合成とコレステロールに焦点を絞りました。ポスドクは動脈硬化の特別研究センターのあるUCサンディエゴ校に行き、そこで二年半、技術を磨いて、そろそろ大学か企業か就職先を探すときがきます。一九八一年、私はパーク・デービスに入り、上級研究員としてスタートしました。私の課題はコレステロールの生合成全般、特にHMG－CoA還元酵素を阻害する化合物をスクリーニングする実験系を確立することでした。振り返ってみれば、スタチンを捕まえるものでした」

五〇代半ばのロジャー・ニュートンは若々しくエネルギッシュである。こめかみの若白髪は日焼けした顔によく似合う。信頼感があり、話もはっきりしている。話し方も外見も、まるでテレビのニュース解説者のようだ。彼の外見は長年研究室で過ごしてきた研究者に似合わない。普通、研究室で長時間孤独に過ごすようなことは、一人で仕事をすることを苦にしない人だ。ところがニュートンは明らかに外交的である。輝くひとみ、大きな笑顔を見れば、彼がいかに仕事を楽しんでいるかがわかる。しかし控えめな外見とは裏腹に、ニュートンは成功というものに焦点を定めて突き進んでいることを感じさせる。その仕事への情熱を見れば、彼が個人的な損得でなく、他人にも恩恵を与えたいという欲求で動いていることもわかる。

デビッド・カンターは、イギリス生まれ。ケンブリッジ大学で自然科学を学び、リバプール大学医学部に入学した。一九七八年に卒業、大学の外科医局員になり、八四年パーク・デービスに入社、北ヨーロッパでの臨床試験に従事する。八六年、彼は会社の循環器臨床研究チームに加わるため、アン・アーバーに異動した。三年後、彼は循環器臨床開発の上級管理職に昇進し、九二年に臨床開発部門の次席責任者となる。リピトールに関して聞かれたとき彼は控えめにこう答えた。「私はプロジェクトリーダーだった。当時、開発初期のステージのプロジェクトを八つ持っていて、リピトールは重要プロジェクトの一つだった。私は循環器グループの持っていた初期臨床試験の全部について、臨床医たちを監督していた」

彼は大の自転車好きで、長身、痩せ型、長距離ランナーのような風貌である。わずかにわかるイギリスなまりのアクセントで話されると自然と権威を感じてしまう。冷静な男だが、仕事に関して話すときは情熱が帯びてくる。カンターは気配りのある男だ。仕事について話しているあいだにも、私は他人に対する思いやりや奉仕の願望が彼の中にあることを感じた。

一九九七年、リピトール承認のあと、カンターはフランス、パリにあるジュベイナル開発研究所の所長になる。二〇〇〇年にファイザーとワーナー・ランバートが合併して、彼はアン・アーバーの研究所群の地域責任者に昇進した。現在はそこで全ファイザー研究開発の上席副責任者を務める。

カンターが最初にパーク・デービスに入った一九八〇年代前半、彼はフィブレート類と呼ばれるコレステロール低下薬ロービッドの、ヨーロッパにおける臨床試験を監督していた。「ロービッドはスタチンではない。しかしトリグリセリドを下げるよい薬だった。ある程度だがＨＤＬも上げる。製薬会社がスポンサーになった初めての大規模介入試験、八〇年代のヘルシンキ心臓病研究で使われたほど期待された薬だった。ロービッドは細胞の核にあるタンパク、核内受容体に結合する薬物群に属している。一方、スタチン類はまったく異なる構造で、ある酵素に結合する。その酵素というのはコレステロールを含む多数の生体内物質を作る経路に位置するものだ。ただし経路を一本と考えてはいけない。それはピラミッドのようにトップに二、三の簡単な分子があり、下がるに従って数十もの異なるステロイド分子群になっていく。ここでは一対一の関係にはない。スタチンはある一つの経路を遮断するが、それは複数の影響を及ぼす。このことがスタチンに多くの作用がある理由だ」

プログラムの開始

遠藤章が一九七三年にブレークスルー的メバスタチン（コンパクチン）の大発見をした二年後、メルク社研究所長ロイ・バジェロスが彼の仕事に興味を持ち、東京とのやりとりを開始、さらに多くの情報を集めた。彼はもともとコレステロール代謝の専門家であるが、説得力、洞察力のあるビジネスマンでもあり、後にメルクのＣＥＯになる。そして、ついに七六年、彼はたった一枚の契約書を得た。三共は遠藤のスタチンに関するデータと実験方法について、メルクの利用を許可したのだ。会社というものはしばしば、将来のビジネスパートナーにそのような情報を与えるが、この契約には大きな穴が開いていた。メルクはもし自社で別の菌類から同じ性質を持つコレステロール低下物質を発見しても三共に対して何も負わないというのだ。予想どおり七八年、メルクは別の菌株から遠藤のものと実質的に同一といっていい物質を発見して、ロバスタチンと名づけた。九年後、これをメバコールの名前で、このクラスでは最初の医薬品として発売した。一方、コンパクチンの臨床試験で重い毒性問題にぶつかった三共は、スタチンのプログラムを突然やめてしまった。

確かに三共とメルクは頭一つリードしてスタートをしたが、パーク・デービスもまったく同じようにスタチン競争に参加しようとしていた。ブルース・ロスがロチェスター大学化学教室で行った過去の仕事を拠りどころに、経営陣は、この新しく採用した二八歳のポスドクが、会社をいつの日か非常に重要で儲かるマーケットに連れていってくれる重要な化学者だと信じた。

ロスはパーク・デービスの親会社、ワーナー・ランバートからアン・アーバーに招かれた。このときロスは、ワーナー・ランバートの名前を聞いたこともなかったという。この会社はシック、バイシン、リステリンなどの消費者向けブランド名でより知られていた。ロスはここにあるコンピュータ化された最先端の分子モデリング技術に目を見張る。数千の候補物質をすばやく効率よく調べることが可能で、新薬発見までの過程をスピードアップするのに有用だ。彼はこうした最新技術や有能な技術者と一緒に働けることを喜んだ。彼はまたワーナー・ランバートで出会ったすばらしい研究者たちにも強い印象を受けた。この会社はフォーチュン五〇〇社の一つだが、アン・アーバー研究所の人々は彼がポスドク時代に一緒に仕事をした化学者や博士たちとほとんど同じ種類の人間だった。動脈硬化領域・合成化学部門で働くよう提示を受けたとき、ロスは喜んでそのポジションを受け入れた。

一九八二年にロスがスタチン探索のためにラボで仕事を開始したとき、二人の化学者ロバート・スリスコビック、アレックス・チュチョロウスキーが一緒だった。「最初にやったことは三共のコンパクチンの公開データを徹底的に研究することでした」とロスは説明する。「このときすでにメルクはメバコールの特許を出していて、我々はこちらも詳しく見ることができました。もちろん食品医薬品局（ＦＤＡ）承認の薬物なら、どんなものでも我々は簡単に買って数錠すりつぶし、活性成分を単離することができます。我々はすべての情報を注意深く研究し、構造的に異なるが体内で似たような活性を示す物質を得ることができるかどうか、検討を始めました。このためにいくつか異なるタイプの分子群で研究することになります」

三人の化学者は同じラボの隣同士に並ぶステンレスの実験台で、白衣を着て防護メガネをつけ、せっせと働いた。ラボには壁に沿って実験台と試薬ビンが詰まった棚が並んでいて、部屋にはコンピュータを載せたテーブルもあり、また、研究者はそれぞれラボに隣接してプライベートな小部屋を持っていた。彼らの日常は、ある分子を作っては、また次の分子を作るという、飽き飽きするものだった。それぞれの結果を見て、もしある分子から何か役に立つ情報が得られたら、それを次の分子に生かして合成する。これらはすべて、生物学者に手渡すにあたり十分有望と思える化合物を得るためになされる。生物学者たちは効くかどうか、次のステップでそれをテストするのだ。目的の化合物に到達する過程そのものは淡々と進む。なぜなら仕事はラボの中だけに限定され、シャーレを覗く毎日が期限なしに過ぎるからだ。「本当に繰り返しなんです」とロスは言う。「でも、化合物ごとに情報が得られます。この仕事をするには永遠の楽観主義者でなくてはいけません。この建物にいる化学合成研究者のだれとでも話してごらんなさい。彼は自分が次に作る化合物こそ薬になると信じています。そういう姿勢でなければいけません。そうじゃないと……いや、忘れてください。そう、一年でどれくらいの薬が世の中に出ると思いますか。製薬企業の合成化学者は何万人もいます。でも、ほんの一握りの人しか薬を出せないのです」

ほとんどの人にとって、ブルース・ロスのような医薬品化学者の仕事は退屈に見えるだろう。確かにこういうものを楽しむには特別な才能が必要だ。そして我々が皆違った才能を持つという事実によって、世界がより面白くなるのだ。みんなが他人と同じだったらつまらないだろう。幸運なことに医薬品化学者という才能を持つ人がいることで、奇跡の薬は見つかるのだ。

面白いことにロスは仕事の話をするとき、本当に生き生きとする。他人が繰り返しで飽きるような仕事でも、彼は楽しむ。「医薬品化学者になるには数年のトレーニングが必要です」とロス。「分子をつなげたり、分子の中にパターンを見つけたり、といった有機化学そのものの勉強。それから生化学、酵素反応、生理学的シナリオなどについても学ばなければなりません。もちろん医薬品化学の原則論みたいなものも学びます。しかし、これらの知識はただテーブルに着くためだけのものです。それは単にスタート地点にすぎません。それから想像力。想像しながら分子を見て可能性を見つけられるようにならなくてはなりません。頭の中で、同様な作用を示す別の構造の化合物を作り出さなくてはならないのです。想像力によるひらめきを要します。頭の中でイメージしてキャンバスに表現していく画家のようなものです。スタチンの例で言えば、私はコンパクチンを見て、三共の化学者が見たものとは違った、あるいはメルクの研究者がメバコールと一緒に見たであろう化合物とは違った分子を想像しました」

どんな映像が頭に浮かぶのか教えてくれと尋ねると、「分子はもともと実際には見ることができないものです。ただ、想像して工夫すればホワイトボードに描くことができる。モデル化してどのようなものであるかを簡単な記号を使って表すのです。それはもともと電子と中性子と陽子が集まったものですが、モデル化すれば、その意味することはわかるし、ほかの化学者と話し合うのに使うことができます。今日ではその一部は、コンピュータグラフィックスとコンピュータモデリングを使ってもできる。私はメルクの化合物を三共の化合物と比較し、どこが似ていてどこが違っているか考えました。こうやって、二つの分子の中で空間的に同じ場所に来る部分を決めました。こうすれば、それらの部分を同じ場所に持つ別の化合物を組み立てることも可能です。私は、これらの化合物がどのように酵素にフィットするかを考えることもできました。

私は酵素がどんなものかは知りませんでしたが、どんなものであるかは想像しました。そしてその知識に基づいて、ぴったりはまる分子を作ろうとしたのです。それで分子が期待したものに近いかどうかを調べ、時には前の段階に戻ったりモデルを作り直したりして、構造に一つ二つ変更をした分子を作り、生物部門に渡します。生物学者はときたま『ちょうどいい方向に行っていると思う』と言ってくれます。そのときは系統的に今度は別の部分をいじって、また生物学者に渡すのです。このやりとりを何回も何回も繰り返すのです」。

ロジャー・ニュートンは一九八一年八月、HMG－CoA還元酵素の阻害薬を探すためのインビトロ薬理スクリーニング系を作るために雇われた。「生物系研究員として、私の仕事は合成陣からの化学物質を試験することでした。八一年の終わり頃、私は一緒にスクリーニングしてくれるキャシー・スカークを雇い、そのあとすぐに今度はコレステロール生合成全体の阻害薬をスクリーニングするためエリカ・サンドフォードを雇いました。二つのスクリーニングの手伝いと動物モデルでの連続投与実験のために、八二年秋にはブライアン・クラウズがチームに加わり、コレステロール合成の長期抑制に基づくLDL低下を調べる系を作って、スクリーニングを実施しました。八四年頃でしたか、私のボスが引退し、私が動脈硬化探索チームのリーダーになりました。一年ぐらい経つと今度はブルース・ロスのボスが引退、ブルースも私同様リーダーになります。我々はそれぞれのチームを少しずつ大きくして、最盛期には二人とも十数人の部下の報告を受けるようになりました。六年間を通して一二の系統の化合物群を調べました。それぞれの系統にはいろんな構造の多くの化合物が含まれています。我々は失敗からも多くを学びつづけました。さらに開発を続けられるリード化合物として、ベストなものを選ぶためです」

「パッチワークのキルトを作るようなものです」。ニュートンは続ける。「ある部分を変えると、見た目が変わる。化合物の一部分を変えると全体の性質が変わります。あるいは料理に似ているかもしれない。うんと塩を入れる、あるいはパプリカを入れて味を変えてみる。もちろん現在の最新技術を使えば手法は洗練されていて、試行錯誤の時間は大幅に短縮されています」

一九八〇年代前半は、ロスとニュートンもプロジェクトで自ら実験していた。しかしチームに人が増え、彼らに結果を報告させるようになるにつれ、監督者としての責任が増えていく。さらに実験補助員も雇われて、結果も早く出るようになり、ロスのチームは次から次へと化合物を作るようになる。合成された化合物はニュートンの生物学のチームで調べられた。ある化合物が有望に見えると、生物学者たちは詳しく見直して議論し、化学者たちにどこを変えたらいいかのコメントつきで結果を返した。

「今まで私が経験した中で一番いいチームでした」。ロスは声を大きくする。「みんな自分自身と自分の役割を知っていて、チームがどう進まなくちゃいけないかがわかっていた。おそらく専門が皆別々の集団だから、他人が何をしていようとお構いなく、自分自身のことだけに集中できたからかもしれません」

「ロジャーとブルースはすばらしいコンビだ」。デビッド・カンターは断言する。「あれだけ上手くいったのは彼らの個性が違うからだ。ロジャーは非常に情熱的でサイエンスをすごく愛している。いろんな方面にも能力がある。一方、ブルースは一つに集中するタイプだ。一緒になって相乗効果が生まれた。二人は一つの使命で行動し、かつ自分が正しいと確信していた。二人にはそれぞれ能力があるが、一人だったらあのときと同じくらいの成果を上げられたかどうか」

化学と生物学の両方のチームと一緒に仕事をしたもう一人のメンバーがいる。コンピュータ解析薬物探索グループを率いるダニエル・オートワインである。彼は一九七五年にウィスコンシン大学で医薬品化学の修士号を取り、そのままワーナー・ランバートに入社した。コンピュータ技術がまだ成熟していない頃、合成化学者であったオートワインは、この先端技術を古臭いやり方で仕事をしながら身につけた。彼はまた、長年の経験で得た知識を補うために、いくつかのコースの講義も受けてきている。医薬品開発における彼の貢献は全分野にわたる。彼がアクセスするデータベースには現在二〇〇万個を超える化合物が登録されていて、合成陣になくてはならない存在である。三次元コンピュータグラフィックスを駆使して、彼はまた生物系研究者に仮想スクリーニングという価値あるツールも提供している。

コンピュータやいろんな器械でいっぱいの部屋に座り、オートワインは装置の一つを示しながら言う。「間違いが多いかって？　もちろんミスはあるさ。そこで起きていることをすべて科学的に理解しているかって？　もちろんしていない。じゃあヒットの数を上げられるか？　それはできる。賭けてもいい。何でも試行錯誤で試験していた頃と比べれば、ずっと早く医薬品候補に到達できるようになっている。それにヒットしたら、今度はなぜヒットしたんだろう、と詳しく考えることもでき、『うーん、この部分を変える余地があるな。ここから脂溶性のものをはずすか。それとも水溶性のものをくっつけるか。あるいはここに脂溶性のものをつけようか。とにかく今やっている酵素の結合サイトはそれに合わないんだから』といった会話も始まる。それで我々は合成のチームを集めて意見を言う。『まあ、君たちは簡単に作ってくれたんだけど、酵素にフィットしないんだよね。むしろ、こういうのはどうだろう』。すると彼らは答える。『わかった、その合成法を考えてみる』。こうした会話は何回も繰り返され、ブレインストーミングしている」

生合成経路を通して

「スタチン・プロジェクトを始めたとき、コレステロールが肝臓で作られることは、もちろんわかっていました」とロスは言う。「できるまでには生化学的なステップが二〇もあります。コレステロールはアセチルCoAと呼ばれる酢酸の活性体を出発原料としてできるのですが、アセチルCoAは肝臓の中でコレステロールになるまでの二〇の段階で二〇の酵素に出合うことになる。コレステロール前駆体とアセチルCoAが酵素という場で出合うと、両者は触媒作用でくっつき、より大きな分子になります。この過程がコレステロールが完成するまで二〇回繰り返され、雪だるまのように大きくなって、最後に大きな分子になるのです」

「スタートしたときから、これらの酵素反応を薬で止めるのはよくないだろうとは理解できました。実際、トリパラノールのような薬は、コレステロール生合成を止めることの安全性について医学界の注意を促しました。トリパラノールは生合成の終わり、ステップ二〇を止める。それで反対にもし早い段階で安全に生合成を止めることができれば、より大きくなった分子が血中に出て副作用を起こすことはないかもしれない、と決断したのです。最終段階を抑えるこの薬の副作用というのは、脂溶性のコレステロール直前の物質が溜まり、それがレンズに集まって白内障を起こす。メルクがスタチン、メバコールを作ったとき、彼らも早い段階でコレステロール合成を抑えれば白内障は起きないと考えた。メルクは患者の角膜を長期間にわたって調べ、自分たちの薬が異常を起こさないことをはっきり示し、メバコールが白内障を起こさないということを確立しました。コレステロール合成はほかのいろんな段階でも抑えられることが示され、特に早い段階で抑えれば安全、遅い段階で抑えると安全ではないということが明らかになります。しかし我々がプログラムを始めた頃は、こういうことがまだわかっていませんでした」

スタチン開発の最初の頃は競争相手よりよい薬をどうやって作るか、そのアイデアを考えることに集中していた、とデビッド・カンターは説明する。「ほかの会社が何をしているか調査し、次に、彼らのよくないところを探す。それができたら、我々は彼らとは違う道を行くのだ。ただ、彼らの欠点をついて違う方向へ行くと、別の理由だけれども彼らも間違っていなかったと気づくこともある。たとえば我々が、肝臓に取り込まれるが他の臓器には行かないという、組織選択性のあるスタチンを作ろうとしたのもこうしたアプローチからだ。この前提で我々は猛然と仕事をした。しかし、それは無意味なアイデアだとわかる。『ああ、これは考えても仕方のないことだったな』。なぜなら循環する血液は、小腸から最初に肝臓に行くからだ。だからもし肝臓に異常に薬が取り込まれて循環血にほとんど行かなければ、何が起きるか？　これは肝臓選択性があることと同じだ。アトルバスタチン、これはリピトールの一般名だが、これを選ぶことになったのはこの考えからだ。ＨＭＧ－ＣｏＡ還元酵素を上手く阻害するカギ——ヒトの肝臓で生合成経路をコントロールする——これが効果的なスタチンを作るにあたってのコンセプトだった」

プランBを採用

一九八〇年代前半、ワーナー・ランバートのスタチン・プログラム初期の段階では、本当に安全なコレステロール薬ができるかどうかはだれにもわからなかった。それまでに三共はコンパクチンで毒性問題にぶつかり、スタチン・プログラムを停止していた。「我々のプログラムがスタートしてから、メルクもロバスタチン（メバコール）の開発を保留したという噂を聞きました」

とロスが説明する。「彼らの化合物は三共のコンパクチンにそっくりだったので同じ結果になるとメルクは心配したのでしょうか。両方の会社とも化合物は微生物の培養法で得られたものでした。ペニシリンやほかの抗生物質を作る方法で、これをコレステロール低下薬にも応用していたのです。業界の人々は考えました。『ロバスタチンの副作用は培養法で得られたものが原因だろうか？　あるいはコレステロール生合成を阻害したことによるものだろうか？』。真相はわからないまま、とにかくメルクは臨床試験を中止しました。理由を解明するため毒性実験を行ったに違いない。三共とメルクに起きたことをどう見るか、見方は二つあります。コップの水が半分に減ってしまったという考え方と、半分も残っているという考え方です。前者なら『おいおい、大きな毒性問題があるぞ。安全にコレステロール合成を抑える薬なんかできっこないぞ』、後者なら『もう世の中に開発中の阻害薬がなくなったから、今こそチャンスだ。とにかくこの経路を抑えればコレステロールが下がることは明らかなんだから』。それゆえ問題は、培養法で得られたHMG－CoA還元酵素の阻害薬スタチンの毒性が本当なら、それはコレステロール合成を抑えるというメカニズムによるものではなく、阻害薬の構造に関係しているのではないか、ということでした」

ロスたちのチームは、まだコップに半分水があるという考え方を採って熱心に働き、ニュートンのチームに化合物を送りつづけた。彼らの化合物はほとんどダメだった。もちろんたまには小さな成功はある――化学者に希望の灯をともすには十分のものだ――「今度こそ上手くいくかもしれない」。しかし希望が立ち上ってまもなく、事態は上手くいかなくなり、有望に思えたものは、また新たな失望に変わる。合成化学者の日常ではある。そのことに耐えられなければ、ほかの仕事を探さなければならない。

スタチン・プログラムが始まって二年以内にロスのチームは、ピロール系統と呼ばれた化合物群を発展させている。そのシリーズは有望そうに見えたが、初期の化合物のいくつかが毒性を示したため「保留」とされた。保留とは、化合物がほぼ確実に永久に置かれることになる場所だ。大手製薬会社の研究所では非常に多数の化合物が作られてくるので、ひとたび化合物が後ろに追いやられて、研究者が他の化合物に注意を向けたら、「棚上げのまま」となる。これは業界ではよく知られた事実だ。そのような化合物はまず間違いなく再び日の目を見ることはない。

やがて、ある有望化合物123-588がスリスコビックによって作られた。これは、ピロール系統の化合物ではない。彼はこれを作るのに数カ月の間のハードワークをし、生物系のスクリーニング試験をパスした。この化合物は確かにスタチン・チームのリード候補物質で、世の中に出て医薬品になる予定だった。候補物質はラボでできたというだけではダメなので、大量合成する方法を見つけるのにさらに六カ月苦労した。「我々は123-588に興奮しました」とロスは言う。「しかしなんと、サンド社のジム・ベックが同じアイデアを持っていて、ちょうど我々が大量合成の方法を発見したとき、彼らの特許が公開されました。遅かった。ビジネスの世界ではよくあることで、言っても仕方がないが、我々はがっくりきました」

「その結果、我々は123-588を開発する計画を断念し、グループを再編成しなければなりませんでした」。ロスは続ける。「棚上げしていたピロール系統の化合物は三つあり、二つは毒性がありました。一般に、ほとんどの化合物は体内のタンパク質に結合して作用する。医薬品を作る技術（芸術と言ってもよい）というのは、分子の構造を変え、ごくわずかのタンパク質だけにしかくっつかないようにすることなのです。完璧なのは狙った一つだけのタンパク質にしかくっつかないものです。多くのものにくっつく化合物は毒になる。すべての化合物は、大量に与えれば毒になるのは明らかです。そのときは生命に大事なタンパク質にもくっついて抑えてしまうのだから当然です」

「三つのうち最後のものが後にCI－981というコード名をもらう化合物でした。もしほかの二つに毒性がなかったら、CI－981は見向きもされなかった。しかしそのときは我々の最後の希望でした。もしこいつにも毒性があったら振り出しに戻ることになります。競争相手ははるか前を走っていたので、おそらくスタチン・プログラムは終了したと思う。このとき、一九八八年でしたが、スタチンへの挑戦が始まってもう五年以上が経っていました」

CI－981はプランBだった。プランAはサンド社特許のコレステロール薬に酷似していた123－588である。CI－981はプランAが成功していたら決して顧みられることなく、会社の検体倉庫の棚に永遠に埋もれていただろう。なお、CIはクリニカル・インベスティゲーションの略である。CI－981は、最終的にアトルバスタチンという一般名がつけられ、有名なリピトールというブランド名で知られるようになる。

今までになかった奇跡の薬

プランBが走り出すにあたり、アトルバスタチンは検体倉庫から引っ張り出された。それまで無名だったものが、一気にスタチン・プログラムのリード化合物になった。これが救い出されたということは、会社にはもうほかにスタチンがなかったからだ。

時はすでに一九八八年。ブルース・ロスたちがCI－981につながるピロール系統の化合物を発見してから五年が経っていた。メルクのメバコールが承認されて一年が過ぎ、さらにブリストル・マイヤーズ・スクイブのプラバコールがまもなくFDAから承認されようとしていた（実際は一九九一年）。アトルバスタチンの動物実験の結果は、コンパクチンやメバコールと比べると少しはよかったが、うんとよいというわけではなかった。少しよいというのは十分な結果ではない。会社がこの化合物の臨床試験の結果を得るには、あと数年かかる。そのときまでにメバコールは、アトルバスタチンをうんとリードしてしまう。追いつくチャンスはほとんどないのは明らかだ。メルクだって勝利の栄誉にずっと安んじているわけがない。メルクの研究開発パイプラインにどんな化合物を持っていたかをワーナー・ランバートの人間は知らなかった。すべての主要製薬会社と同様、メルクは競争力ある武器を得るために、自社の製品を改良する方法を常に模索していた。なんと、メルクはもう一つ別のスタチンを持っていたのだ――メルクのゾコールは一九九二年に発売される。

ロスは言う。「この化合物は他と違いが出せないかもしれない、という心配は大いにありました。それに、これが発売されるのはロバスタチンのずっとあとです。八年は遅れそうでした。周りの人間は、売りのポイントは何だと聞く。というのは、もし売り出すのが遅れたら、すでにあるものとほとんど同じでは、医師は処方しないでしょう。そのままだとスタチンの四番手、五番手になる。何でわざわざ遅れてハンディキャップを負わなければならないんだ、と私はいつも言われつづけました」

「パーク・デービスは、ちょうどACE阻害薬キナプリルを高血圧症で発売したところでした」とニュートンは指摘する。「会社はそれを非常に期待していたんですが、上手くいかなかった。競争が激しくて、そこそこ売れただけでした。そう、会社はアトルバスタチンでその二の舞をしたくなかったのです。アトルバスタチンに有利なことはあるか？　安全性の問題もあるし、これをなぜ開発するのだ？　と、周りの人間はたいそう懐疑的でした。そしてもちろん、会社はどこに金を使うべきかという問題もあります。我々にはすべての化合物に金のかかる臨床試験を行うほどの資金がなかったから、どれかを選ばなければならない。思い出してください。当時はファイザーと合併する前で、もっとずっと少ない予算でやっていたのです」

ニュートンは少し休んでから続けた。「一方で我々はこのスタチン・プログラムに多大な時間と努力を払ってきました。それに動物はヒトとは違うのだから、動物モデルでの結果が決定的とはならないとも考えている。ヒトでの試験がよりよい結果を出すかもしれません。こう考えて、次のレベルに進めてフェーズⅠ臨床試験を行うのは妥当だと考えました」

ニュートンの考えは論理的である。少人数のヒトで行われるフェーズⅠ試験は、多くの疑問に答えてくれるだろう。本格的な臨床試験と違い、うんと金がかかるというものでもない。ニュートンはヒトでの試験を行うために、もうしばらく投資してほしいと上級幹部を説得することに決めた。彼は費用を約一〇〇万ドルと算出した。プログラムが約三〇人の研究員を使うほどまでに発展しすでに数百万ドル使ってきたことを思えば、会社はこの薬物がヒトでどう効くかを確認するべきだと思った。

会社の否定論者たちは「効果が小さすぎるし、もう遅すぎる」と反対した。彼らは、これ以上投資するのは金をどぶに捨てるようなものだと言って譲らない。販売戦略部は社内で影響力を持っているのだが、特に声高に主張した。「競争できるだけのメリットがないなら売ることはできない」。彼らから見れば、製品としての魅力、生存力は暗澹たるものだった。

販売戦略部の支持が得られず、スタチン・プログラムには望みがないように思われた。絶体絶命、最後の望みとしてニュートンは、ロナルド・クレスウェルにアピールしようとした。パーク・デービスの研究開発本部長である。「我々は数百万ドル使ってきました」。ニュートンは上司に訴えた。「あと一〇〇万ドルだけ、ヒトに効くかどうか調べるために使いましょう。我々はこの化合物に全エネルギーを使ってきたのです。ブルースと私は上手くいくと確信しています。お願いです、ロン、この化合物で我々と一緒に進んでください」

クレスウェルはじっと聞いていた。研究開発本部長として、可能性ある化合物を臨床試験に進めるかどうかは、結局は彼の決断にかかっている。このあと彼はロスに、会社としてどうやって製造するかを聞いた。なぜなら開発プロセスの化学者としての専門知識から、臨床試験でたとえ上手くいったとしても、競争的な製造原価で原末を作れなければ最終的な成功はないことを、彼はわかっていたからだ。

「臨床試験をするにしても大量の薬物がいることを、はっきり言っておきたかったんだよ」とスコットランド生まれのクレスウェルはかすかなスコッチアクセントで説明する。「ヒトでの試験がいかに重要かはわかっていたよ。真の安全性や耐容性はヒトでの試験から得られるものだからね。ロジャーは非常に熱心だったけれども、これがブロックバスターになる薬だとはだれも思わなかった」

クレスウェルはニュートンの話を最後まで聞いた。そして、一二人の上級幹部からなる検討委員会にこの問題をかけることに同意する。委員会には新しい社長、ルードヴィッヒ・ドヴィンクも含まれていた。彼は後にワーナー・ランバートの会長になる。「幹部たちにスタチン・プログラムについての基礎科学のところを聞いてもらいたかったのだよ」と彼は強調する。「私のモットーは『科学こそ先導役』ということだ。私は新しい化合物の開発を進めるときは、いつも科学が語っていることに基づいて決断してきた」

会議当日は、ロスもスタチンチームの共同責任者としてニュートンについてきた。研究開発棟の会議室はしゃれたものが何もない。窓のない部屋で、キャスターつきの合成皮革の椅子に囲まれた古いオーク材のテーブルがあるだけだ。部屋の雰囲気は二人の科学者をリラックスさせるものではなかった。スタチン・プログラムにかけた長年の苦労の結末は、ニュートンのプレゼンにかかっている。当然、二人は神経質になっていた。しかし後年ロスが言うには、ニュートンは冷静沈着、自信たっぷりに見えたようだ。もちろんこれは、ニュートンの生まれながらにして持っている才能であろう。彼はダイナミックでカリスマ性のある男である。さらにその日の行動にとって重要なことは、機転が利いて理路整然としていることだった。また、プレゼンが始まると、ロスはニュートンがスタチン・プログラムにいる全員の代表として話しているのがわかって満足し、この役に彼以上にふさわしい者はいないと思った。

それは公式の会議だった。検討委員会のメンバーは、自分たちがそこで重大な決断をすることがわかっていて、顔つきは厳しかった。「重苦しい雰囲気でした」とロスは回想する。「ロジャーと私から見れば、彼らが下す決定にはあまりに多くのことが乗っかっていました。スタチン・プログラムにかけた数年間すべてが俎上に載せられているのです。それは我々の命でした」

ニュートンはプレゼンのために立ち上がる前、ロスに向かってささやいた。「心配するな、ブルース。理由もなく我々のプロジェクトを切り捨てるなんてことはさせないよ」

初めにニュートンは、幹部たちに対してあいさつと感謝の言葉を述べた。集まっていただいたことに対して感謝する、また、会社の将来を決めると信じている重要な問題を話し合ってくださることに対して感謝する、と。彼はまた、スタチン・プログラムは多くの献身的な従業員による多くの努力の賜物であることを幹部たちに訴えた。それから彼は動物試験について話し、いかに毒性がなかったかを繰り返す。「これはとてもよいことです」と彼は強調した。「この部屋のだれもがわかっているように、アトルバスタチンはヒトで使ってみるまで、どのように効くかわからないのです。動物モデルからはわかりません。薬物がヒトでどう効くかについて、直接の関係はないのです」

プレゼンのこのポイントにきても、出席者にはあまり反応がなかった。ニュートンはこのことに気がつく。すると彼は、自分でも驚くべき予期せぬ行動に出た。突然、身長一九〇センチの科学者がひざまずいたのだ。そして、訴えた。「皆さんは我々に臨床試験をさせるべきです。それは絶対に正しい。お願いします」

そのときのパフォーマンスを思い出して、ニュートンは言う。

「まるでアル・ジョルソンのものまねのようにひざまずきました。あれは自然と出たのです。幹部たちがもっとはっきり考えられるように、気分をリラックスさせるように、何かしなくちゃならないと、内臓の中の何かが私にささやいたのでしょう。部屋の中にはものすごい緊張感が漂っていました。濃すぎてナイフで切り取られるくらいです。彼らは大きな決断に直面していたのです。私の大演技は彼らをリラックスさせました。最初、みんなそわそわして困った様子でだれも言葉が出ませんでした。しかし笑みが漏れ、続いて笑いが起こりました。この瞬間、私は彼らがこれで話を聞いてくれるだろうと確信しました。

私自身も一緒に笑いました。なぜなら、お願いのためにひざまずいたのではないことを示すためです。しかし彼らは、私がポイントを取るためにはどんなばかでも演ずる、こういうリスクさえ厭わないほど大きな情熱と信念を持っていることをわかってくれたはずです。部屋が静かになってから、私は誠実に一生懸命話しました。『動物モデルでＬＤＬが下がることをお見せします。

この化合物はコレステロール合成を抑制し、我々が望む方向で酵素に作用することがわかりました。さあ、このことがいかにすばらしいか、ヒトできちんと確認しようではありませんか。我々はここまでやってきました。ここはタオルを投げるときではないのです』」

委員会は、アトルバスタチンをさらに進めること、ヒトで試験されることを承認した。

真実の瞬間

会議のあと、クレスウェルはニュートンとロスに向かって「君たちの望みどおりになったな。さあ、志願者に投与するぞ。データがストップしろと言うまで、我々は行かせるつもりだ」と、しばしば使う自分のお気に入りの表現で言った。

「その約束ほど嬉しいものはありませんでした。これ以上何もいりません」とニュートンは言う。「我々はもともとこの化合物を信じていました。初めから負けるものに会社が金を使うなんてことは、我々だって望んでいませんせん」

ヒトでの最初の試験は、ワーナー・ランバートの従業員二四人が志願して飲むことで行われた。最初の試験はすべてそうだが、一人ひとりの様子が慎重に観察された。「本当によかったことの一つは、LDLを下げることがわかるのに、わずか二、三週間しかかからなかったことです」とロスは言う。「もしこれがアルツハイマー病の薬だったら、何年間も効果がわからない。しかし、リピトールの場合、ＬＤＬが下がるのを測ることができて、手に入る他のスタチンと比べてどうかということもわかった。すぐに確認できたのは本当に幸運でした」

二四人の従業員ボランティアの試験は、一〇ミリグラム投与群ではＬＤＬが三八％下がった。これは競合品の推奨最大投与量の効果と比べて、同等あるいはそれ以上だった。八〇ミリグラム投与群ではＬＤＬが五八％も低下し、他のスタチンのどの投与量より約四割も強かった。

しかし二四人というのは非常に少数で、もし、もっと多人数の患者で試験をすれば、強烈に都合の悪いことが出る危険性も常にある。たとえば、二四人では副作用が出なかったかもしれないが、五〇人に一人、一〇〇人に一人でも出れば、特に致命的なものだったら、おしまいである。

一九九二年までに、ブリストル・マイヤーズ スクイブのプラバコールとメルクのゾコールは大いに売上げを伸ばし、さらに多くの会社がＦＤＡからスタチンの承認を取ろうとしていた。そこで会社は、臨床試験を計画するにあたりイチかバチかの賭けに出た。すなわちパーク・デービスは初回一〇ミリグラム、非常にコレステロールの高い患者に対しては八〇ミリグラムの投与量を設定したのだ。「それは最低投与量でもＬＤＬ低下作用で他社に勝とうとしたんだよ」とクレスウェルは言う。「私はデイブ・カンターならやってくれるだろうと信じた。ほかより低い量からスタートしても、その量で競合品よりＬＤＬ減少の大きな効果を示せば、すべての者にわが社がすばらしい製品を持っていることを知らしめることになる」

しかし当時は、市場が一段と強力な低用量薬剤を求めているという保証はなかった。実際、低すぎるコレステロールは心臓病以外の死亡率を上げるという一九八〇年代の研究などから、九〇年代初めの医師にはコレステロールをあまり強く下げることに慎重な者が多かった。クレスウェル自身、その数年前に心臓手術を受けていたが、ＬＤＬはメルクのスタチンで中程度まで下げているだけで、彼の主治医からは、マーケットはさらに強い薬剤は必要としていない、とアドバイスされていた。八〇ミリグラム投与の戦略も危険な賭けだった。もし無視できない副作用が見つかったら、低用量でのデータまでイメージが悪くなり、そして会社は一〇ミリグラムのデータだけを持って市場に出ていくことになる。

しかし、大規模試験の結果は、正しかったことを証明する。一九九四年一〇月、彼らはモントリオールでの学会で、アトルバスタチンのヒトでのデータを初めて公式に発表した。そのデータにメルクの幹部は大いに驚き、ターボスタチンと呼んだらどうかと言ったほどだった。

もう一つのフェーズⅢの試験では、すでにあるトップのスタチンと一対一の勝負を仕掛けた。会社の営業部門がこの試験を希望したのだ。これは危険な戦術である。また業界でもそれほどあるやり方ではない。なぜなら、もしリピトールが競争相手よりよいというデータが出せなかったら、ＭＲが医師に対して、今使っているものから自分たちのものに取り替えてくれと言うのは無理だからだ。会社にとって幸運だったことに、リピトールは大成功で試験をパスした。

一九九五年、クレスウェルはＦＤＡ承認前使用という特別プログラムに個人的に登録した。一日二〇ミリグラムの投与で、彼のＬＤＬは一六〇から九〇に下がり心臓病患者の目標値を下回った。「ミシガン大学病院で私の担当医が以前、『何で君の会社は今さら新しいスタチンを出そうとしているんだい』と言ったんだよ」とクレスウェルは言う。「私は彼にＬＤＬが九〇になったことを知らせたくて検査結果をファックスした。そうしたらすぐファックスが返ってきた。『君の勝ちだ！　いいものを作ったな』と」

その頃、ワーナー・ランバートの最高業務責任者（ＣＯＯ）エドワード・ルードヴィッヒは、アン・アーバーで月例の製品戦略委員会に出席していた。彼もまたリピトール臨床試験に患者として参加していた。「今日、結果をもらったよ」。彼は誇らしげに皆に言った。「私のＬＤＬは一八〇もあったのに、今は一〇〇だ」

その場にいたカンターはすばやくペンを取って封筒の裏に計算し、ルードヴィッヒのＬＤＬは約四〇％低下したことを確認した。

「言いたくないんですが、リピトールを飲んだ患者の半数は、あなたより効いています」

「もう一度言ってくれ」

「四〇％の低下です。一〇ミリグラム投与の患者のちょうど平均値です」

ルードヴィッヒの顔つきを見ると、彼がようやく四〇％低下の意味するところを理解したようだ。カンターは回想する。「そう、彼は自分が非常にすばらしい経験をしたと思っていたのだ。そして『何が言いたいかわかったよ』と言った。それは『なるほど』といった感じだ。驚くべき治療効果と思っていたのが実は当然のレベルなのだと、個人的に理解したようだった」

カンターは長期試験はしないほうがいいと決めていた。

「結局、我々は頭を使って違うことをしなければならなかった。我々が一番に関心を持ったのは、

FDAを説得してスピード審査を得る方法を探すことだった。スピード審査は未だ治療法がないような疾患に対する薬などに受ける資格があり、もしこれに乗れば、発売までの期間を少なくとも六カ月は短縮できる。

一九九三年初め、我々はFDAに行って、『この薬はすばらしいんです。とてもよいからほかのスタチンとの比較データを能書きに入れたい』と相談した。

こう言うと、担当官は皆目を開き、頭を振って『それはできないだろう』と言う。

私は『いや、十分価値があります。じゃあ、どうすればいいですか』と聞いた。

担当官は『やらなければならないのは、そうだな、明らかに違うことを示す長期比較試験が必要だ』と言う。彼らの注文は負担が大きくてとてもできない。我々はただサンキューと言っただけだった。そのとき我々は厚かましくもまた言った。『やはり、このクラスのほかの薬とは違うということを能書きに入れてみたいんです』。今度は彼らは笑い出した。

『そうかい、じゃ、今度来るときは、心臓疾患での死亡率を下げるというデータを持ってきてくれ』。彼らはもちろん当時、そんなことは不可能だと知っていたわけだ。そのとき彼らは付け加えた。『あるいは、もし家族性高コレステロール血症に効くというデータを持ってくれれば……』」

家族性高コレステロール血症というのは、一〇〇万人に一人という稀な遺伝性疾患である。この病気の患者はLDL受容体を作る遺伝子を持たず、コレステロールを体内から回収する能力がない。両親から一つずつもらった二つの染色体の、両方ともこの遺伝子を持たない子供は症状が重い。彼らのコレステロールレベルは普通六〇〇を超える。一〇歳になる前に心臓病で死亡する。

もし生き長らえても、心筋梗塞になったり、心臓バイパス手術が必要となったりする。処置しなければ平均寿命は一四歳である。今までの研究では、この病気は主にカナダのケベック、レバノン、南アフリカに多いことがわかっている。

「我々は顔を見合わせ、そして言った。『そのことをはっきりさせてください。もし我々の化合物が家族性高コレステロール血症に効くことを示せば、優先審査をしてくれますか？　こう理解していいですか？』

『そうだ』と彼らは答えた。おそらく、そんなことはできるわけがないと思ったのだろう。

そのあと我々はすぐに南アフリカの研究者に連絡をとった。彼は自分が診ている四人の子供に試験をしてみると言ってくれた。我々は四人に投与して、その結果は良好だった。そのデータを持ってＦＤＡに行くと治療計画の申請書を出せと言う。治療計画は特別な申請書の形をとるのだが、我々が非常に限られた患者――普通、希少疾患の患者――を治療すること、患者に治療費を払わせることができること、などが規定されているのだ。もちろん我々は治療費を請求するつもりなどない。ただ、治験薬申請書（ＩＮＤ）の書類を揃えたかった。二週間半ほど経って、ＦＤＡは我々のＩＮＤを承認した。しかし、四人の患者では少ないと注文をつけてきた。彼らによれば四〇人いれば十分だというので、我々はそのとおりにする、と返事した。このあと我々はすぐにこの病気の多いケベックと南アフリカに飛んで、そして医師たちはリピトールで子供たちの治療を開始した」

カンターは立ち上がって机の後ろから戸棚まで歩き、子供たちの写っている一枚の写真を取り出した。その写真を指差しながらやわらかい声で言う。「この試験が終わったとき、世界中で協力してくれた子供たちをディズニーワールドへ連れていったんだよ。彼らが我々のためにしてくれたことに対する感謝の気持ちでね。この写真の何人かはもう亡くなってしまった」。彼は一人ひとりを指差して言った。「このちっちゃな男の子は三歳だった。それからこの子は、何回も心臓発作を起こしてバイパス手術を受けている。我々は彼らの全員を治してやることはできなかった。しかしリピトールのおかげで、少しは長く生きることができたんだ。リピトールができる前はどんな薬も効かなかった。我々は二〇%から二五%、LDLコレステロールを下げることができた」

家族性高コレステロール血症に対するこの臨床試験のおかげで、研究者はコレステロールの生物学的側面についてより深く理解できるようになった。普通の心臓病は中、老年期に起き、原因は遺伝的なものだけではなく、体重やライフスタイルなどもあるが、家族性の心臓疾患は幼児期にコレステロールが高すぎることで起きるのが明らかになった。

最初にヒトで試験をするとき、会社は賭けに出た。大きな見返りのために支払うリスクだった。その「賭け」でヒトに効くことを示しただけでなく、LDLを低下させる点で他のどの薬よりも強いということを明らかにした。リピトールがその最低用量でも、ライバル品の最高用量よりもよく効いたことは、特に強い印象を残した。ロスの言葉によれば、「明らかに我々のものは、ほかと違うと感じさせる」ものだった。

リピトールはFDAの優先審査に乗り、会社は一九九六年六月に新薬承認申請書（NDA）を出した。その約六カ月後、一二月一九日、リピトールは承認される。

カンターは臨床試験をこう総括した。「我々企業にいる者が、臨床試験に関して言う諺がある。『違いに関して、真に違ったものであるために、違いを示す』だ。そう、もしリピトールが普通のスタチンだったら差を出せない。しかしリピトールの場合、飲んだらすぐわかった」

製造の問題

リピトールの大量生産にはクリアすべき大きなハードルがあった。ロスの最初のリピトールは、化学者が言うところの左手型、右手型の両方が混じっていた。しかし体内のターゲットには左手型だけがくっついて酵素を抑え、コレステロールを下げる。作用のない右手型はフィットしない手袋になるだけだ。

ロスたちは、このことがメルクやブリストル・マイヤーズの競合品に比べて、自分たちの化合物を弱くしてしまうのではないかと心配した。ライバルたちの化合物は天然物で、作用のない不活性型は含んでいない。さらに、大量の不活性型は副作用を起こすことも考えられ、FDAの承認を危うくする。「患者は、自分にとって何の役にも立たない五〇％の化合物を代謝処理しなくてはならない。これは負担にもなります」とロスは説明する。

一九八六年の第三・四半期、生体の薬物利用率を上げるため、CI－981の左手型と右手型を分けることが決定された。八七年八月までにロスのチームが分離に成功する。この薬が全体として成功するためには必要な、大事な達成だった。彼らの成功は、なぜリピトールが市場で最もよいスタチンになれたかという理由にも大きく関係してくる。それまでのインビトロ実験、あるいは動物実験ではわからなかったが、左手型は、ヒトでは、ほかのスタチンより長い半減期を持つことがわかったのである。このことは体内により長く残り、作用しつづけることを意味する。

その頃、一つのチームがつくられ、ロスのもとで商業的に生産する方法の検討が始まった。彼らの課題は左手型だけを大量に作ることだった。「原子の立体配置を狙ったものにするという不斉化学の合成手法は、その頃ちょうど世の中に出てきていた」とジム・ゼラーは言う。彼はミシガン州ホランドのスケールアップ研究が行われた施設の化学者である。彼らは多くのプロセスを数カ月間試験した。しかし、どうしても右手型ができる副反応が起きるのだった。

「製造部門の人間が合成ルートを初めて見たときのことは、よく覚えています」とロス。「この工場の歴史で、今まで作られたどの薬より難しいだろう、と彼らは言いました。この化合物を商業的に合成する方法は、確立するのに二年かかりました。商業的な生産では普通、化合物を初めて作ったときとはまったく別の方法をとります。大量合成のときにはいろんな事情があるのです。使える溶媒は違うし、安全性の問題も違う。反応に使える温度にも制限がある。もちろん反応装置も違う。問題は非常に複雑です。合成化学者として、化合物の発見段階が過ぎれば私の仕事は普通は終わり、よくある場合はほかのプロジェクト、次の化合物の開発に移ります。ところがこのときは、製造部門のアドバイザーとして働くことになったのです」

上手い反応を求めて世界中の情報を調査したあと、彼らは液体窒素でマイナス八〇度にして反応させるという鉱脈を掘り当てた。原料から最終化合物まで三週間かかる製造工程では、一〇〇％左手型だけができるようになった。

「これはラボで少量作るときは簡単な例です。ラボだとイソプロパノールやアセトンにドライアイスを入れて、割と簡単に低温まで持っていける」とロス。「少量ならできますが、工場での大量合成には使えない。こういうことは開発過程での化学部門の挑戦すべき課題として常にあります。もしラボで行われたことをトン単位で安価に合成する方法に『翻訳』できなければ、『元気のいい』医薬品にはならない」

カンターは、アトルバスタチンの製造過程を自動車製造にたとえる。「一番退屈なやり方は、車が生産ラインを動いていくときに小さな部品まですべてを一つずつはめていくやり方だ。一番効率的なのは、『集中させる』ことだ。たとえば、エンジンとトランスミッションは一カ所で別々に完成品まで造り、出荷する。車体や電子ユニットなども別の場所で造る。この方法だと、すべての小さな部品一つひとつを集めるのに対して、生産ラインには比較的少数のパーツが集まることになる。これと同じように、我々は外部の委託業者に難しい部分を合成してもらうことにし、自分のところではそれらを化学結合させて全体の分子になるようにした。

我々はリピトールのＦＤＡ承認の二年前に製造工場の建設を始めた。建設費用に加え、原料、包装設備、配送関係などに多くの資金を使った。そう、ＦＤＡが承認したときはすぐにでも薬局に配達できるように。最後の勘定書が来たとき、会社は、製造設備、原料、在庫品などに二億ドル以上投資していた。一九九七年一月にリピトールが発売され、最初の処方箋が出される前のことだ」

予想を超える

ブルース・ロスはある会議で会った赤い髪の女性を思い出す。旧ワーナー・ランバートの営業部門の女性で、彼のところにやってきて「私たちは祈っているわ。あなたたちがいつの日か売れるものを作ってくれることを」と言った。それは九〇年代初めだった。ちょうど最初のヒトでの結果が入ってきた直後である。「彼女の名前を思い出せたらなぁ。そうしたらリピトールを渡すことができる今、彼女がどう思っているか聞けるんですが」と微笑む。

最初のヒトでの試験結果が得られたあとでも、リピトールが後にあれほど成功するとはだれも予想しなかった。「八〇ミリグラム投与でLDLコレステロールは六〇%減りました」。ロスは言う。「どのスタチンよりも強い。それでもわが社の営業部門は、全世界での売上げを三億ドルと予想していました」

ワーナー・ランバートは最初から、ほかの製薬企業との共同開発を希望していた。ヒトでの試験が始まる少し前、デビッド・カンター、ロジャー・ニュートンと数人の幹部がフィラデルフィアに出張し、ローム&ハース社の幹部と会った。「我々は彼らの化合物、ダルバスタチンが開発の初期段階にあることを知っていましたが、我々の化合物でこちらと協力するかもしれないと思っていました。でも彼らはアトルバスタチンを丁寧に押し戻して、自分たちのスタチンでもう少し頑張りたいと言う。そのわずか二、三週間後、わが社のボランティアによる最初のヒトでのデータが公になります。一方、ローム&ハース社のダルバスタチンに問題が起き（彼らは結局開発を中止した）、我々ともう一度会いたいと言ってきました。しかし、我々は彼らに、もう遅い、もう共同開発の申し出をすることはない、と伝えました」

ワーナー・ランバートはほかの製薬企業、特に強い販売組織を持つ会社との提携を希望していた。パートナーを探しているという情報が知れ渡ると、いくつかの会社が興味を示してきた。その中で、この業界随一という販売組織を持つファイザーが選ばれた。「まだ社内には懐疑論者がいました。一九九七年までにはスタチン・マーケットは飽和してしまうので、リピトールが出てもそれほど売れるわけがないだろうと言うのです。何人かはアトルバスタチンを『ミー・ツー（ものまね）』ドラッグと呼びました」とロスは言う。「社内の営業の人間は、これが年に一〇億ドル売れるなんて夢にも思いませんでした。それでわが社の幹部がファイザーと提携の契約をすると き、ライオンズ・シェア、すなわち利益の多くをワーナー・ランバートに、そして売上げ一〇億ドルを超えたら利益をファイザーに高配分するという形にしたのです。そのときはわが社の経営チームは、ファイザーの目を上手くごまかしたと考え、いい契約をしたと信じたようでした。しかし、蓋を開けるとリピトールは、製薬業界の歴史始まって以来最速で一〇億ドル商品となってしまいました」

一九九七年初めというリピトール発売のタイミングは、これ以上ないものだった。メルクやブリストル・マイヤーズ スクイブによる大規模臨床試験は、医師に〝スタチンはよい〟ということを浸透させ、一般人もコレステロールを下げることは心臓病によいという事実をよく教育されてきていた。また、ファイザーは競争力ある値段に設定し、低用量での強さは医師の関心を引く販売キャンペーンになった。さらにリピトールに関する多くの総説、解説が出版されていた。結局多くの医師は、リピトールのMRに会う前に、購買意欲を高められていたのだ。リピトールが発売されたとき、あるMRが医師を訪問し、プレゼンの前に数パックを取り出した。「その医師は箱をつかんでがばっと開け、一錠取り出したと思うとパクッと口に入れたのです。『もう数カ月、待っていたんだよ』と医師は言いました。『私自身がこの薬を欲しかったんだ』と」

＊　＊　＊

普通、製薬業界における習慣として、MRは医師に薬のサンプルを渡し、医師はそれを患者に与える。無料サンプルを渡す理由は、できるだけ早く患者に新しい薬を使ってもらうと同時に、医師も早くその効果を観察できるからである。リピトール発進にあたって五〇万人、一カ月分のサンプルがMRに配られた。「発売して最初の三週間で、すべてのサンプルがなくなってしまった」とカンターは言う。「私はまだプロジェクトのリーダーだった。そしてそのとき突然、臨床試験で五〇〇〇人の患者にテストした薬が、今、五〇万人が飲むことになっていることに気がついた。五〇〇〇人での試験はたいへんな労力を要したのに、五〇〇〇人から五〇万人へはわずか

二、三週間のできごとなのだ。そう、私は押しつぶされるほどの責任感を感じた。高いところから飛び降りるときに息を呑むようなものだ。なぜなら、もし稀な副作用が出たら、そう五〇〇〇人の試験では見つからなかった五万人に一人の副作用だ。五〇万人いれば一〇人見つかる。短期間で一〇例の重い副作用が出たら、この薬の回収ということになる。好運なことにそれは起きなかった。本当によかった」

リピトール発明者のブルース・ロスも、五〇万人分のサンプルが出たと聞いて息を呑んだという。「臨床試験はよくコントロールされた条件のもとで行われ、患者は注意深く観察されているのです。ところが、ひとたび薬が大衆に使われたら、患者も医師も慎重でなくなる。彼らはその薬に対して教育もされていない。患者はいろんなやり方で投与され、このことは事情を複雑にしてしまう。何百万人もがその薬を初めて使うとなれば、販売して二、三年経たないと、何が起こるか予測するのは難しい」

＊　＊　＊

一九九四年におけるリピトールの売上げ予測は、発売五年後で年間二億五〇〇〇万ドルだった。この予測は発売されてからも修正されなかった。ところが発売された年は八億五〇〇〇万～八億六〇〇〇万ドルの売上げがあり、一二カ月では一〇億ドルを超えた。発売一二カ月で一〇億ドルを超えた薬は未だかつてなかった。

「予想がはずれたことで苦労したことを想像してみてくれ」とカンターは言う。「大成功の物語の一つは、製造部門が、棚の最後の箱がなくなるまでに数時間しかないという状況に、どうやって耐えられたかということだ。在庫がなくなるまでに一回の工場操業分しかないというときがあった。毎週、毎週、売上げは急速に伸び、注文書の来ない日はほとんどなかった。

在庫がなくなることは、FDAに対してよい印象を与えない。しかしもっと悪いことは、そのような在庫不足は、製薬会社に対する信用を傷つけるということだ。カンターが強調する。「患者が医師に『あなたは処方箋を書いてくれたけれども、私が利用している薬局ではこの薬を買えなかったよ』と言えばどうなるか？　これは、どの製薬会社も避けたいことだ」

競争相手もまた驚いた。会社は優先審査を申請したことを、決して薬業界、あるいはマスコミに流さなかった。その結果、彼らはまったく戦略を準備せずに、リピトールの華々しく出回る評価文書に対処しなければならなくなる。「奇妙なことが起こった」とカンター。「他社のMRが自社の製品の説明をするときに、リピトールのことも話題にしたのだ。それでわが社のMRが医師を訪問したときは、医師は『やあ、どこそこの会社の人がリピトールのことを聞いてきたよ。私も興味があるね。ちょっと教えてくれよ』などと言われたのだ。おかしなことだが、競争相手が医師に尋ねたことで、リピトールへの関心が高まったのだ」

合併

ワーナー・ランバート社の株主は、株価が上がらなかった一九九〇年代前半から我慢して株を持ちつづけていたが、ようやく報われた。彼らはリピトールの信じられないほどの成功で、投資額に対してすばらしい見返りを得た。しかし、投資家たちが会社の繁栄がずっと続くものと期待し、そうではなくなるときが来ると、あまり大きな成功はかえって災難をもたらす。製薬業界においては、ブロックバスターの医薬品が特許切れとなり、多くのジェネリック薬品のメーカーが恐ろしく安い値段で製造販売を始めたときに起こる。リピトールの特許は一九九三年に発効したから、二〇一〇年の終わりに切れる。

「一九九九年、ある研修のときに、『リピトールの特許が切れたとき、ワーナー・ランバートは独立してやっていられるか？』という質問が出された」とカンターは説明する。「我々の関心は、このような大きな成功は、最終的に会社をダメにしてしまうかもしれないということだった。上級経営幹部が出席した会議で、もしリピトールの売上げが全体の二五％程度なら会社は生き延びられるだろう、という結論を出した。その当時、わが社の年間売上げは五五億ドルだった。リピトールは九七年に一〇億ドル、九八年は二二億ドルを稼いだ。五〇カ国で発売され、アメリカで処方されるコレステロール低下薬の三四％のシェアを持つまでになった。ピーク時売上げはどれくらいだろうとの質問が出たとき、ある幹部は『四〇億ドル程度は可能だと思う』と答えた」

「別の経営幹部が『リピトールに関して、我々はしばしば誤った判断を、すなわち可能性を過小評価してきた』と言った。『うんと思い切ったファクターをかけて、そう、六〇億ドルくらいいくんじゃないか?』」

「テーブルの何人かは笑ったね。『そうか、まあ六〇億ドルという数字を言うのは自由だ。しかしそうなる確率は非常に低いよ』

『もし我々の二五%ルールを適用すれば、リピトールの特許が切れるまでに全部の製品で二四〇億ドル売れるようにならなければならない。残りの一八〇億ドルはどこからくるんだ?』

部屋はシーンとなった。我々は一九九六年頃には年間総売上げ二二億ドルの製薬会社だったことを、よくわかっていた。それが九九年に五五億ドルに急成長したのである。わずか数年前のこれらの数字、それから現在の研究開発費を考えると、リピトールの成功はわが社をすっかり変えてしまったことを意味していた。我々がほかの会社との合併を考えるようになったのは、こうした事情からである」

一九九九年のリピトールの売上げは四〇億ドルであり、ワーナー・ランバートの総売上げの六〇%を占めた。そして二〇一〇年までに一〇〇億ドルに達すると予想した。ワーナー・ランバートにとって合併相手を探す必要があることがはっきりしてきたとき、ファイザーとアメリカン・ホーム・プロダクツが候補となり交渉が始まる。入札競争の末、ファイザーが約一〇〇〇億ドルでワーナー・ランバートを買収することが決まった。二〇〇〇年二月二日のことである。製薬業界史上最大の買収劇であり、二社合わせた売上高は二八〇億ドルであった。

「我々はリピトールで、ファイザーとすでにパートナーシップを持っていた。これは、最もよい選択だったと思っている」。カンターは強調する。「すでに関係があったおかげで合併はスムーズに進んだ。ファイザーは我々と違う考え方をすることも、合併でわかった。どこが違うって？彼らは大きい。ダイナミックな考え方をするんだ」

資料として述べると、リピトールは二〇〇五年に一二〇億ドルの売上げに達し、ファイザーの総売上げ五四〇億ドルの二二％を占め、この会社を世界一にする原動力となっている。二〇〇六年の研究開発費は八〇億ドルと推定されている。

次は何だ？

ロジャー・ニュートン。リピトールの共同発見者であり、リピトールの親とも呼ばれる男であるが、彼は違った方面に歩き始める。覚えているだろうか。彼は、リピトールを最初にヒトにテストするにあたり、幹部たちの検討委員会で一〇〇万ドルの資金をなんとか出してもらうために、ひざまずいてまで嘆願したことを。ワーナー・ランバートの経営陣に重大な決断をするよう仕向けたのは、彼の信念ある説得だった。拒否されていたらスタチン・プログラムは消滅し、今日リピトールも存在しない。彼の仕事に対する情熱は本物だったから、彼のプレゼンは経営陣を揺り動かした。ニュートンは強い信念の持ち主だ。決して妥協しない信念である。

ニュートンの頑固な信念は、彼をして一九九八年七月、ワーナー・ランバートを去らしめ、アン・アーバーに本拠をおくバイオベンチャー、エスペリオン・セラピューティックス社を設立させた。どうして自分自身で起業しようと決断したのかと尋ねられると、「ワーナー・ランバートでは妥協しているポジションにいるなと感じたからです。私は会社がリピトールを発売したあと、HDLを上げるような薬にフォーカスするべきだと信じていました。HDLプログラムが次なる有望なステップだというのが私の持論でした。これが我々の動脈硬化医薬探索グループの向かうべき方向だと考えたのです。経営層に私の持論を聞いてもらうため、三回アプローチしました。しかしそのたびにがっくりきました。ストライク三つで三振というルールに従って私は退職し、HDLを上げる薬を作るために自分自身で会社を始めたのです。私はワーナー・ランバートで一八年過ごし、それはすばらしい職場でした。しかし動くにはちょうどいいときで、私はよい条件で退職しました。マイク・ペイプ、トム・リー、チャーリー・ビスゲイアが、動脈硬化グループから私についてきてくれた三人の仲間です。我々はベンチャーキャピタルから一六〇〇万ドルを集めて出発、走り始めました。我々のゴールは総合的な完全な製薬会社になることです」

二年後の二〇〇〇年八月、エスペリオン社は株式公開を果たす。このとき会社は製品を一つも持たず、さらに言うなら臨床試験中のものが一つあるだけだった。投資家たちは純粋に希望と推測で株を買ったのだ。

エスペリオン社の高分子探索プログラムは、心筋梗塞患者のHDL療法という新しい治療法を開発、発展させることを目的としている。その治療法は、遺伝子組換えで作るアポA－1に似たタンパク質とリン脂質の複合体を使うものだ。エスペリオン社で開発されているこの薬はETC－

216といい、組換え遺伝子で作ったアポA－1ミラノとリン脂質からできていて、肝臓や小腸から分泌されるHDL粒子と同じ働きをする。このアポA－1変異体は、約三〇年前、北イタリアのリモーネ・スル・ガルダ村に住む四〇人の健常人グループから見つかった。彼らはHDLが非常に低く、本来なら心臓疾患の危険にさらされているはずなのに、きわめて健康な生活を謳歌していた。詳しく研究すると彼らのアポA－1はアミノ酸が一つ置換されていた。それで、この変異体はアポA－1ミラノと名づけられたのだが、この名は研究したイタリア人ドクター、セザール・サルトリとガイド・フランセシーニの研究室があったミラノからきている。

エスペリオン社がクリーブランド病院で行った小規模の臨床試験では、急性冠症候群の患者をランダムに分け、ETC－216を静脈内に投与した。この試験で、ニュートンによれば「週一回の注射を五回することにより、初めて動脈硬化巣の縮小が可能だということを示しました」。HDL療法は動脈内壁の硬化巣からコレステロールを引き抜き、コレステロールの逆輸送を促進する。これは、動脈硬化の革新的治療法になるかもしれない。

ワーナー・ランバートとファイザーの合併、リピトールの大躍進のせいか、彼の昔いたところにも変化が起きていた。コレステロール低下薬チームが、LDL低下作用とHDL増加作用を併せ持つ複合製剤の開発を始めたのである。ニュートンは言う。「我々はずっとワーナー・ランバートの昔の同僚と連絡をとっていました。我々がやっていることに関して、彼らはサイエンスでは常に同じレベルでいましたし、その逆でもありました。クリーブランド病院で行ったETC－216の試験結果を公表したとき、ファイザーは我々の開発したHDLコレステロール逆輸送療法の計画に興味を持ってきました。なぜならそれは、ファイザーがアトルバスタチンとトルセトラピブの複合製剤でやろうとしていたことの補完になるからです」

どうしてエスペリオン社をファイザーに売ってしまったのかと尋ねられたとき、ニュートンは今、エスペリオンの社長兼CEOだが、こう説明した。「我々には株主から任された責任がある。ファイザーは一三億ドルの金額を提示しました。これは当時の二〇日間の平均株価に五五％上乗せした金額です。我々は株主のために気を使っていました。取引は二〇〇三年一二月二一日に告示され、二〇〇四年二月上旬に完了しました」

ちょっと話を切ったあと、ニュートンは付け加えた。「ほかの会社で、我々のところとこんなにぴったり合うところがあると思いますか？　私はファイザーにもワーナー・ランバートにもたくさん知人がいる。だってリピトールが発売された頃、両方の会社から集められたグループで働いていたんですから。それにファイザーの頭脳はすごい。徹底的に開発するためのリソース、このプロジェクトを進めるための深いポケット（資金）も持っている。あそこは循環器病領域の医薬品で世界のリーダーです。このことは、次の成功と株主へのリターンの可能性を明らかに高めています」

深いポケットに関して言うと、トルセトラピブという薬がリピトールとの合剤として開発されている。フェーズⅢ試験が終わるまでにファイザーは臨床試験に八億ドル使うだろうと試算された。二万五〇〇〇人の患者での試験である。「八億ドルと言えば、いくつかの製薬会社とほとんどのバイオ会社にとっての全研究開発予算より多いですよ」とロスは絶叫気味に言う。「ワーナー・ランバートでのリピトールの臨床試験にかかった費用なんて、これに比べたら微々たるもんです。まったく違う。そうでしょう?」

リピトールによってLDLが下がれば、HDL療法の効果も増強される。動脈硬化巣を小さくすることと、進行を止めることを組み合わせれば、心臓病の罹患率、死亡率を減らす上で大きな効果が期待できる。ファイザーは、コレステロール薬の「兵器庫」にリピトール、トルセトラピブ、ETC-216を蓄え、その市場における優位性は当分盤石である。

仕事に満足する喜び

二〇〇三年、ブルース・ロスはエッセレン賞を受賞した。アメリカ化学会の東北支部で最も名誉ある賞の一つだ。推薦文には、「リピトールは製薬産業の歴史の中で最も多くの命を救う力がある」と書いてあった。「これは数千万人がこの薬を飲んでいるという事実に基づく」と文章は続いている。ロスは言う。「普通、賞なんて、毎日の仕事をしているときは考えません。どうやってこの化合物を作ろうかと考えたり、そのかわいい薬を会社組織の中でなんとか進めていけるよう交渉したり、あるいは発売まで行くだろうかなどと自問し続けたり、こういうことに集中していたらそんな受賞などは考えないものです」

医学研究の世界では、多くの人々が薬を見つけるためにラボで長時間こつこつ働いているが、彼らを動かしているものはお金ではない。それは命を救い健康を届ける重要な仕事をしているという意識かもしれない。たとえばロジャー・ニュートンはファイザーがエスペリオンを買ったとき、かなりのお金を手にした。そのとき彼は若くして引退し贅沢でのんびりした生活を送ることもできた。しかし彼はそうはしなかった。その代わりにニュートンはエスペリオンの上席副社長、取締役として長時間働くことを選んだ。彼が毎朝起きて仕事をするモチベーションは、今までとずっと同じである。彼は、他人のためになる新しい薬を発見し、開発していくのが楽しいのだ。

今日、ロジャー・ニュートンはもう一つ熱中するものを持っている。それは人間の能力、健康、そして環境にフォーカスして彼が設立した家族基金だ。彼はエスペリオンの売上げから得る粗収益の二五%を基金に入れる。基本的に基金は彼の研究者としての仕事の延長である。彼は、他人の幸福に貢献するために自分が地球にいると信じている男なのだ。

「虹の端っこには、金の壺が埋まっていると言います。しかしそこに到達することはできない。この古い格言はあることを考えさせてくれる。大切なものは金の壺ではないということです」とニュートンは言う。「大事なことは、壺を見つけるまでの道のりです。そしてそこで会う人たちです。これは人生で何をするときでも持っているべき財産になる。私にとって、それは一緒に仕事をした人たちや成功を助けてくれた人たちに対する、尊敬の心でもあります。それが我々の財産なんです。私は恐ろしく幸運でした。あの成功の一部に関係することができたし、多くのすばらしい人たちと仕事ができたし、あの奇跡を起こすためには必要だった経営陣の応援を得ることもできました。

リピトールでの成果は、間違いなくチームの努力によるものです。個人では絶対にできなかった。ここではだれも孤立していません。もう一度古い格言を出せば、『成功には多くの父親がいる。失敗にはだれもいない』ということです。多くのすばらしい人々と仕事をすることで得られる満たされた気持ちは、すばらしいご褒美だと思う。これはまた、現場で日夜奮闘している作業での、人間らしい側面でもあります。

製薬業界には、世界の他のどの業界よりも失敗が多くある。熱心な研究者が夜中まで居残り、あるいは週末に、人の命を救うかもしれない何かを発見しようといかに努力しているか世間の人々は知りません」

ニュートンは続ける。

「そういう中で、我々の仕事に意味を与えてくれるもの、つまり大きな困難にもかかわらず長時間の労働に我々を駆りたてるものは何だと思いますか。それは、我々の薬を飲んだ人が個人的にどういう意味があったか、感謝の気持ちを述べてくれたときに得られます。

一九九八年の初め、リピトールをオーストラリアで発売するとき、私はシドニーのホテルの大きな部屋で三〇〇人ほどの医師を相手に話をしました。講演が終わると、一人の男性が女性を連れて私に近づいてきました。そして、いきなり大きな熊のように私を抱きしめたのです。彼は四五歳、両親とも四〇代に心臓病で亡くなったらしい。彼のコレステロールはチャートからはみ出すほどだったのが、リピトールを飲んで正常値に近いところまで下がったそうです。

『私はシドニーでの臨床試験でリピトールを飲んだ。そして私の医者は、あなたがここで講演することを教えてくれた。それでここに来た。一度あなたの手を握り、個人的に感謝したかった』と彼は涙目でした。

『わかるかい、先生。私は老後に備えて一ペニーすら貯金したことはなかった。なぜなら、両親と同じように早く死ぬとわかっていたからだ。そんなときリピトールを飲み始めた。今は老後のために貯金をしている。そしてこの美しい女性に出会った。今は私の妻だ。この薬がどんなに私の人生を変えたか言い尽くせないよ』

彼がこう話したとき、私は急に体の中から何かが込み上げてきて、涙があふれてきました」

ニュートンはやわらかい声で言った。「このとき突然、大変だったすべての仕事、実験室で過ごした長い週末、深夜の日々、これらすべてが意味を持ってきたのです。こう感じるには、たった一人の例で十分なんですよ。もちろん、あなたがその一人になるかもしれません」

ファイザーの歴史

一八四八年、二人の「ファイザー」がドイツのルドヴィグスブルクからアメリカに渡った。二四歳のチャールズ・ファイザーとその従兄弟、二八歳のチャールズ・エアハルト・ファイザーである。彼らはそこそこ裕福な家庭に生まれたが、冒険にあこがれ、アメリカをビッグチャンスの国と見て、はるばる来たのだ。チャールズは薬剤師の助手として化学を学び、エアハルトは菓子作りと販売を伯父から学んでいた。翌一八四九年、アメリカで迎えた最初の年に、二人は化学会社チャールズ・ファイザー&カンパニーを設立、ニューヨークのブルックリンに本店を構えた。チャールズの父から二五〇〇ドル、資産を抵当にして一〇〇〇ドルを借り、ドイツ人街であったブルックリンのウィリアムズバーグ地区に小さな建物を買ったのだ。

当時の人々の生活には、医学的に見て危険なことがいっぱいあった。たとえば冷蔵設備がなかったので、肉やジャガイモを食べるだけでも寄生虫の危険にさらされていた。アメリカで消化器関連疾患のよくある原因は寄生虫だった。当時の駆虫薬は、中東産の植物シナヨモギから抽出されたサントニンで、残念ながら非常に苦く、だれも飲みたがらなかった。アメリカで手に入らないもので、なおかつ高価な輸入医薬品に勝てる製品を作りたいと考えた彼らは、ファイザーの最初の製品をサントニンに決めた。彼らが発明したサントニンは、何世紀も使われてきた恐ろしくまずい薬を一変させるものだった。香りのいいアーモンドトフィーとブレンドし、キャンディコーンの形にしたサントニンはおいしく、大当たりした。化学者と菓子職人という二つの才能の合作だったことは面白い。彼らは最初、サントニンを枝編み籠に入れて歩いて売ったが、後には荷馬車で売るようになった。

二人は原料の買い付けにしばしば大西洋を渡ったが、ある出張の途中でエアハルトはチャールズの妹ファニーに求婚し、一八五六年、二人のファイザーは仕事のパートナーであり、従兄弟であり、義理の兄弟となった。

一八六〇年までに、ファイザー製品はヨード剤、水銀剤、ホウ砂、ホウ酸、樟脳と広がり、南北戦争勃発でこれらの商品需要は急増する。南北戦争では、六三万人もの大量の人間が亡くなったが、戦場での死亡より戦争がもとになった病死のほうがはるかに多かった。

一八六〇年代、ファイザーはマンハッタンのビークマン通りに事務所を出し、後にメイデン通りに移動した。まもなく彼らは粗酒石の輸入を始めた。粗酒石はワイン樽の内壁に付着する沈殿物である。これを精製して酒石と酒石酸を作り、パン屋、飲料メーカー、主婦たちに売った。一八七一年、ファイザーの年商は一四〇万ドルに上った。

クエン酸

レモンとライムの濃縮液を使ってクエン酸の製造に乗り出したのは、一八八〇年のことである。クエン酸は主力商品となり、その後の急成長の土台となった。一九世紀後半はファイザーにとって成長と多角化の時代であったが、クエン酸は最大の商品でありつづけた。

一八九一年、エアハルトが死に、パートナーシップにおける彼の利権（約二五万ドル相当）は、その息子ウィリアムに残された。しかし生前の同意書で、これを目録価格の半額で従兄弟のチャールズが買い取ることができると規定されており、ファイザー社はこのオプションをすばやく実行した。一八九二年、チャールズの三二歳の息子チャールズ・ジュニアが、パートナー、オーナーとしてファイザーに入社した。一九〇〇年、株式会社に改組したファイザー社は、一〇〇ドル二万株、二〇〇万ドルの資本金を保有した。最初の経営陣は、チャールズ・ジュニア、その弟エミル、そしてウィリアム・エアハルトである。チャールズは改組まもなく引退、一九〇〇年、会社経営の教育を受けたジュニアが社長に就任した。しかし、その後の一九〇〇〜一九一二年のあいだ、若い社長は破滅的な不動産売買を繰り返し、二〇〇万ドルを超える損失を出した。このことは当時総支配人であったジョン・アンダーソンとの権力闘争を引き起こす。アンダーソンは一六歳でオフィスボーイとして入社し、ファイザー一族以外で最高の地位に昇進した人物である。一九〇五年一二月、経営陣はアンダーソン側につき、チャールズ・ジュニアは退陣させられた。

四八歳のアンダーソンは会社を改組し、執行役員、財務部長、取締役会議長に就任した。兄に代わりエミルが社長に就任、一九四一年まで務めた。エアハルトは主席副社長のままであった。

長男が多額の損失を出してビジネス界から追われるという不名誉に、チャールズ（父）は悲嘆の思いに暮れる。彼は一九〇六年、休暇中のロードアイランド州ニューポートの屋敷で階段から落ちて大怪我をし、肺炎を併発、八二歳の生涯を閉じた。一九一四年、執行役員陣は会長のポストを新設してアンダーソンを選出、彼は一九二九年まで務めることになる。

第一次世界大戦が始まると、海上封鎖とイタリア柑橘生産者のカルテルにより、ファイザー社最大の輸入原料はピンチに陥った。化学品や医薬品も急騰した。品物の輸送はますます難しくなり、ファイザーの将来は危うくなる。有能な従業員が軍に召集されて、事態はさらに悪化した。アンダーソンは戦地に向かう社員に、復員したら元の職場に戻れる、留守家族は給料がもらえる、という保証を個人的に与えた。このアンダーソンの保証は、会社が従業員の福利に責任を持つという、ファイザーに長く続く伝統をよく示している。

戦時中にイタリアからの輸入品に関して起きた諸問題に加え、イタリアの政情不安、気候の不確定さは、原料価格の激しい変動をもたらし、ファイザーは原料供給の別のルートを見つける必要に迫られた。こうして砂糖を醗酵させてクエン酸を製造する研究が始まる。一九一七年、ファイザーは、農務省にいた三四歳の優秀な化学者、ジェームズ・カリーを採用した。彼の課題は柑橘類を使わずにクエン酸を作ることである。彼の経歴はぴったりだった。チーズを作る工程の醗酵を研究し、その副産物の一つがクエン酸であることを発見していたのだ。カリーは砂糖と赤パンカビから少量のクエン酸を得ることに成功し、ファイザーの研究陣は一九二四年までに砂糖醗酵によるクエン酸大量生産技術を確立した。これは絶妙なタイミングであった。一九二〇年代は禁酒法の時代で、クエン酸を使うソフトドリンクの消費が伸びたからである。

需要は急増し、ファイザー社は各部門を収容するのに七階建てのビルを建て、二四時間三六五日態勢をとった。そして一九三四年、高価な白糖の代わりにさとうきびの糖液を使うことを思いつき、数百万ドルのコスト低減に成功した。

クエン酸の生産開発で得られたノウハウは、その後のビタミンC、ビタミンB12生産や、ストレプトマイシン、ペニシリン、テラマイシンなどの抗生物質生産に必要な醗酵・培養技術の改善に応用された。一九四一年にはクエン酸はファイザーの売上げの四六%を計上したが、会社は合成医薬品の原料も供給するようになり、クエン酸の重要性は低下する。クエン酸ビジネスは会社隆盛の立役者であったが、一九九〇年に売却された。

ケミカル・ウィーク誌は、化学産業は大恐慌に比較的強かったと書いたが、他産業同様、ファイザーや他の化学会社にとっても苦難のときであった。収入は落ち込み、コスト削減を余儀なくされた。エミルは一九三二年、ファイザー従業員が少なくとも週三日、たとえ掃除やペンキ塗りだけの仕事であっても勤務できるよう、二五万ドルを個人的に寄付する。給料は一〇％カットされたがだれ一人解雇されなかった。エミルの寄付は恐慌時にあってかなりの金額であった。しかしその後ずっと、従業員の忠誠心を育んだという意味で、むしろこのお金は有効に使われたことになる。

一九三四年にファイザーが生産したクエン酸は五九〇万ポンド。このうち五八〇万ポンドは糖液を原料としている。原料費節約額は数百万ドルに及び、新しい技術は生産過程を大幅に単純化した。この専門技術はファイザーをしてビタミン研究と生産における業界リーダーに押し上げる。研究陣はビタミンCすなわちアスコルビン酸をキャベツから単離できるようになり、一九三五年にはビタミンCの生産が始まる。大きなタンクで人工的に生産するという技術をもって、一九三六年までにはファイザーはビタミンC生産者として世界ナンバーワンになった。まもなくビタミンB2、すなわちリボフラビンを、後にビタミンB12、ビタミンAの生産も始め、一九四〇年代後半にはビタミン生産のリーダーとなった。そして一九四二年、普通株二四万株で株式公開を果たすのである。

ペニシリン

一九二八年に細菌学者アレクサンダー・フレミングがペニシリウム属のカビの出す液に殺菌作用があることを発見したとき、彼はその医薬品的な価値に気づいていた。しかし実際に使ってみるほど十分な量のペニシリンを抽出できず、彼の発見は実験室での単なる奇妙なできごととして忘れ去られる。一〇年ほど経って、イギリスのオックスフォード大学の研究チームがフレミングの仕事を再発見した。ナチスドイツの空爆にさらされていたイギリスの科学者たちは、ペニシリンの優れた力を示す多くの証拠を説得材料に、アメリカに助けを求める。

ペニシリウム属のカビから得られるペニシリンは、細菌の成長を抑え、殺す。肺炎球菌、連鎖球菌、髄膜炎菌、淋菌、破傷風菌、梅毒スピロヘータなどなど、多くの種類の細菌を破壊できるのである。一方第二次世界大戦が進むにつれ、不衛生な状態にさらされることが、敵の弾丸や爆弾と同じくらい大きな脅威であることがわかってきた。フレミング博士の同僚ハワード・フローリー博士は、ペニシリンに病気から兵士を守る軍事物質としての重要性を認め、この「奇跡の薬」が健康な軍隊を維持し、戦争遂行を実質的に助けるだろうと確信した。フローリーはアメリカ政府の援助を請うために渡米し、その結果アメリカの製薬会社が情熱を持って進んで協力することになる。一九四三年六月初め、戦争遂行を助けるためのペニシリン大量生産というプロジェクトに参加した製薬会社は二二社。メルク、ファイザー、スクイブ、アボット、ホフマン・ラ・ロシュ、パーク・デービス、そしてアップジョンなどが名を連ねる。選考にあたっては、ペニシリンに関する経験、化成品を醱酵法で作る知識、そして生物学的製品の経験が考慮された。これら三点すべてで専門性を満たす会社はなかったが、少なくともどれか一つの条件は満たしていた。

さて、ペニシリン生産に関わることになって、ファイザーは皮肉にもかつての敵を仲間としなくてはならなくなった。長年カビに悩まされてきたのに、今度はそのイライラさせられた厄介者を培養するのだ。奇妙にねじれた運命に導かれ、会社は巨大タンクでカビを培養することになる。

既存の醱酵施設をペニシリン生産に使うことは、勇気のいる決断だった。飛散しやすいことで悪名高いペニシリウム属の胞子が、生産工場を汚染する恐れがあるからだ。おまけにクエン酸生産を縮小しなければならなかった。それでも、ファイザーは近所に空いていた製氷工場を買い、深底タンクの培養設備に数百万ドルを投資する。製氷工場をペニシリン大量生産用工場に変えるのには三〇〇万ドルかかった。これは、年間収入七〇〇万ドルの会社にとっては危険な額の投資である。ファイザーが深底タンクが有効であることを証明すると、政府は他の社に対して、この新しい方法でペニシリンを生産するよう指示した。ファイザーは進んで競合他社に情報を提供することに同意する。他社も大きな貢献をしたが、ファイザーの品質と生産量は群を抜いていた。一万ガロンの醱酵タンクを持ち、一九四四年のDデー、連合軍がノルマンディーに陸揚げしたペニシリンの実に九〇%を生産し、その後の戦争期間に連合軍で使われたペニシリンの半分以上を製造、数えきれない命を救ったのである。

約一〇〇年間、ファイザーは製品を原末として販売会社に売り、それを各販売会社がそれぞれのブランドネームで包装して市販していた。しかし、ペニシリン生産を始めたファイザーは、一九四〇年代後半、自立のときが来たと認識する。当時、製薬企業は二つのタイプに分かれていた。研究し製造する会社と、市販、配達する会社である。一つの会社で両方のビジネスをする会社はほとんどなかった。しかし大量のペニシリンが比較的簡単に作れるようになって、このシナリオは崩れていく。ファイザーの顧客の中にも、大きいところでは自前で醱酵工場を建て、長年続けてきた契約を打ち切るところが出てきた。その結果、ファイザーに大量の余剰人員が生まれ、製造プラントの投資が重くのしかかり、ペニシリンの在庫が大量に残ることになる。こうなるともう新しいボールゲームだ。ファイザーは病院や海外の顧客に売るペニシリンに自社のラベルを貼るようになった。

テラマイシン

ファイザーはビタミンビジネス以外では、新製品を発見する研究をまったく行わなかった。研究開発は金のかかるリスキーなものである。しかし、経営戦略を変える機はすっかり熟した。最初に決まったのは、未知の抗生物質を求めて土壌サンプルをスクリーニングするプログラムである。旅行者、宣教師、探検家、航空パイロット、学生、主婦、ファイザー社の営業員などのボランティアの協力を得て、世界中から一三万五〇〇〇の検体が集められた。彼らはわずかばかりの謝礼で、スプーン一杯の土を取ってパックに封入、ブルックリンのファイザーに送るように依頼された。土はブラジルのジャングル、山の頂上、鉱山の底、墓地、砂漠、大海原、ありとあらゆる場所から集まった。試料に識別ラベルをつけ、無菌水で薄め、栄養液の入ったシャーレにまき、カビのコロニーが育つかどうか調べる。一三万五〇〇〇のサンプルから、会社は二〇〇〇万回以上の試験を行った。実験室で有望だったものは、次に動物実験に回す。

そして一九四九年、従兄弟同士のファイザーが起業して満一世紀が経った年、強力な抗菌作用を持つ黄色の粉末が得られ、〝Pfizer Antibiotics〟を意味するPA-76と命名された。ファイザー社がストレプトマイセス・リモサスと名づけた新しい土壌放線菌が生産した化合物である。一般名として現在オキシテトラサイクリンと呼ばれるこの化合物は安全で、一〇〇以上の感染症を引き起こす広範囲の細菌に対して有効であった。製品は地中(ラテン語で〝テラ〟)から発見されたことにちなんでテラマイシンと名づけられた。臨床試験では肺炎に有効で、FDAの承認を受けて一九五〇年三月に上市された。ファイザーの研究陣が発見、開発し、成功した初めての化合物である。このとき会社の年間売上げは六〇〇〇万ドル、従業員は三三五一人だった。

戦時中にファイザーを統括したジョン・スミスは、後継者ジョン・マッキーンにアドバイスした。「我々自身でそれを売ろう」。この忠告で会社は重要な新製品を売るのに他の薬品会社に頼らないことを決断する。新しい方針は賢明だった。一九五二年、テラマイシンの売上げは年間四五〇〇万ドルに達し、当時のブロックバスターとなり、会社の利益の四二%を占める。そのあとまもなく、コネチカット州グロトンの元海軍潜水艦基地だったファイザーの工場は、世界最大の醱酵工場となった。一九四九年にたった二五人だった営業部員は、一九五三年には一三〇〇人に増えている。ファイザーは飛翔した。羽はすっかり生えそろい、醱酵による抗生物質生産に特化した研究重視の企業となった。

テラマイシンの成功で、また、激しい競争の中で一品目メーカーであることを避けるために、ファイザーは大学や他の会社から最高水準の科学者たちをスカウトした。その一人が一九五〇年入社、ロチェスター大学のロイド・コノーバーである。合成化学者のチームにおいて、彼の目標は、培養で得られた（天然の）抗生物質の治療効果を減ずることなく、化学的修飾で構造を変えること——ほとんどの科学者は不可能と考えた離れ業——だった。しかし一九五二年六月、コノーバーは成功した。それは製薬産業に新しい世界を開く「ブレークスルー」と呼ばれ、半合成による抗生物質の時代が始まった。新薬テトラサイクリンは、その後アメリカで最も処方された広域スペクトルの抗生物質になる。四〇年後、コノーバーはこの発明で国家発明者殿堂に入った。エジソン、ベル、ライト兄弟、ホイットニーら、当時わずか九八人にしか与えられていなかった名誉である。

テラマイシンの世界的需要は、ファイザーの国際的進出を促し、一九五〇年代前半には、事務所をプエルトリコ、パナマ、メキシコ、ブラジル、キューバ、カナダ、イギリス、ベルギー、日本、スペイン、コロンビア、ベネズエラ、そしてオランダへと続々と開設した。五〇年代にはイギリスで、ファイザーの年間売上げが製薬企業のトップを記録した年もあった。五七年には国外部門での売上げは六〇〇〇万ドルとなり、アメリカのどのライバルよりも多かった。六〇年にはコネチカット州グロトンに医科学研究所を開設、翌年、会社はブルックリンからマンハッタン中心部の四二番街東二三五番地という摩天楼の新本部に移転する。この年一九六一年はまた、ポリオの経口ワクチンである「セービン」の販売承認を、FDAからファイザーが初めて受けた。六〇年代から七〇年代にかけてはジョン・パワーズ会長のリーダーシップのもと、研究に対する長期投資が上手くなされた。将来立派に返ってくるであろうビジネス戦略である。この期間に会社は、強力な販売企画、営業組織を構築した。これは今日でも最高とみなされている。

世界一へ

一九七〇年には、社名をチャールズ・ファイザー&カンパニー・インクから、正式にファイザー・インクに変えた。七二年はパワーズ会長が引退した年で、初めて年間売上げが一〇億ドルを超える。八二年、抗炎症剤フェルデンが、ファイザーの製品として初めて年間売上高が一〇億ドルを超えた。八〇年代は新CEO、エドムンド・プラットの舵取りで研究者が旧式の実験装置を最新技術のものに置き換えていく。最新技術は、ものすごいスピードで新しい薬物候補をデザインしてテストする分子構造コンピュータ・シミュレーションや、実験ロボット、三次元クロマトグラフィーなどである。目的化合物を探すのに試行錯誤には頼らず、研究者は新薬発見までのプロセスを週、月、年単位で大いに短縮できるようになった。また、この新しい技術などで得られた数十年分の研究成果を基に、膨大な化学物質ライブラリー（データベース）を作ることができた。その結果、研究者は今まで蓄積された知識の宝庫にコンピュータの助けを借りてアクセスできるようになった。ファイザーは、この重要な技術分野において初期のリーダーの一つである。

一九九一年、プラットが引退したあとウィリアム・スティアがCEOに就任、ファイザーは九〇年代を通して急速に成長、成熟し、世界有数の大企業となる。スティアが引き継いだときの年間売上げは四〇億ドル、九〇年代の終わりには一五〇億ドルを超える。九七年、九八年には、フォーチュン誌が選ぶ世界で最も賞賛される製薬会社にランクされる。スティアの指揮のもと、二〇〇〇年には一一四〇億ドルでワーナー・ランバートを取得するという、会社始まって以来最大の企業買収をする。このときワーナー・ランバートの年間売上げは一二九億ドルで、この年の両社合わせた売上げは二九六億ドルに達した。ワーナー・ランバート自体も企業買収を繰り返して成長した会社である。つまり一九六二年にデンタイン、チクレッツ、トライデントガム、サーツ、クロレッツなどで知られるガムとミントの世界最大手のアメリカン・チクル社を買収、七〇年にはエバーシャープ社からシック剃刀部門を買い取り、七六年には一八六六年創業でかつて世界最大の製薬会社だったパーク・デービス社も買収している。ワーナー・ランバートは九七年に新コレステロール低下薬リピトールを上市して以来、特に魅力的な会社になっていた。そして、リピトールがどのようにして世界一売れる薬になったかという物語はこれまでのとおりだ。

スティアのリーダーシップ時代、ファイザーは大きく成長した。彼は二〇〇〇年一月に引退、ヘンリー・マッキンネル・ジュニアが後を継ぐ。リピトールに加え、ファイザーのトップ商品はリウマチ薬セレブレックス、高血圧薬ノルバスク、勃起不全薬バイアグラ、抗うつ薬ゾロフトを数える。マッキンネルの指揮でファイザーはさらに成長を続け、〇四年には売上げ五二五億ドル、世界最大の製薬会社となった。〇三年には五六〇億ドルでファルマシアを買収している。そこの有望製品はザラタンで、眼科領域で初めて売上高一〇億ドルを超えた薬である。〇四年初めには、FDAがリピトールとノルバスクを合わせて一錠にしたカデュエットを承認した。

二〇〇四年一二月二六日、未曾有の大地震がスマトラを揺るがし、津波がインド洋沿いの陸地を襲う。二六万人以上の人が死に、数百万人が家を失った。この惨事から一日も経たないうちに、ファイザーは一〇〇〇万ドルの現金と二五〇〇万ドル分の医薬品の提供を六つの国際的援助機関に約束する。発送した荷物は数日以内に荒廃した地域に届いた。医療面での必要性がより正確に伝わってくると、提供する現金と医薬品の額は六〇〇〇万ドル以上になった。ファイザーの従業員も募金をし、多くは会社によるものだが、七〇万ドル以上を集めた。さらに加えて、同社は物資輸送、医薬、飲料水浄化、公衆衛生に秀でたボランティアを、救援機関と共に働くよう現地に送り込んだのだった。

現在ファイザーは、全世界に一万三〇〇〇人以上の研究者を含む一一万五〇〇〇人もの従業員を抱えている。二〇〇四年にはダウ工業株価平均を決定するアメリカ優良銘柄三〇社の一つに指定された。研究開発費も〇三年七一億ドル、〇四年七七億ドル、と長期成長に向けて体制を整えている。

訳者あとがき

本書の副題にある「一〇〇万分の一」の意味はおわかりだろうか？「新薬開発の成功確率」と考えられた方が多いと思うが、少し説明がいる。確率は限りなくゼロに近いが、実は数字では出せない。時代、薬の種類でも違う。七〇年代には五〇〇〇分の一と言われたこともあった。この頃までは既存品の化学構造を少し変えた新薬が多い。つまり効き目は最初からある程度ある。しかし、新薬は既存のものより優れていなくては意味がないから、いい薬が出れば出るほど次の確率は小さくなる。つまり科学の進歩と共に急激に低下した。八〇年代は一〇〇〇化合物合成して成果ゼロ、力尽きて終了するプロジェクトが続出する。つまり一〇のプロジェクトで一万もの化合物を合成してもゼロである。ほとんどの製薬研究者は、その職業人生において一つも薬を出せずに研究室を去った。そんななか、努力と運を持ち合わせた企業やプロジェクトが新薬を市場に出すことに成功した。セロクエルやリピトールなどがその代表例である。

一方では薬のない領域への挑戦、先行品のないプロジェクトも増えていった。こうなるともう確率としての数字は出せない。強いて言えばゼロである。この確率をゼロでなくすよう、技術革新が起きる。本書で登場する化合物たちが臨床に入る頃だから、九〇年代前半だろうか。まず、多数の化合物を一気に合成するために、小分子パーツを組み合わせて自動合成するコンビナトリアルケミストリーという技術が開発され、企業は化合物ライブラリーの交換や購入で試験化合物を一気に増やした。さらに、ターゲットへの作用を大量迅速に調べるために測定実験のロボット化なども行われた。その結果、現在は一つのプロジェクトで二〇万から五〇万化合物を数週間で試験する。こうすれば確かにそのターゲットに作用するものは必ず見つかる。しかし、病態モデル動物で効くことはめったにない。ましてや医薬品になるものなど限りなくゼロに近い。そこで研究陣は、一つの病気でも仮説を複数用意し、次のターゲットで同じように調べる。同じ化合物セットを使うことも多いが、一〇のプロジェクトで試験すれば延べ数百万化合物を調べたことになる。それでも薬は、やはり一つも出ない。

もう一つの技術革新はレミケードなどのバイオ医薬である。抗体、核酸医薬などだが、研究開発の技術基盤は製薬企業が蓄積してきた低分子医薬のプラットホームとはまったく違う。ターゲットの選定から実験操作まで、創薬過程が先端サイエンスそのものになり、大学やバイオベンチャーが挑戦した。大手製薬会社であっても手も足も出なかったところが多く、現在、提携や買収でこれらの技術導入が盛んである。しかしこの分野も、試行錯誤で未知の海を進むわけで、これまた成功確率は出せない。

結局一〇〇万分の一は根拠のある数字ではなく、単なる語呂のよさということになる。もし一〇〇万化合物程度で特効薬が見つかるなら企業は楽である。いかにそこまで確率を上げるか、それに向かって知恵を絞るための目標の数字と言えるかもしれない。

本書の内容について、私の第一印象は「少し製薬企業を褒めすぎてはいないか?」というものだった。本書に登場する膨大な数の人々が、これまた立派な人ばかりである。七つの話ともNHK「プロジェクトX」のような、困難・努力・成功といった美談になっている。業界に詳しい人の中には、「そんな感動話だけではないぞ」「実際の人間はそんなに立派ではないし、どろどろした話もある」と突っ込みたくもなるだろう。確かに、企業や人間はきれいごとのみで語ることはできない。しかし経済活動だけでは説明できない、先端科学に挑戦する人々、また苦しむ患者を助けたいと考える企業人がいることも事実である。本書は、途方もなく低い確率のもとで悩む人々の思いや葛藤を、実に上手く描いている。薬は身近なものでありながら、これまでその開発レベルの話はあまり知られてこなかった。それが最新のデータを使って、このような一般向けの書籍として出版された意義は高く評価してよい。

そして、本書の情景描写は詳しい。人間ドラマから一歩離れて冷めた眼で読んでも、文章の裏にある実際の状況が、内実を知っている人ほどよく見えるはずだ。欧米製薬企業の研究開発の実態というものを興味深く想像できるだろう。当たり前のことだが、私の知る国内企業の研究所ともよく似ていて、科学、医薬に国境がないことを改めて感じる。

著者のシュックは文系ライターであるが、本書はサイエンス面でも正確だった。たとえば第3章、サンガーによるインスリン構造決定のところでA鎖B鎖の分離はoxidationとある。「S‐S切るのは普通、還元ではないか?」と念のため調べると、確かにperformic acidで酸化していた。常識的な還元ではポリマー化し上手くいかないようだ。また、ヒューマログ開発初期にはA鎖B鎖を別々に大腸菌で作らせているような文章がある。「プロインスリンを一気に作っていたのではないか？」と思って調べると、当時は規制が厳しくて生物活性のある物質を、直接遺伝子組換えで工業生産することはできなかったらしい。このように原著を何度か疑って確認したのだが、そのたびに、私は「なるほど」と賢くなるのだった。皆さんも読んで引っかかったときは、是非ご自分でネット検索していただきたい。そのため索引には英文つづりを併記した。

このように自身で調べながら読むと、本書の価値は倍増する。実際の『ネイチャー』や『サイエンス』の論文はどうだったか、深い専門情報も得られるだろう。また、ほとんどの登場人物は今も業界で活躍している。ネットで検索すれば、彼らが今何をしているかがわかる。インターネットと抜群に相性がよく、プロも満足する本と言える。

本書の取材は二〇〇六年前半までに行われた。その後の変化は書かれていない。イーライリリーのトーレル会長、ファイザーのマッキンネル会長はじめ、転職、引退した人も多い。薬についても大分状況が変わった。グリベック後継品として述べられていたタシグナは予定どおり承認されたが（二〇〇七年一〇月、FDA）、第7章でファイザーが八億ドルもの巨費を投じ期待の大型新薬と書かれたトルセトラピブは、原著が出る直前二〇〇六年一二月に突然開発中止になった。同様に期待されていたHDL様医薬ETC―216関連でも、私がこの「あとがき」を書いているとき（五月一日）、ファイザーがエスペリオン社を売却するというニュースが入ってきた。あのロジャー・ニュートンが引き続きCEOを務めるようだが、なんて目まぐるしい業界だろう。

こんなに速く状況が変わるのであれば、本書の内容はすぐ古くなるのだろうか。いや、心配はいらない。面白いことに、特効薬とその創製に関しては、こうした変化があればあるほど、多くの変わらないものが目立ってくる。それは何か、読者の皆さんはもうおわかりであろう。

最後にダイヤモンド社の岩佐文夫氏に感謝する。細かいところまで何回も読んでくださり、そして素敵なタイトルを考えてくださった。また、小林咲子氏には一部翻訳を助けてもらった。

訳者　小林力

二〇〇八年五月

ローレンス，キャシー
=Lawrence, Cathy……149
ロシュ=Roche……20,26,308
ロス，ブルース
=Roth, Bruce……388,394,398,422,425,433
ロセック=Losec……99
ロタヘイラー=Rotahaler……195
ロバーツ，トム=Roberts, Tom……315
ロバスタチン→メバコール
ロピナビル=lopinavir……28
ロフグレン，ニルス
=Löfgren, Nils……98
ロボトミー=lobotomies……54

わ

ワーグナー・フォン・ヤウレック，ユリウス
=Wagner von Jauregg, Julius……54
ワーナー・ランバート
=Warner-Lambert……228,392,428,447
ワイスマン，ハーラン
=Weisman, Harlan……229,236,263
我が信条=Our Credo……299
ワラワ，エド=Warawa, Ed……60

モノクローナル抗体
=monoclonal antibodies……227
モノクローン……232
モリノー，クリス
=Molineaux, Christopher……285
モルガン・スタンレー……282
モレ，マルク
=Moret, Marc……330,375
モンタニエ，リュック
=Montagnier, Lu……4

や

ヤマダ，タチ（山田忠孝）……181,185,188,208
ユニークな吸入装置……193

ら

ライジング，アドルフ
=Rising, Adolf……97
ライドン，ニック
=Lydon, Nick……311,315,316,326
ラクティゲン=Lactigen……45
ラボリ，アンリ=Laborit, Henri……56
ランゲルハンス，ポール
=Langerhans, Paul……107
ランツ，ラリー=Lunts, Larry……182
ランド，ポール
=Rand, Paul……195,197,203
リー，ジュンミン
=Le, Junming……251
リウマチ
=rheumatoid arthritis……224,262
リカード，キャスリーン
=Rickard, Kathleen……186
リスター，ジョセフ
=Lister, Joseph P.……290
リスプロ→ヒューマログ
リスプロ前駆体……144
リゼルギン酸ジエチルアミド……372
リトナビル→ノービア
——とロピナビルの合剤……29
リピトール
=Lipitor……272,381,388,405
——の承認……419
——の大量生産……419
リュネン，フェオドル
=Lynen, Feodor……384
リリー，イーライ（孫）
=Lilly, Eli……113,168
リリー，イーライ（創業者）
=Lilly, Eli……163
リリー，ヨシア・K
=Lilly, Josiah K.,……164,167
類人猿の免疫不全ウィルス（SIV）
=simian immunodeficiency virus……2
ルーズベルト，フランクリン・D
=Roosevelt, Franklin D.……295
ルードヴィッヒ，エドワード
=Ludwig, Edward……415
ルンドキビスト，ベングト
=Lundqvist, Bengt……98
レヴィツキ，アレクサンダー
=Levitzki, Alexander……315
レオナルド，ジョン
=Leonard, John……14
レオプロ=ReoPro……241
レギュラーインスリン……115,153
レクサル製薬……194
レチノイド=retinoid……308
レトバク，ローリー
=Letvak, Laurie……351,355
レトロウィルス=retroviruses……7
レトロビル=Retrovir……8,216
レニン=renin……10
レネック，レーヌ
=Laennec, Rene……175
レミケード=Remicade……224,243
——とメトトレキセート……267
ローヌ・プーラン
=Rhone-Poulenc……56
ロービッド=Lopid……389
ローム＆ハース=Rohm & Haas……422
ローリー，ジェーン
=Rowley, Jane……305

ボルチモア，デビッド
=Baltimore, David……312
ホルベック，デビッド
=Holveck, David……234,240,282

ま

マーサ，ケン=Murtha, Ken……70,80
マーフィ，ロバート
=Murphy, Robert……30
マイオシント=Myoscint……237
マイコプラズマ肺炎……34
マクナマラ，スーザン
=McNamara, Suzan……347,364
マクネイル・ラボラトリーズ
=McNeil Laboratories……298
マクヒュー，ジュリー
=McHugh, Julie……253,264,278
マクファーデン，ウェイン
=Macfadden, Wayne……63,88
マクラウド，J・J・R
=Macleod, J. J. R.……112
マター，アレックス
=Matter, Alex……307,332,366
マッキーン，ジョン
=McKeen, John E.……444
マッキロップ，トム
=McKillop, Sir Tom……78,96
マッキンネル，ヘンリー，ジュニア
=McKinnell, Henry Jr.……447
末端肥大症……330
魔法の弾丸……237
慢性気管支炎……208
慢性骨髄性白血病（CML）
=chronic myeloid leukemia……305
慢性閉塞性気管支炎……208
慢性閉塞性肺疾患（COPD）
=chronic obstructive pulmonary disease……207
ミグラー，バーニー
=Migler, Bernie……60
ミニック，ジム=Minnick, Jim……65
ミネラルコルチコイド
=mineralocorticoids……190
ミューラー・パック，ヨハン
=Muller-Pack, Johann……369
ミューラー，ポール
=Mueller, Paul……373
ミレニアム・ファーマシューティカルズ……359
ミンコフスキー，オスカー
=Minkowski, Oskar……107
ムーア&ロス・ミルク
=Moores and Ross Milk……45
無顆粒球症=agranulocytosis……59
無視された病気……208
メイサー，コットン
=Mather, Cotton……52
メイソン，ジョージ=Maison, George……194
メイニ，ラビンダー
=Maini, Ravinder……253
メイモナイズ，モーゼ
=Maimonides, Moses……174
メイヨ，ウィリアム
=Mayo, William……215
メーリング，ジョセフ・フォン
=Mering, Joseph von……107
メバコール（ロバスタチン）
=Mevacor（lovastatin）……381,393,394,406,407
メバスタチン=mevastatin……385,393
メリフィールド，ブルース
=Merrifield, Bruce……124
メルク
=Merck & Company……20,74,99,149,191,389,393,406
メルツ，フレッド=Mertz, Fred……119
免疫介在性炎症疾患（IMID）
=immune-mediated inflammatory diseases……224
モートン，オリバー
=Morton, Oliver P.……164
モグレン，ホーカン
=Mogren, Hakan……99
モニツ，エガス=Moniz, Egas……54

フランカム，デビッド
=Frankham, David……144
フランク，ブルース
=Frank, Bruce……122,129,133,145
プランタ，ルイ・フォン
=Planta, Louis von……375
ブリストル・マイヤーズ……9,385
ブリストル・マイヤーズ・スクイブ
=Bristol-Myers Squibb……406
プリロセック=Prilosec……102
ブルーラー，ユージン
=Bleuler, Eugen……57
フルチカゾン=fluticasone……187
ブレシントン，ジム
=Blessington, Jim……74,91
ブレナン，デビッド
=Brennan, David……66,72,95
フレミング，アレキサンダー
=Fleming, Alexander……386,441
フレンチ，ハリー
=French, Harry……211
フロイト=Freud, Sigmund……53
フロイヤー，ジョン
=Floyer, Sir John……174
ブロード，エイブラハム
=Braude, Abraham……238
フローリー，ハワード
=Florey, Howard……442
プロクリット……301
プロザック=Prozac……172
プロタミン=protamine……116,155
ブロッホ，コンラート
=Bloch, Konrad……384
プロテアーゼ=protease……7
プロテインキナーゼ
=protein kinases……309,318
プロピオン酸ベクロメタゾン（BDP）
……180
プロラクチン=prolactin……58,61
分散独立経営……283
分子ターゲット……231
ペアルマン，ミルトン
=Perelman, Milton……138
ベイン，ジョセフ
=Beihn, Joseph……44
ベイン，ジョン=Vane, Sir John……217
ベーカー，ジェフ
=Baker, Jeff……137,139,1410,147
ベーカー，ダレル
=Baker, Darrell……189,191,204
ベーカー，ニコール・ジョンソン
=Baker, Nicole Johnson……156
ベーリンガーインゲルハイム
=Boehringer Ingelheim……38
ベスト，チャールズ
=Best, Charles……112
ベック，ジム=Beck, Jim……404
ベドラム=Bedlam……50
ペニシリウム・シトリナム……386
ペニシリン
=penicillin……46,111,143,170
ペプチド=peptides……7
ペルタ，イーライ=Pelta, Ely……84
ファン・ヘルモント，ヨハネ
=Van Helmont, Johannes Baptista……
174
ヘロフィロス=Herophilus……107
ベントリン=Ventolin……179
ボイキン，ウィル
=Boykin, Will……205
放射性炭素……383
ホー，デビッド=Ho, David……25
ホーグステッド，ヨハン
=Hoegstedt, Johan……91
ホッジソン，トム
=Hodgson, Tom……18
ホフマン，ジム
=Hoffmann, Jim……119
ホフマン，フィリップ
=Hoffman, Philip……298
ホフマン・ラ・ロシュ
=Hoffman-La Roche Inc.……9
ポリオワクチン
=polio vaccines……111,170
ボルウィラー，アーネスト
=Volwiler, Ernest……45

バロウズ，シーラス
=Burroughs, Silas……211,214
バロウズ・ウエルカム
=Burroughs Wellcome & Co.……211, 214
ハロセン=Halothane……100
パワーズ，ジョン
=Powers, John……446
バン・デベンター，サンダー
=van Deventer, Sander……260
ハンガフォード，デビッド
=Hungerford, David……305
バンコシン（バンコマイシン）
=Vancocin(vancomycin)……171
ハンソン，ゲリ=Hanson, Geri……82
バンティング，フレデリック
=Banting, Frederick……111
バンドエイド……294
ビアズ，クリフォード
=Beers, Clifford W.……94
ピーコック，ブルース
=Peacock, Bruce……250
ビーチャム=Beecham……211,217
ビーチャムグループ
=Beecham Group……219,221
ビーチャム，トーマス
=Beecham, Thomas……211,217
ビーミッシュ，ドン
=Beamish, Don……74,79
ピタゴラス=Pythagoras……50
ビタミンC……441
ヒッチングス，ジョージ
=Hitchings, George……217
「人は僕を狂っていると言う」(People Say I'm Crazy)……81
ヒト免疫不全ウィルス（HIV）
=human immunodeficiency virus……2
ヒビテン=Hibitane……100
ヒューマログ（リスプロ）
=Humalog（lispro）……123,128,158, 172
ヒューマンゲノムサイエンス（HGS）
=Human Genome Sciences……221
ヒュームリン=Humulin……119,172
ビラセプト（ネルフィナビル）
=Viracept(nelfinavir)……29
ヒル，フィリップ=Hill, Philip……217
レイスフィールド，ビル
=Lacefield, Bill……133
ビルセック，ジャン
=Vilcek, Jan……251
ピロール系統……404
ファイザー
=Pfizer Inc.……29,74,181,392,423, 428
ファイザー，ウィリアム・エアハルト
=Pfizer, William Erhart……439
ファイザー，エミール
=Pfizer, Emile……439
ファイザー，チャールズ
=Pfizer, Charles……437
ファイザー，チャールズ・エアハルト
=Pfizer, Charles Erhart……437
ファルマシア=Pharmacia……447
フィブレート=fibrate……392
フィラデルフィア染色体
=Philadelphia Chromosome……305
封入体……144
フェマーラ=Femara……314
フェルデン=Feldene……446
フェルドマン，マーク
=Feldmann, Marc……253
副次的薬理試験……66
副腎腺抽出産物……175
ブラウン，マイケル
=Brown, Michael……387
ブラック，ジェームズ
=Black, Sir James……217,221
プラット，エドムンド
=Pratt, Edmund Jr.……446
プラットナー，ジェイク
=Plattner, Jake……10
プラトン=Plato……50
プラバコール=Pravachol……381,406
フラミンガム心臓病研究
=Framingam Heart Study……384

トルセトラピブ＝torcetrapib……432
トンプソン，トミー
＝Thompson, Tommy……361
トンプソン，レオナルド
＝Thompson, Leonard……113,114
ナスララー，ヘンリー
＝Nasrallah, Henry……76

な

二〇世紀最大の医学的ブレークスルー
……111
日本の研究者……311
乳汁分泌＝galactorrhea……58
ニュートン，ロジャー
＝Newton, Roger……388,390,397,408,
422,434
——のプレゼン……410
ネイザン，アレックス
＝Nathan, Alex……213
ネイザン，ジョセフ
＝Nathan, Joseph E.……211
ネクシアム＝Nexium……90,102
ネンブタール＝Nembutal……45
ノウェル，ピーター
＝Nowell, Peter……305
ノークリフ・サイヤー
＝Norcliff Thayer……218
ノービア（リトナビル）
＝Norvia(ritonavir)……14,17
ノーベック，ダン
＝Norbeck, Dan……12
ノーベル賞……54,114,117,124,216,221,
227,373,383,384,387
ノバルティス＝Novartis……102
——誕生……329
ノルアドレナリン……63
ノルバスク＝Norvasc……447

は

ハウェイ，ダニエル＝Howey, Daniel
バーク，ジェームズ
＝Burke, James E.……300
バーグ，ポール＝Berg, Paul……227
パーク・デービス
＝Parke-Davis……176,389,407
バーグリーブ，アドルフ・ピエール
＝Burggraeve, Adolphe Pierre……40
バーゼル化学工業
＝Gesellschaft für Chemische Industrie
Basel……369
バーディック，アルフレッド
＝Burdick, Alfred……45
パーネット，アンドレ
＝Pernet, Andre……20
ハービー・ジョーンズ，ジョン
＝Harvey-Jones, John……101
パール，ローレンス
＝Pearl, Laurence……9
バイアグラ＝Viagra……181,447
バイオ医薬品……225
バイオ産業……237
バイオテクノロジー……143,375
——の定義……225
肺気腫……208
配合剤……183
——の治療……185
ハイドロキシウレア
＝hydroxyurea……347
バイラミューン＝Viramune……38
ハウェイ，ダニエル
＝Howey, Daniel……135
バジェロス，ロイ
＝Vagelos, Roy……389,393
パスツール，ルイ
＝Pasteur, Louis……215
パスツール研究所……4
バセラ，ダニエル
＝Vasella, Daniel,……329,332,361,375
バチダンガー，エリザベス
＝Buchdunger, Elisabeth……321,353
パノレックス＝Panorex……246
ハラゾン錠＝Halazone tablets……46
パルマー，ジェームズ
＝Palmer, James……182

ゾーミグZMT＝Zomig-ZMT……103
ソーヤーズ，チャールズ
＝Sawyers, Charles……339
ゾコール＝Zocor……381,406
ソラジン＝Thorazine……220
ソリス・コーエン，ソロモン
＝Solis-Cohen, Solomon……175
ゾロフト＝Zoloft……447

た

タイレノール＝Tylenol……298
タカミネ，ジョーキチ（高峰譲吉）
……175
タガメット＝Tagamet……221
タシグナ（AMN107）＝Tasigna……366
ダナ・ファーバー研究所
＝Dana-Farber Institute……232
田辺製薬……260
タブロイド薬箱
＝Tabloid Medicine Chests……216
タルパ，モシェ＝Talpaz, Moshe……340
ダルバスタチン＝dalvastatin……422
ダンシア，デボラ
＝Dunsire, Deborah……358
胆石……379
タンパク質の分子構造……117
タンパク同化ステロイド……190
チオペンタールナトリウム（ペントタール）
＝sodium thiopental（Pentothal）……46
チトクロームP450
＝cytochrome P450 enzyme……22
チバガイギー
＝Ciba-Geigy……327,329,368,373
遅発性ジスキネジア（TD）
＝tardive dyskinesia……58
チャールズ・ファイザー＆カンパニー
＝Charles Pfizer & Company……437
チャンス，ロナルド
＝Chance, Ronald……119,120,125,129,130
チュチョロウスキー，アレックス
＝Chucholowski, Alex……395
聴診器の発明……175
チロシンキナーゼ
＝tyrosine kinases……311,312
鎮痛塗り薬……40
ツージェンド，ジョージア
＝Tugend, Georgia……65,71
ディスカス＝Diskus……193
ディスクヘラー＝Diskhaler……195
低分子医薬品……225
ディマーチ，リチャード
＝DiMarchi, Richard……124,129,131
低密度リポプロテイン（LDL）……378
テイラー，ウィリアム
＝Taylor, William……9
デイル，ヘンリー
＝Dale, Sir Henry……217
テオフィリン＝theophylline……194
デキセドリン＝Dexedrine……220
デニカー，ピエール
＝Deniker, Pierre……56
テラマイシン＝Terramycin……443,444
テン，ネルソン＝Teng, Nelson……238
電撃けいれん療法（ECT）……55
転座……306
ドヴィンク，ルードヴィッヒ
＝DeVink, Ludwig……409
統合失調症……54,57
糖尿病……106,117
糖尿病指導員……153
動物のβ細胞……121
動脈硬化巣……383
ドーパミン＝dopamine……63
特許切れ……427
ドッジ，ウィリアム
＝Dodge, William……40
トプロールXL＝Toprol-XL……99,103
トリグリセリド＝triglyceride……392
トリダイオン＝Tridione……46
トリパラノール＝Triparanol……401
ドルーカー，ブライアン
＝Druker, Brian……314,327,335,339,348,350,365

ジンマーマン，ユェルグ
=Zimmermann, Juerg……317,322,323
膵臓と糖尿病の関係……109
睡眠障害イン・アメリカ
=Sleepless in America……94
スウェンスク・ファーガムネスインダストリー……97
スーカリル（シクラメート）
=Sucaryl（cyclamates）……46
スカーク，キャシー
=Sekerke, Cathy……398
スキドモア，イアン
=Skidmore, Ian……182
スコダリ，ジョー
=Scodari, Joe……254,278,283
スタウロスポリン
=staurosporine……311
スタチン=statin……378
世界初の——……385,386
スチュアート=Stuart Company……101
ズック，トニー=Zook, Tony……80
スティア，ウィリアム
=Steere, William……446
ステリロープ封筒
=Sterilope envelopes……46
ステロイド恐怖症
=corticophobia……191
ステロイドに関する知識の勘違い……190
ストール，アーサー
=Stoll, Arthur……372
ストックオプション……286
ストラテラ=Strattera……172
スミス，ジョージ
=Smith, George……211,219
スミス，ジョン（スミスクライン）
=Smith, John（Smith, Kline）……211,219
スミス，ジョン（ファイザー）
=Smith, John（Pfizer）……444
スミス・クライン・フレンチ
=Smith, Kline & French……180,211,219
スミスクライン・ビーチャム
=SmithKline Beecham……219,221
スミスクライン・ベックマン
=SmithKline Beckman……219,221
スリスコビック，ロバート
=Sliskovic, Robert……394,404
スルファメタジン
=sulfamethazine……100
聖アンドリュース大司教……178
制癌剤……238
精神医学の創始者……53
精神分裂病=schizophrenia……57
生物学的治療物質……225
セービン=Sabin……446
世界有数のジェネリック薬メーカー……374
セクロール=Ceclor……172
ゼネカ=Zeneca……60,69,101
ゼネカ・アグロケミカル
=Zeneca Agrochemicals……102
ゼネカ・グループ
=Zeneca Group PLC……77,100
ゼネカ・スペシャルティ
=Zeneca Specialties……102
セファロスポリン
=cephalosporin……171
セボフルラン=sevoflurane……46
セレブレックス=Celebrex……447
セレベント=Serevent……184
セロクエル→クエチアピン
セロトニン=Centoxin……63
喘息=asthma……174
喘息の遺伝……178
喘息発作……175
セントキシン（HA-1A）
=Centoxin……238
セントコア=Centocor Inc.……224,226
全米精神医学協会（NMHA）……94
躁うつ病……52
双極性うつ病……69,90
双極性障害=bipolar disorders……70,88
双極性躁病……69,90
ソーク，ジョナス=Salk, Jonas……170

=cytotoxic T cells……308
サキナビル→インビレース
サラマ，アンドレ
=Salama, Andre……61
ザラタン=Xalatan……447
サルター，ヘンリー
=Salter, Henry Hyde……175
サルトリ，セザール
=Sirtori, Cesare……431
サルメテロール
=salmeterol……182,184,187
サン，ユージン=Sun, Eugene……20
サンガー，フレデリック
=Sanger, Frederick……117
三共……385,387,389
ザンタック=Zantac……214
サンド=Sandoz Labs……329,368,404
サンド，エドゥアード
=Sandoz, Edouard……370
サンドスタチン=Sandostatin……330
サンドフォード，エリカ
=Sandford, Erica……398
シアリス=Cialis……172
ジーグラー，エリザベス
=Ziegler, Elizabeth J.……238
シーゲル，ジェイ=Siegel, Jay……244
シーベリー&ジョンソン
=Seabury & Johnson, Inc.……289
シーベリー，ジョージ
=Seabury, George J.……289
シールド，ジム=Shields, Jim……128
シェイブル，トム
=Schaible, Tom……253
シェーリング・プラウ
=Schering-Plough……260
ジェネンテック
=Genentech……119,308
シェロフ，ロバート
=Sheroff, Robert……270
ジギタリス……216
ジドブジン=zidovudine(AZT)……8
ジプレキサ=Zyprexa……172
シムバスタチン→ゾコール
シャーピー・シェイファー，エドワード
=Sharpey-Schafer, Sir Edward……108
ジャック，デビッド
=Jack, Sir David……180
シャム，ヒン=Sham, Hing……28
シューメーカー，フーベルト
=Schoemaker, Hubert J.P.……226,233,249
ジューリン，リチャード
=Julin, Richard……98
腫瘍壊死因子（TNF-α）……224
消化管間質腫瘍（GIST）……366
上皮細胞成長因子（EGF）……316
勝利の配合剤……187
ジョーンズ，アラン
=Jones, Alan……32
ジョーンズ，イレーヌ
=Jones, Elaine……200,209
食餌療法……109
ショケットマン，ジェラルド
=Schochetman, Gerald……5
ジョンズ・ホプキンス大学
=Jons Hopkins University……229
ジョンソン&ジョンソン
=Johnson & Johnson……282
ジョンソン，シルベスタ
=Johnson, Sylvester……288
ジョンソン，マルコーム
=Johnson, Malcolm……183,190,208
ジョンソン，ロバート・ウッド
=Johnson, Robert Wood……288
ジョンソン，ロバート・ウッド2世
=Johnson, Robert Wood II……294
ジョンソン・ベビーパウダー……292
シングレア=Singulair……191
神経遮断薬……61
シンコファイン=Cinchophyen……44
審査承認期間の最短記録……361
シンジェンタ=Syngenta……102,375
心臓冠動脈疾患……384
診断キットの市場……228
シンバルタ=Cymbalta……172
シンビアックス=Symbyax……172

=glucocorticoids……190
クレスウェル，ロナルド
=Cresswell, Ronald……408,412
クレストール=Crestor……103
クレペリン，エミル
=Kraepelin, Emil……52
クロウズ，ジョージ
=Clowes, George……112
クローン病
=Crohn's disease……224,262
クロザピン（クロザリル）
=clozapine(Clozaril)……59,62
黒田正夫……386
クロルプロマジン
=chlorpromazine……56
計量医学法=dosimetry……41
計量式吸入器（MDI）……194
ケスラー，デビッド
=Kessler, David……23
血管作動性腸管ペプチド……330
血小板由来成長因子受容体(PDGF–R)
=platelet-derived growth factor……366
血糖測定器……118,151
ケトン体=ketone bodies……109
ケネディ，バーバラ
=Kennedy, Barbara……351
ケフリン=Keflin……171
ゲルハルト，ポール
=Gerhardt, Paul……175
ケルン&サンド
=Kern & Sandoz……370
ケルン，アルフレッド
=Kern, Alfred……370
ケンフ，デイル=Kempf, Dal……9
抗癌剤……314
抗原……231
抗精神病薬=antipsychotics……56
合成ペプチド……128
酵素阻害薬……309
黄帝=Huang Di,……106
黄帝内経
=Yellow Emperor's Inner Classic, The
……106
後天性免疫不全症候群
=AIDS(acquired immune deficiency syndrome)……4
高分子医薬品……225
高密度リポプロテイン(HDL)……379
コーラー，バリー=Coller, Barry……247
ゴールドスタイン，ジェフ
=Goldstein, Jeff……61,68,71
ゴールドスタイン，ジョセフ
=Goldstein, Joseph……387
ゴールドバーグ，モート
=Goldberg, Mort……61
コーン・ステイト・ラボラトリーズ
=Corn States Laboratories……170
国際患者支援プログラム(GIPAP)……363
国際製薬工業会……200
国際糖尿病連合会議……147
古代ギリシャ人……50,174
国家癌撲滅プロジェクト……304
コノーバー，ロイド
=Conover, Lloyd……445
コラルッソ，レモ，ジュニア
=Colarusso, Remo Jr.……268
コリップ，J・B=Collip.J. B……112
コルチコステロイド
=corticosteroids……180,181,190
コレスチラミン（クエストラン）
=cholestyramine……385
コレステロール=cholesterol……378
——生合成の概念……383
——と心臓疾患の関係……384
コンタミ……271
コンパクチン=compactin……387,406
コンピュータによる分子モデリング（CAMM）……320

さ

ザイグリス=Xigris……172
最適投与量……277
サイトカイン=cytokines……224
細胞傷害性Tセル

ガイギー，ヨハン・ルドルフ
=Geigy, Johann Rudolph……368
ガイギー・メリアン，ヨハン・ルドルフ
=Geigy-Merian, Johann Rudolph……369
潰瘍性大腸炎……224
核磁気共鳴（NMR）……12
仮想スクリーニング……400
家族性高コレステロール血症……416
カディガン，ジョン
=Cadigan, John……81
カデュエット=Caduet……447
カビ……386
カプラン，ヘンリー
=Kaplan, Henry……238
ガブリエルソン，ボルジェ
=Gabrielsson, Borje……98
カポジ肉腫（KS）
=Kaposi's Sarcoma……2
カリー，ジェームズ
=Currie, James……440
カリニ肺炎（PCP）
=pneumocystis carinii pneumonia……2
カルダーノ，ジロラモ
=Cardano, Girolamo……178
カルディアゾール=cardiazol……54
カレトラ=Kaletra……29
——とコンビビル=Combivir……34
ガレノス=Galen……174
患者0=Patient Zero……2
乾癬=psoriasis……224
カンター，デビッド
=Canter, David……388,391,399,402,422
癌と遺伝子異常……305
癌との戦い……367
キシロカイン=Xylocaine……98
キスナー，エリック
=Kistner, Erik……97
気道狭窄……177
キナーゼ=kinases……309,313
——阻害薬=kinase inhibitors……316
機能ゲノミクス……375
逆転写酵素（RT）
=RT(reverse transcriptase)……7
ギャロ，ロバート=Gallo, Robert……4
吸入器……188
強直性脊椎炎……224
キルマー，フレッド
=Kilmer, Fred……291
クエチアピン（セロクエル）
=quetiapine(Seroquel)……59,63
クエン酸=citric acid……440
組換えDNA
=rDNA(recombinant DNA)……119,124,227
クラーレ=curare……54
グライェブ，ジョン
=Ghrayeb, John……228,252
クライン，マーロン
=Kline, Mahlon……211,219
クラウア，アレックス
=Krauer, Alex……375
クラウズ，ブライアン
=Krause, Brian……398
グラクソ=Glaxo……179,211
——という名前……213
グラクソ・スミスクライン（GSK）
=GlaxoSmithKline……63,180,221,211
クラベル，アレクサンダー
=Clavel, Alexander……369
グラム陰性菌による敗血症
=gram-negative sepsis……238
クラリアント・ムッテンツ
=Clariant Ltd Muttenz……375
グラント，アンドリュー
=Grant, Andrew……195,198,203
グリーニング，アンドリュー
=Greening, Andrew……192
グリフィン，ジム=Griffin, Jim……317
グリベック=Gleevec……307
——の価格……363
グルカゴン=glucagon……118
グルココルチコイド

インスリンポンプ
=insulin pumps……118
インスリン様成長因子（IGF-1）
=insulin growth factor……126
——初期の発見……116
インターネットで相互支援グループ
……347
インターフェロン
=interferon……251,312,355,363
インターロイキン2
=Interleukin-2……238
インビレース（サキナビル）
=Invirase(saquinavir)……22,26
インフリキシマブ=infliximab……251
ウィーランド，ハインリッヒ
=Wieland, Heinric……383
ウィッテ，オーウェン
=Witte, Owen N……312
ウィルソン，ボブ
=Wilson, Bob……282
ウィンダウス，アドルフ
=Windaus, Adolf……383
ウールコック，アン
=Woolcock, Ann……193
ウエルカム=Wellcome……8,246
ウエルカム，ヘンリー
=Wellcome, Henry……211,214
ウォーの下剤顆粒
=Waugh's Laxative Granules……42
ウォール，マイケル
=Wall, Michael……226,241
フリーマン，ウォルター
=Freeman, Walter……54
ウッディ，ジェームズ
=Woody, James……256
ウッド，ジェームズ
=Wood, James G……288,291
うつと双極性障害の支援連合（DBSA）
=Depression and Bipolar Support Alliance……94
エスペリオン・セラピューティックス
=Esperion Therapeutics Inc……430
エッセレン賞=Esselen Award……433
エトス（精神）……50
エビスタ=Evista……172
エピネフリン=epinephrine……176
エプスタイン，デビッド
=Epstein, David……331,356,366
エランコ・プロダクツ
=Elanco Products……171
エリオン，ガートルード
=Elion, Gertrude……217
エリングソン，ラリー
=Ellingson, Larry……151
エルゴタミン=ergotamine……372
遠藤章……385,387,389,393
エンブレル=Enbrel……275
オイラー・ケルピン，ハンス・フォン
=Euler-Chelpin, Hans von……97
黄熱病ワクチン……216
オーグメンチン=Augmentin……218
大阪大学附属病院……387
オーダウド，ヒュー
=O'Dowd, Hugh……358,359
オートワイン，ダニエル
=Ortwine, Daniel……399
オーファン・ドラッグ
=Orphan Drug……265,362
オーンマハト，サイラス
=Ohnmacht, Cyrus……59
オキシ……218
オキシテトラサイクリン
=oxytetracycline……444
オピー，ユージン
=Opie, Eugene Lindsay……108
オルト・バイオテク
=Ortho Biotech……248
オルトクローンOKT3
=OrthocloneOKT3……248
音楽の鎮静効果……50

か

カールソン，スウェン
=Carlsson, Sven……96
ガイギー=Geigy

アニチコフ，ニコライ
=Anichkov, Nikolai……382
アニマス=Animas Corporation……160
アブジェニクス=Abgenix……104
アプティアム・オンコロジー
=Aptium Oncology……102
アポA-1……380,430
アポタンパク=apoproteins……380
アボット=Abbott……5,228
アボット，ウォレス・カルビン
=Abbott, Wallace Calvin……40
アボットアルカロイド
=Abbott Alkaloidal Company……41
アボットラボラトリーズ……44
アメリカ血液学会（ASH）……351
アメリカ精神障害者連合会（NAMI）
=National Alliance of the Mentally Ill……92
アメリカ糖尿病協会（ADA）
=American Diabetes Association……155,160
アメリカ糖尿病指導員協会（AADE）
=American Association of Diabetes Educators……152
アメリカのCML患者数……346
アメリカン・チクル
=American Chicle Company……447
アメリカン・ホーム・プロダクツ
=American Home Products……428
アモキシシリン（アモキシル）
=amoxicillin(Amoxil)……218
アラC（Ara-C）……363
アリストテレス=Aristotle……50
アリムタ=Alimta……172
アルカロイド=alkaloids……41
アルツハイマー，アロイス
=Alzheimer, Alois……53
アルツハイマー病
=Alzheimer's disease……52
アルブテロール=albuterol……179,182
アレテウス（カッパドキア）
=Aretaeus of Cappodocia……106,174
アレン・ハンベリース
=Allen & Hanburys……179
アレン，フレデリック
=Allen, Frederick Madison……109
アロマターゼ阻害薬……314
アンダーソン，ジェームズ
=Anderson, James……121,129,135,138
アンダーソン，ジョン
=Anderson, John……439
アンダーソン・テッシュ，ヒャルマー
=Andersson-Tesch, Hjalmar……97
イーグルトン，トーマス
=Eagleton, Thomas……92
イーライリリー
=Eli Lilly……112,160,241
——の社風……166
イオウ原子の架橋……117
医学正典=Canon of Medicine……106
イグナトウィスキ，A・I
=Ignatowski, A. I.……382
イスプレル（イソプロテレノール）
=Isuprel(isoproterenol)……176
忙しい医師に役立つヒント……42
イソプロパノール
=isoprophynol……421
遺伝子組換え=gene synthesis……119
イブン・シーナ=Ibn Sina……106
イマチニブ=imatinib……326
イムネックス=Immunex……275
医薬品化学者……396
インスリン=insulin……106,108
NPH——……153
クローン・——……140
持続型——……155
即効性——……155
——の開発競争……137
——のコスト……115
——の固相合成……124
——生産……113,216
——発見……111
——25周年……118
インスリン分子のアミノ酸配列……117

索引

数字・アルファベット

123-588……404
ABT-378→ロピナビル
ABT-538→リトナビル
AIDS＝エイズ……4
ATP→アデノシン３リン酸……313
ATTRACT（リウマチ臨床試験）
＝Anti-TNF Trial in Rheumatoid Arthritis with Concomitant Therapy……267
AZT→ジドブジン
Bcr-Abl……306,312,366
CA125……232
cA2……251
CGP57148……326
CI-981……405
c–Kit……366
COPD治療薬の開発……209
COPE
＝Caring, Outreach, Partnership, and Education……93
DNA合成＝DNA synthesis……8
ETC-216……430,433
FDA
＝Food and Drug Administration
FDA承認……145,204,274
HA-1A→セントキシン
HIV-1……2
HIV支援グループ……35
HIVスピード診断キット……38
HMG-CoA還元酵素……386
——阻害薬……381
ICI
＝Imperial Chemical Industries……60,69,100,183
LSD（デリシド）……372
RNA（リボ核酸＝ribonucleic acid）……6
STI・571……326
TNF（tumor necrosis factor-alpha）の抑制……225
T細胞数……32
V-シリン＝V-Cillin……171
αインターフェロン……308
β受容体……176

あ

アイスピック手術……54
アイバック＝IVAC Inc.……171
アイレチン＝Iletin……114
亜鉛＝zinc……116
アクチフェド＝Actifed……216
アコレート＝Accolate……69
アスコルビン酸……441
アストラAB＝Astra AB……77,96
アストラ
＝Astra Pharmaceuticals LP……60
アストラゼネカ
＝AstraZeneca PLC……59,77,102
——の患者支援プログラム……85
アストラメルク（AMI）
＝Astra-Merck Inc.……99
アセチルCoA＝acetyl-CoA……401
アダムス，ロジャー
＝Adams, Roger……45
アデノシン3リン酸（ATP）
＝adenosine triphosphate……309
アドエア＝Advair……183
アトラス化学工業
＝Atlas Chemical Industries……59,101
アトルバスタチン（リピトール）
＝atorvastatin(Lipitor)……381,405,406
アドレナリン
＝adrenaline(Adrenalin)……175

［著者］
ロバート・L.シュック（Robert L. Shook）

ノンフィクション作家。『ニューヨークタイムズ』でナンバーワンベストセラーになった*Longaberger*（邦訳『奇跡の企業ロンガバーガー物語』仁平和夫訳、日経ＢＰ社）をはじめ50冊以上の著書を持つ。邦訳されたものはほかに『世界一の「売る！」技術』（石原薫訳、フォレスト出版）、『がんを癒す家族』菅原はるみ他訳、創元社）などがある。妻とともにオハイオ州コロンバス在住。

［訳者］
小林 力（こばやし・つとむ）

1956年長野県生まれ。東京大学薬学部卒、同大学院修了。薬学博士。製薬会社研究所に勤務。競技ダンサーとしても活躍。

新薬誕生
──100万分の１に挑む科学者たち

2008年７月３日　第１刷発行

著　者──ロバート・L.シュック
訳　者──小林 力
発行所──ダイヤモンド社
〒150-8409　東京都渋谷区神宮前6-12-17
http://www.diamond.co.jp/
電話／03·5778·7234（編集）　03·5778·7240（販売）
装丁────竹内雄二
製作進行──ダイヤモンド・グラフィック社
印刷────八光印刷（本文）・加藤文明社（カバー）
製本────ブックアート
編集担当──岩佐文夫

ISBN 978-4-478-00550-7